ゆるくて楽しいピラティス

ゆるピラ

55本の
無料YouTube
動画付き

著者　安藤美樹（ピラティスインストラクター）

監修　宮脇素子（整形外科医）
戸田貴子（内科医）

法研

はじめに

みなさんこんにちは。本書を手に取っていただきありがとうございます。

近年、世界中で１０００万人以上の方々がピラティスに親しんでいるといわれているほど、ピラティスの認知度は年々上がってきています。ピラティスの一般的なイメージでは、インナーマッスルを鍛えて体幹を強化し、骨格の位置や姿勢を改善し、動きと呼吸をリンクさせることは心身のリフレッシュにも役立つといわれています。しかし、ピラティスが実は人の名前であることや、リハビリの現場で活用されていること、精神的な効果などについては、まだあまり知られていないように感じます。

※ピラティスの歴史・効果については各章末のコラムをご参照ください。

私がピラティスに出会ったのは、幼少期から続けてきたバレエを諦め、デスクワーク生活に切り替えたときのことでした。簡単にいうと運動不足によるさまざまな体調不良がきっかけです。ピラティスに取り組む中で、頭痛や肩こり、ストレスやメンタルの不調が徐々に改善し、さらには疲れにくく快適にすごせる時間が増えていきました。体をうまくコントロールできれば、快適な時間が持続することを、身を持って知ったのです。元々は幼いころからバレエに親しんできて、人の動きや体の使い方にとても興味がありました。バレエ教師とピラティスインストラクター、どちらも「人の骨の動かし方」を細かくみる仕事にトータルで約20年間就いてきたことになります。

私たちは無意識に呼吸をしたり、立ったり座ったり、歩き回ったりしています。ピラティスでは「どの骨を」「どちらの方向に」「どの程度の力加減で」動かせば、日常生活のあらゆる動作が、体に無理なく心地よくなるかを学びます。ピラティスとは、自分の感覚をフルに使って考え、感じるためのメソッドでもあります。

ただ、骨や筋肉、呼吸についてなど、ピラティス氏の遺した哲学はとても細かく厳密で、日常生活につなげるのは、ともすると難しく感じるかもしれません。そこで、みなさんにできる限り肩の力を抜いて、細く長く、楽しんで取り組んでいただきたいとの願いを込めて本書を作りました。

ピラティスを楽しみながら学び、感じて、普段の日常生活動作の中に、そのエッセンスを取り入れていただければ嬉しく思います。『ゆるピラ』でみなさんの日々の暮らしに、ちょっとした彩りを添えるお手伝いができれば幸いです。

2023年2月　**安藤 美樹**

目次

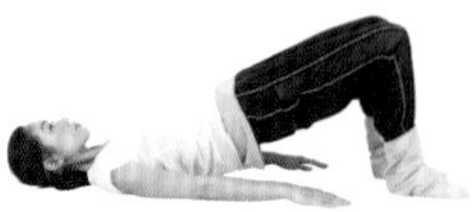

3章 快適な一日をすごす朝のゆるピラ 39

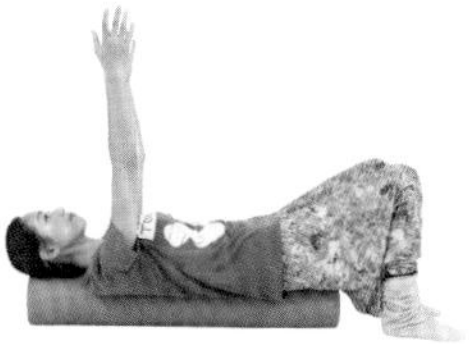

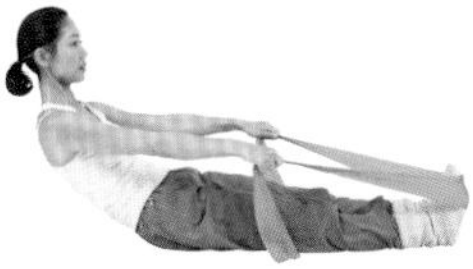

4章 肩こり・腰痛・疲れを楽にする症状別ゆるピラ 63

5章 イスに座ってできるゆるピラ
バンドやポールを使うゆるピラ 93

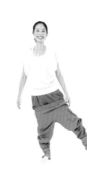

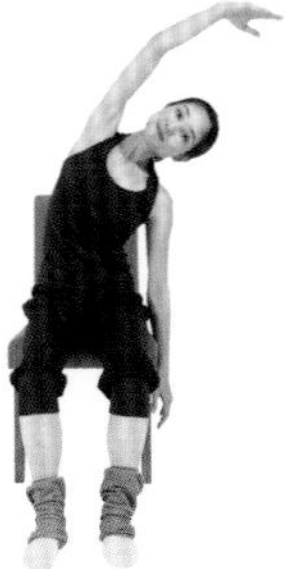

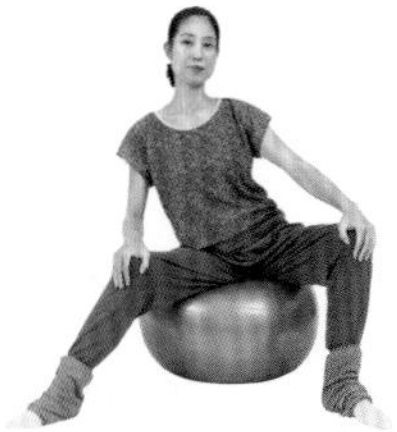

この本の使い方

何だか難しいと思われがちなピラティスですが、本書が、どなたでも気軽に取り組める入門書になるように、動きのイメージや動画をたくさん使い、できるだけシンプルにやさしくアレンジしています。

エクササイズと共に、体の使い方を説明しているページがいくつもありますが、体に対しての気づき、体幹の使い方・アラインメント（＊）・体を伸ばして使うこと、全身をつなげて使うこと、それらを感じて学び、日常生活に直結させることが、エクササイズをすること以上に大切です。そのため回数やエクササイズの順番などは、あえて記載していません。ご自分の体と相談しながら取り組んでください。

＊アラインメントとは「骨の配列」を意味しています。それぞれの基本姿勢は以下になります。

〈基本姿勢〉脊椎の土台となる骨盤の傾き（◯▲の位置関係）は、脊椎のアラインメントを正しく作るためにとても重要です。

立位………詳しくは9ページ参照。骨盤は垂直（◯▲を結ぶ線が床と垂直）。

座位………立位と背骨の配列は同様です。あぐらが難しい方は（おしりの下に硬いものを敷いて）座面を高くして骨盤と床を垂直にしてください。イスに座る場合は、脚の配列は立位と同様です。

仰向け……◯▲が床と平行で、腰と首の後ろにスペース、後頭部と胸椎と仙骨が床についている、脚の幅は坐骨幅（拳1つ分）、膝蓋骨とつま先（特に第2趾・足の人差しゆび）は同一ライン上です。

うつ伏せ…額の下に手を置き、骨盤は床と並行になる（◯▲が床に接する）ようにします。足幅は骨盤幅です。

横向き……仰向けの横向きです。骨盤が横向き、かつ床に対して垂直になるように下側の床とウエスト部分のすき間にスペースを作ります。上のウエスト部分が縮まないように注意。

理想的な立位でのアラインメント（骨の配列）

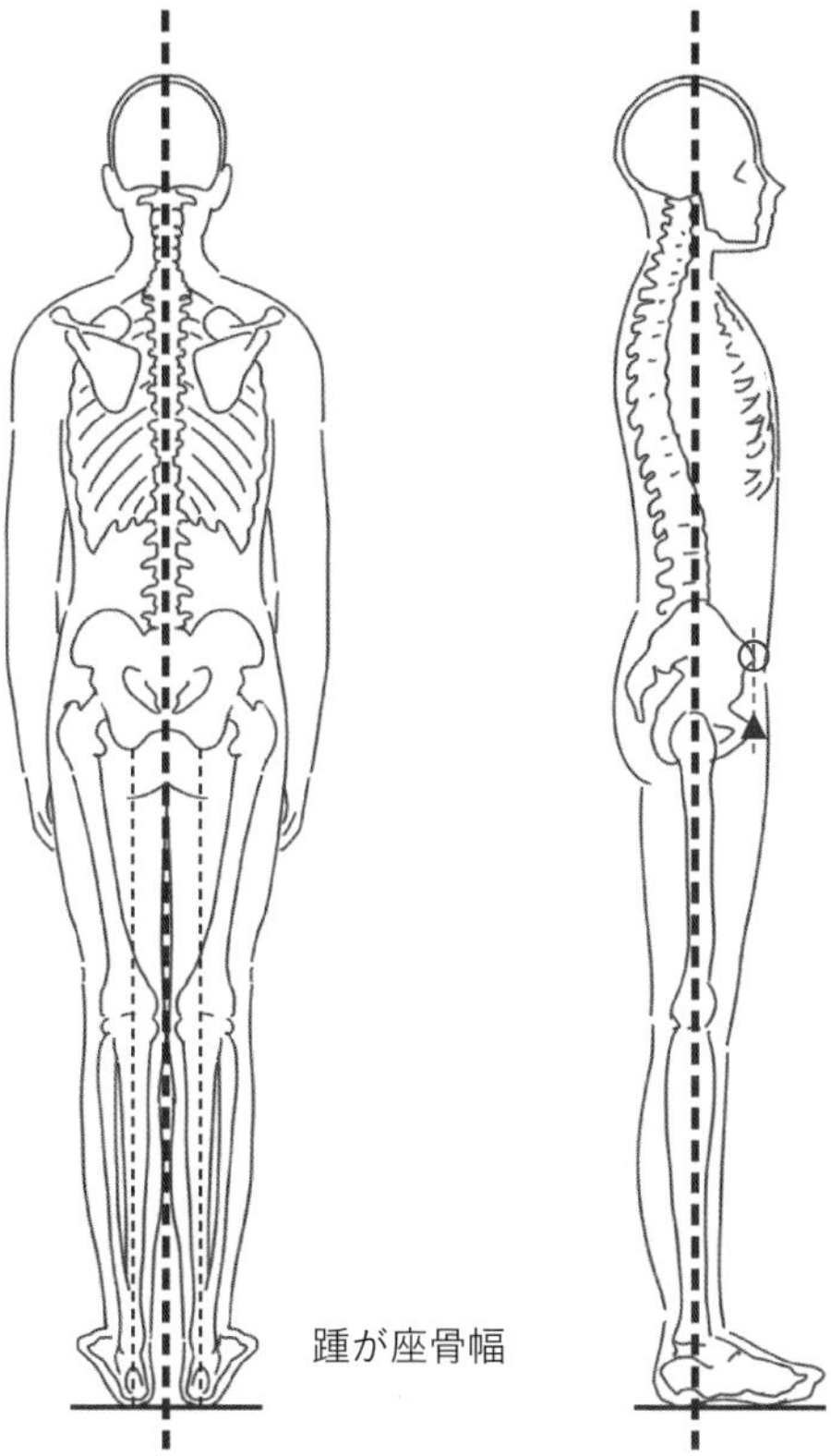

前後方向から見たとき

- 頭（両耳をつないだ線）・肩・骨盤は左右に偏りがないか
- 膝蓋骨が正面を向いているか、ひざとつま先（特に第2趾・足の人差しゆび）は座骨幅（拳1つ分）で同一ライン上で正面を向いているか
- 回旋（ねじれ）はないか

側面から見たとき

- 頚（首）は前にカーブ・胸は後ろにカーブ・腰は前にゆるやかにカーブしているか
- 頭・胸部・骨盤が前後の偏りなく立っているか
- 耳前・肩・骨盤中央・ひざ中央・くるぶし前が同一のライン上か

誰にでも体の使い方にはクセがあり、前後・左右のバランスに偏りがあるものです。理想的なアラインメントに近づけるようにエクササイズを行いましょう。

実技ページの見方

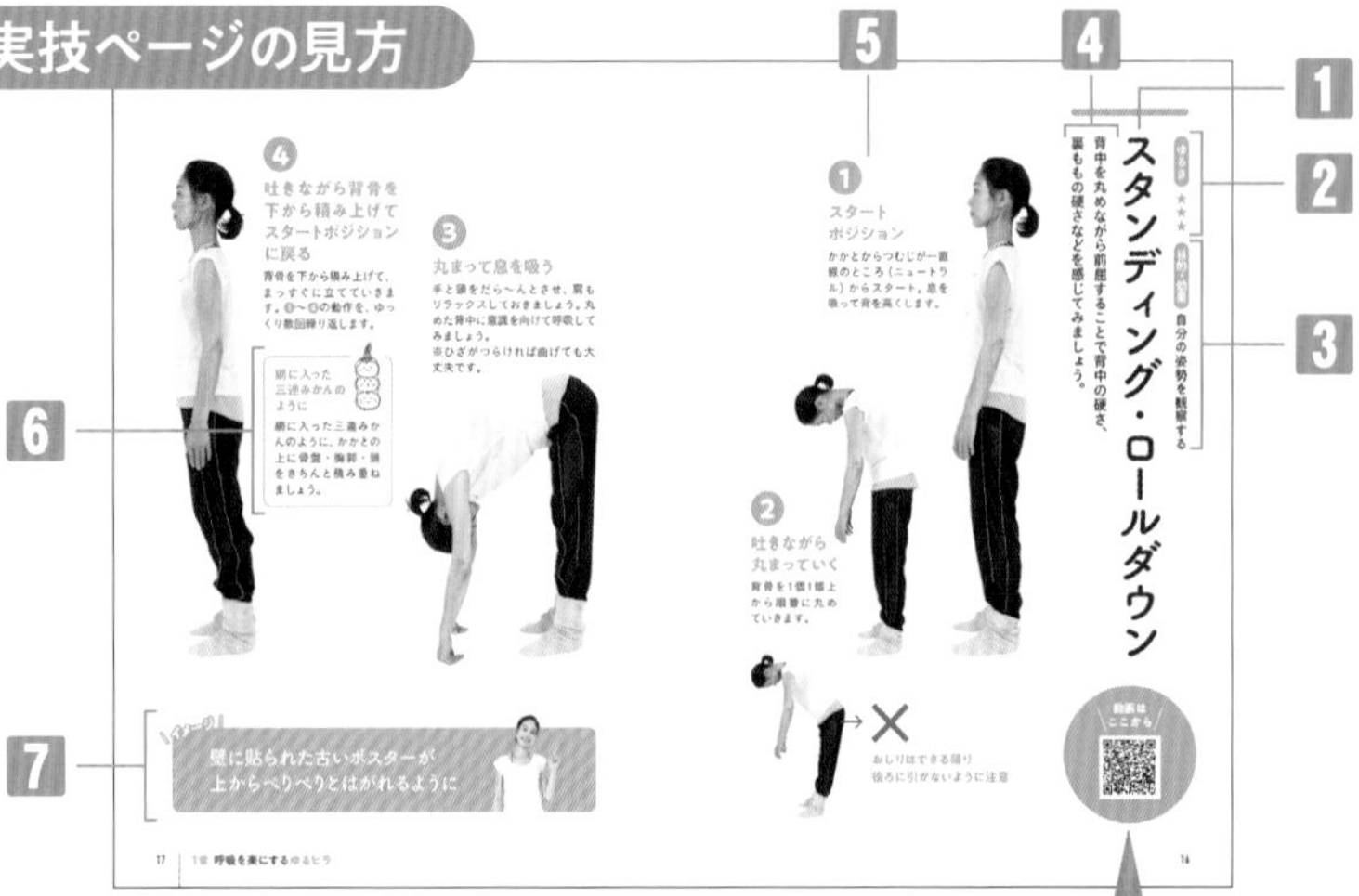

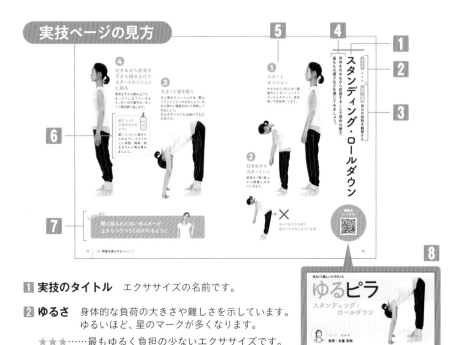

1 実技のタイトル　エクササイズの名前です。

2 ゆるさ　身体的な負荷の大きさや難しさを示しています。ゆるいほど、星のマークが多くなります。

★★★……最もゆるく負担の少ないエクササイズです。
★★………比較的楽にできるエクササイズです。
★…………やや負担は大きくなります。

3 目的・効果　エクササイズの目的・効果を示しています。

4 実技の解説　その実技の特徴や概要、意味や注意点などを解説しています。

5 動作の解説

1からエクササイズが始まります。写真ごとに、どのような動きをするかを解説しています。

A、Bなどの表示は、エクササイズのバリエーションを示しています。

6 ワンポイント解説

エクササイズの理解を助ける解説、注意点、知っておくと役に立つ話などを掲載しています。

7 イメージ　イメージをすることでエクササイズがしやすくなる言葉を掲載しています。

8 動画　無料YouTube動画にリンクする二次元コードです。動作を細かく確認できます。
※端末や通信環境によっては、ご利用いただけない場合や、別途料金がかかる場合があります。あらかじめご了承ください。

注意：本書で紹介しているエクササイズは、ゆるい動作がほとんどですが、けがのリスクはゼロではありません。ご自分の体調に合わせて行いましょう。持病のある方は必ず主治医にご相談の上、無理のない範囲で取り組んでください。イスは安定したものを、各種器具は安全なものを選び、転倒や落下に注意してください。
本書で紹介した実技は効果を必ずしも保証するものではありません。本書で紹介したエクササイズを実践して生じた事故や障害（傷害）等について、著者、監修者、発行者、本書に関連する会社、団体、個人等は責任を負いません。

1 章

呼吸を楽にする

ゆるピラ

呼吸を大切にしましょう。
運動中に集中しすぎて呼吸が止まってしまったり、浅くなってしまったり…。
こうしたことはよく起こりますが、
ピラティスでは呼吸と動きをリンクさせることがとても大切です。
なぜなら、呼吸は動きをうながし、動きは呼吸をうながすからです。
1章では、シンプルかつ呼吸を意識しやすい動きをいくつか紹介します。
自分の呼吸を意識しながら行ってみてください。

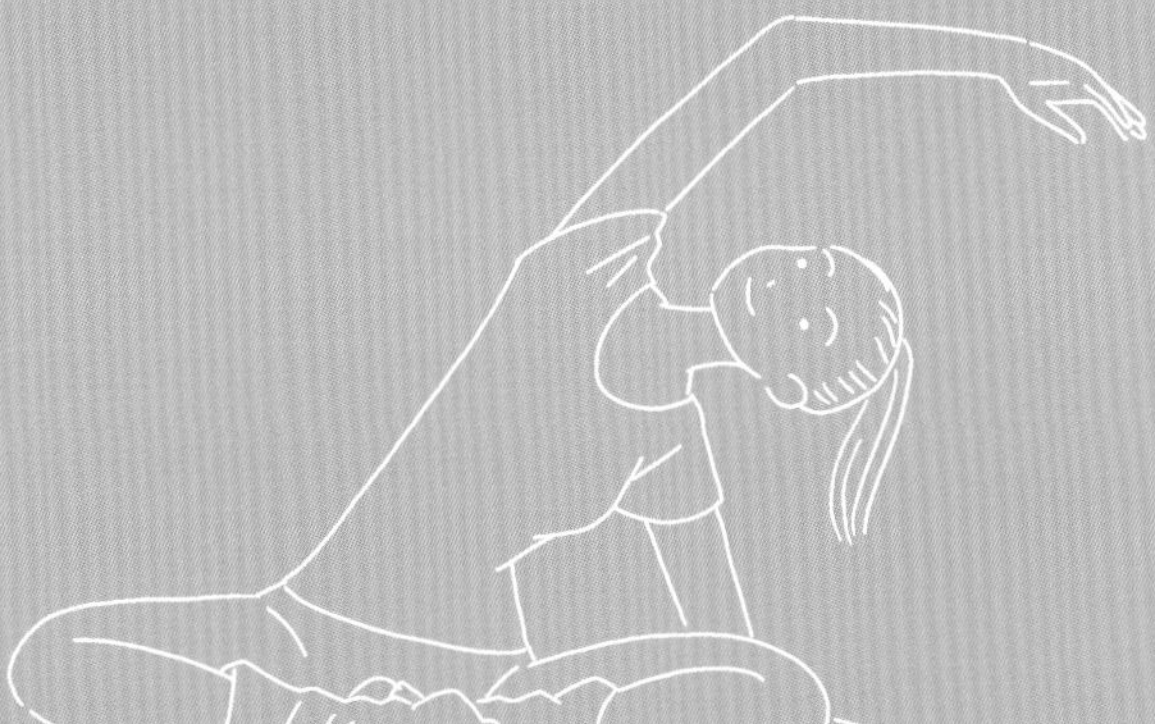

自分の呼吸を客観的に観察しましょう

呼吸のお話

しっかりと深い呼吸を行い、ろっ骨を意識して動かして細く長く吐きます。自分のテンポで自然な呼吸をくり返し、自分の呼吸を観察しましょう。

1 呼吸の観察

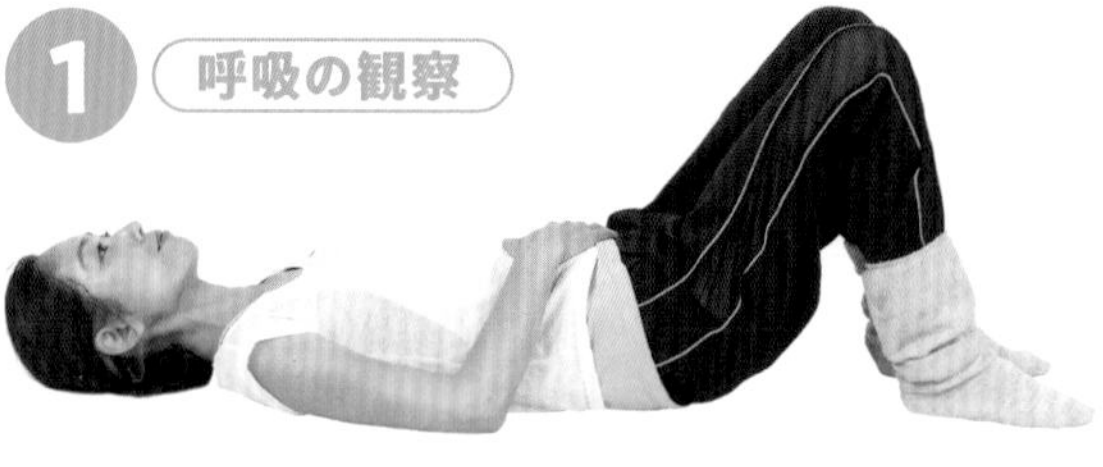

自然な呼吸をくり返す

ひざを立てて仰向けに寝ます。体内の空気をすべて吐き出してから、鼻から息を吸い、口からフーッと細く長く吐きます。自然な呼吸をくり返し、一番動いているなと感じるところに右手を当ててみましょう。

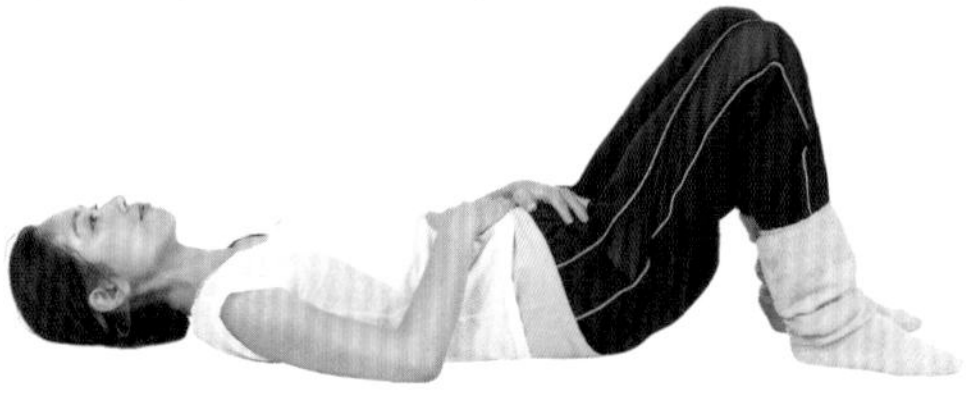

次に、二番目に動いていると感じているところに左手を当てます。

2 やってみよう

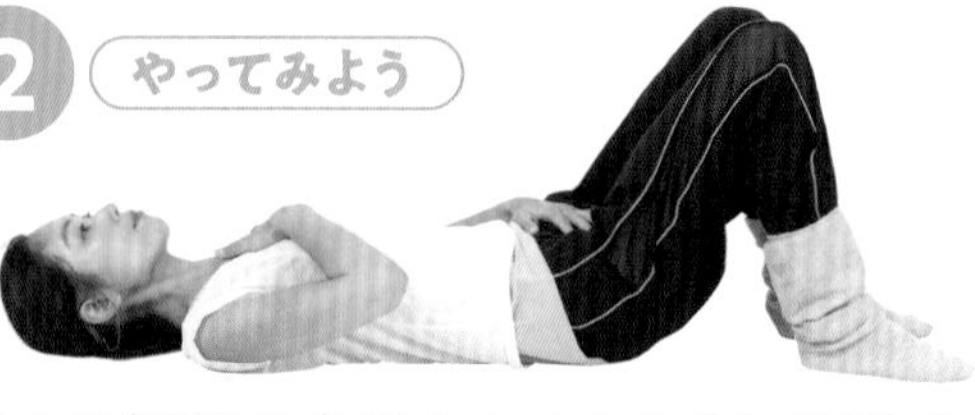

胸の前側部分を膨らませるように呼吸する

胸の中央の胸骨に右手を当て、そこが一番動くように呼吸しましょう。肩の力を抜いて、胸の前を膨らませるように息を入れます。

＼イメージ／

2つの肺の風船が広がっていくように息を吸い、風船の中の空気が全部抜けていくように息を吐きます

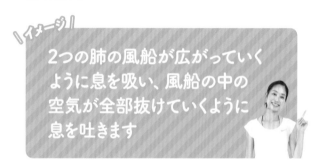

動画は
ここから

3

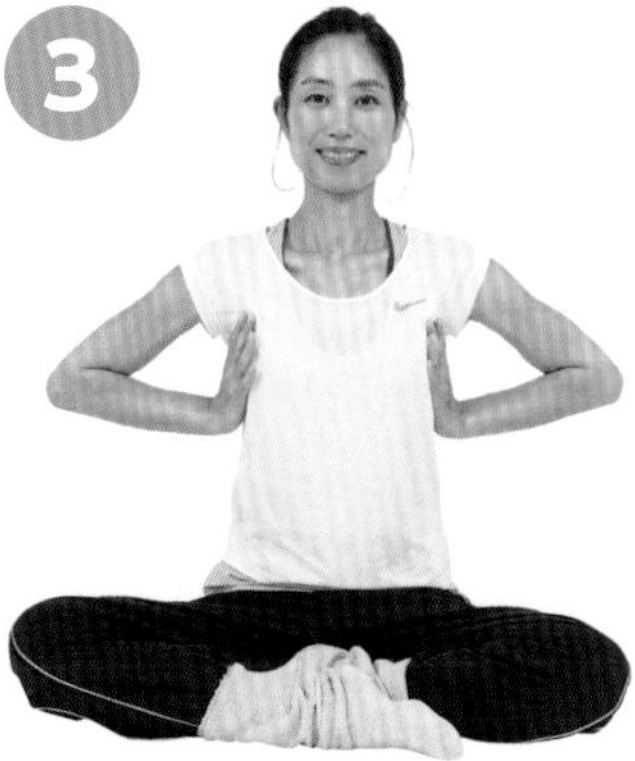

ろっ骨の横を膨らませるように呼吸する

ろっ骨の横に両手を当て、そこを膨らませるように意識しながら呼吸してみましょう。ろっ骨の間が開いていくのを感じましょう。

4

背中側のろっ骨を広げるように呼吸する

背中の後ろに手を差し込みます。自分を抱くように背中の後ろへ手を回しても結構です。

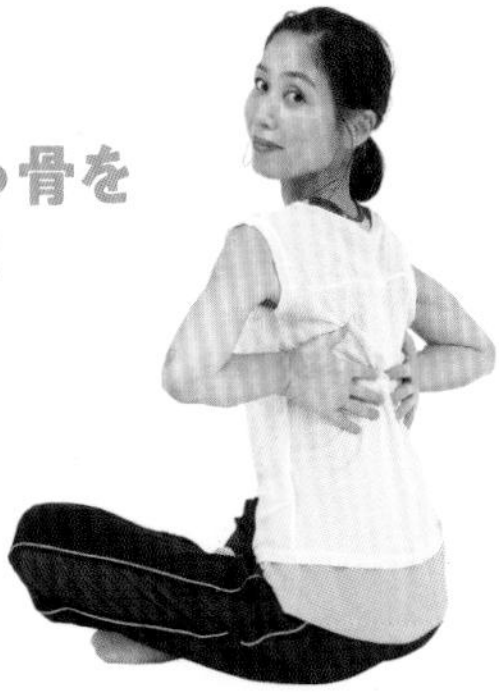

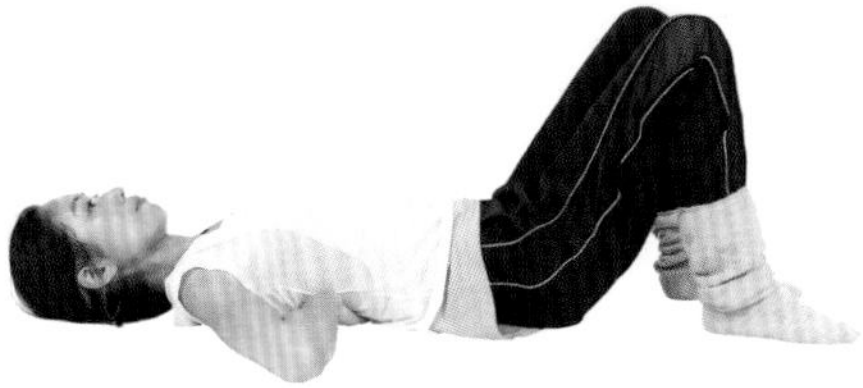

その状態のままで仰向けになり、背中の後ろに回した手を押し広げるように、肺に空気を入れましょう。

ピラティスでいう「胸式呼吸」とは？

❷❸❹のように胸部の前後左右に意識的に息を送り込み、ろっ骨を広げるように呼吸するのが、ピラティスの呼吸です。ただ、初めは難しいと思いますので、まずは息を止めないこと、歯をくいしばらず、少し口角を上げ、あごの力はゆるめ、眉間のしわもほどいて、楽しく動いてみてください。

エクササイズ中の呼吸は？

エクササイズの中では「吸いながら」「吐きながら」といったお話をしますが、それはおすすめしている呼吸であり、決まりはありません。とにかく息を止めないでください。息を吐くと、体は勝手に息を吸います。わからなくなったら、息を吐くのもいいでしょう。動きの途中で、息が続かなくなってしまったら、一度動きを止めて、改めて息を吸い直してから、吐いてみましょう。

呼吸を意識しましょう

呼吸ってどういうこと？

風船とペットボトルで作った模型を使って、呼吸のイメージをご紹介します。
呼吸中は肺が広がるのと同時に横隔膜・骨盤底筋も動いています。

1 息を吐いているときの体内のイメージ

ペットボトルは、体幹の部分です。その中の青い風船が肺で、黄色が横隔膜。ピンクが骨盤底筋をイメージしています。

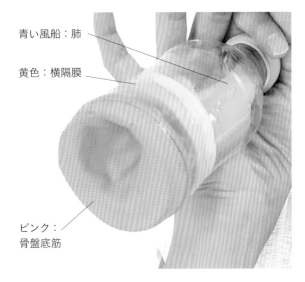

一番やってほしくないのは、息をこらえること

ゆるピラのエクササイズで一番やってほしくないのは、息をこらえることです。あごの力を抜いて、眉間のしわを伸ばして、ふーっと微笑むような感じで。奥歯をかみ締めないように注意しながら、呼吸を止めず気持ちいいように動いてください。

動画はここから

胸部とコア

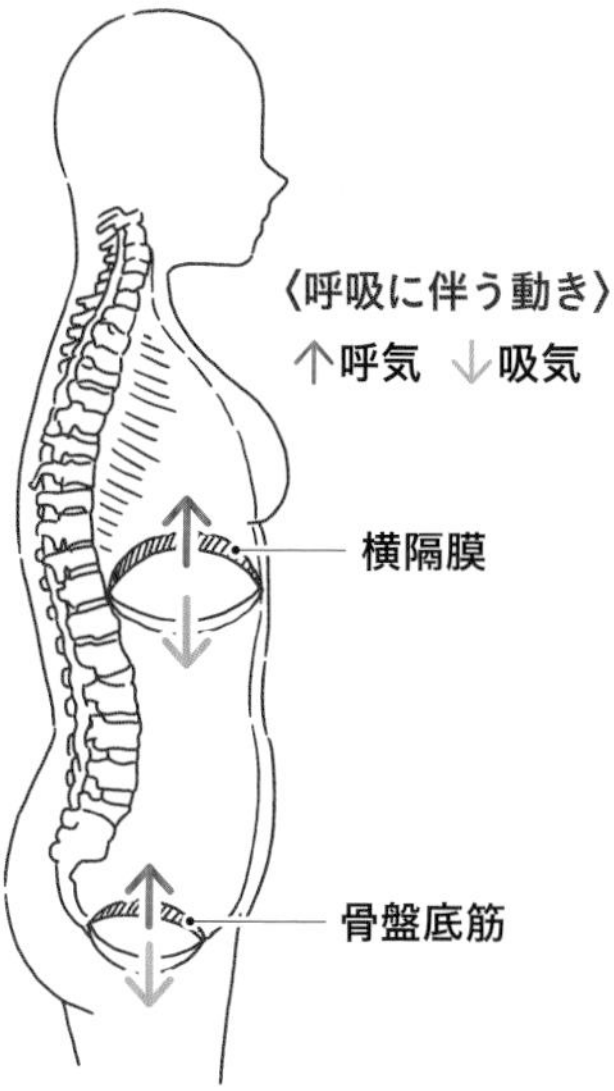

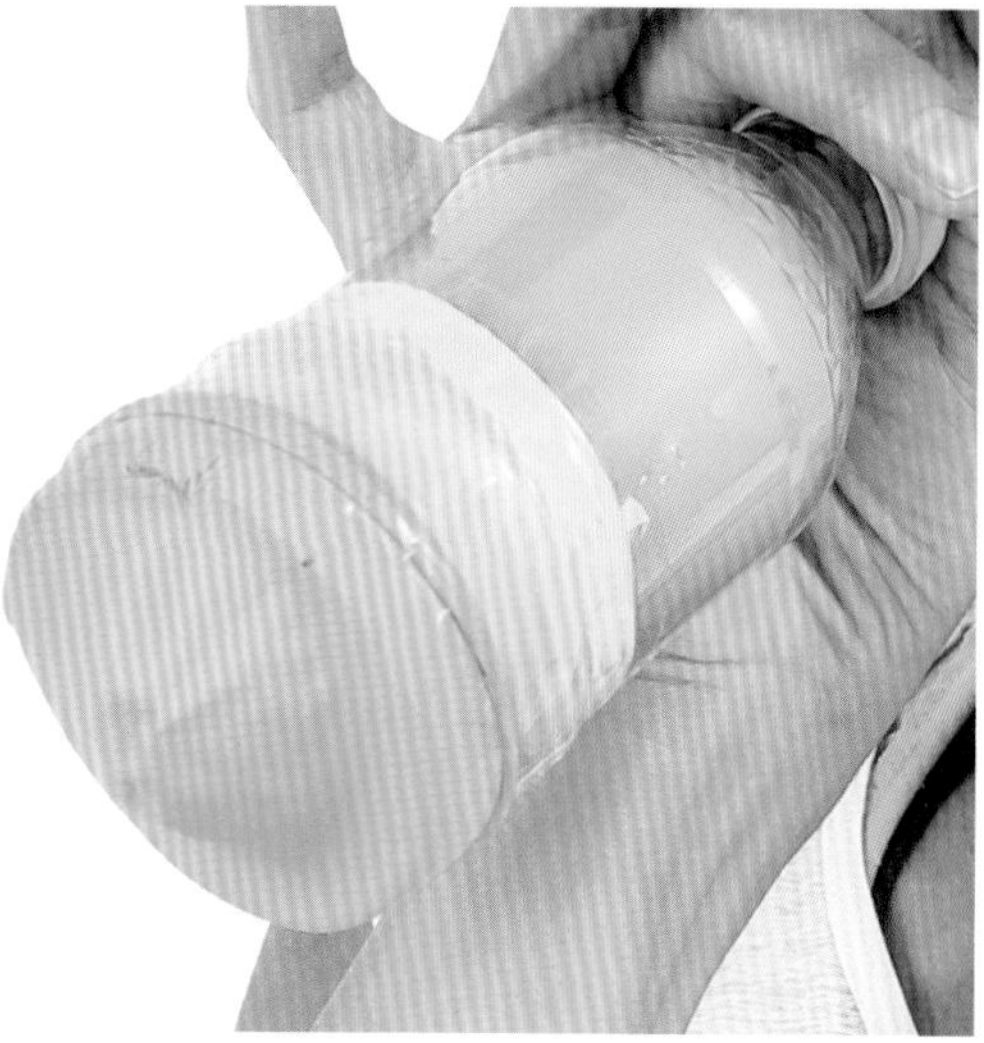

2 息を吸っているときの体内のイメージ

息を吸うと肺の青い風船が膨らみます。すると黄色の横隔膜が収縮して下がっていき、ピンクの骨盤底筋も押されます。つまり呼吸中は横隔膜と骨盤底筋は連動して動いています。

\ イメージ /

肺の風船をしっかりと膨らませて動かしていきましょう

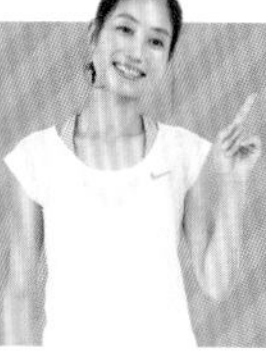

意識することで呼吸が変わる

呼吸は普段は無意識に行っていることですが、それを意識することで運動効果にもよい影響が出ます。肺の風船をしっかりと膨らませるメージで意識的に動かしていきましょう。

ゆるさ ★★★

目的・効果　自分の姿勢を観察する

スタンディング・ロールダウン

背中を丸めながら前屈することで背中の硬さ、裏ももの硬さなどを感じてみましょう。

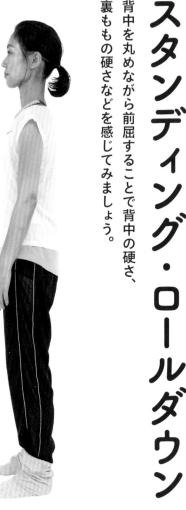

動画は
ここから

1 スタートポジション

かかとからつむじが一直線のところ（ニュートラル）からスタート。息を吸って背を高くします。

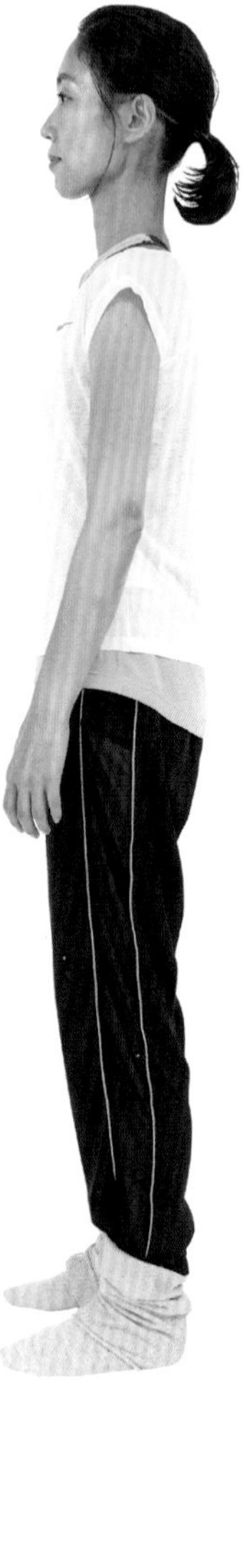

2 吐きながら丸まっていく

背骨を1個1個上から順番に丸めていきます。

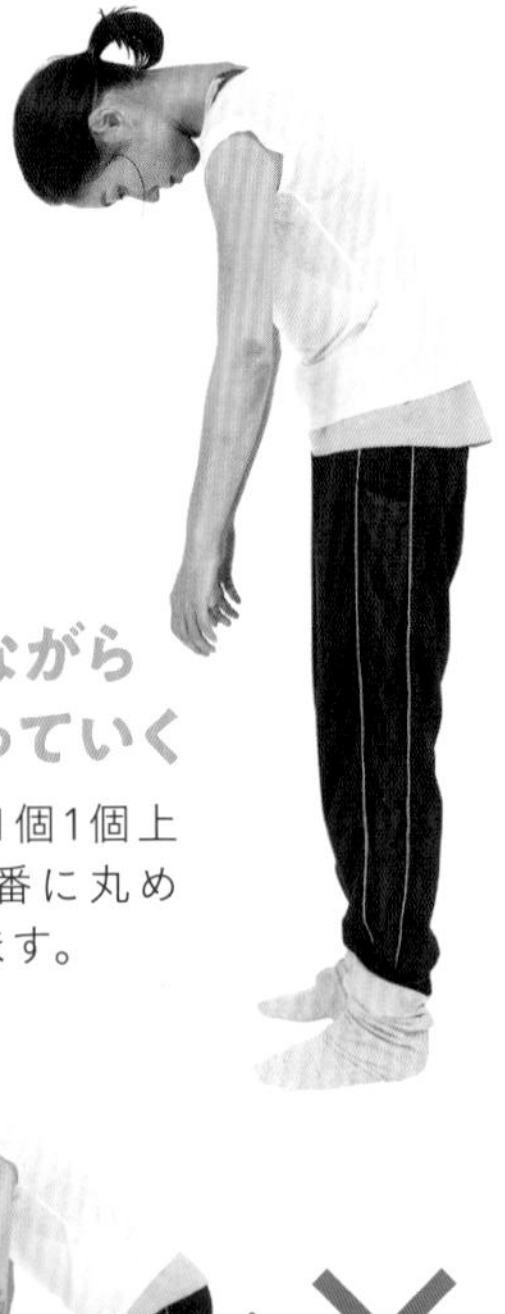

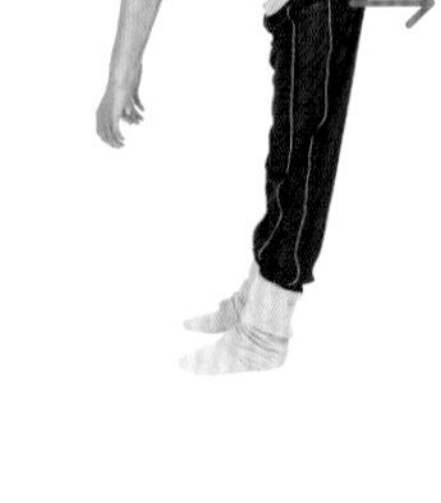

×

おしりはできる限り
後ろに引かないように注意

3

丸まって息を吸う

手と頭をだら〜んとさせ、肩もリラックスしておきましょう。丸めた背中に意識を向けて呼吸してみましょう。
※ひざがつらければ曲げても大丈夫です。

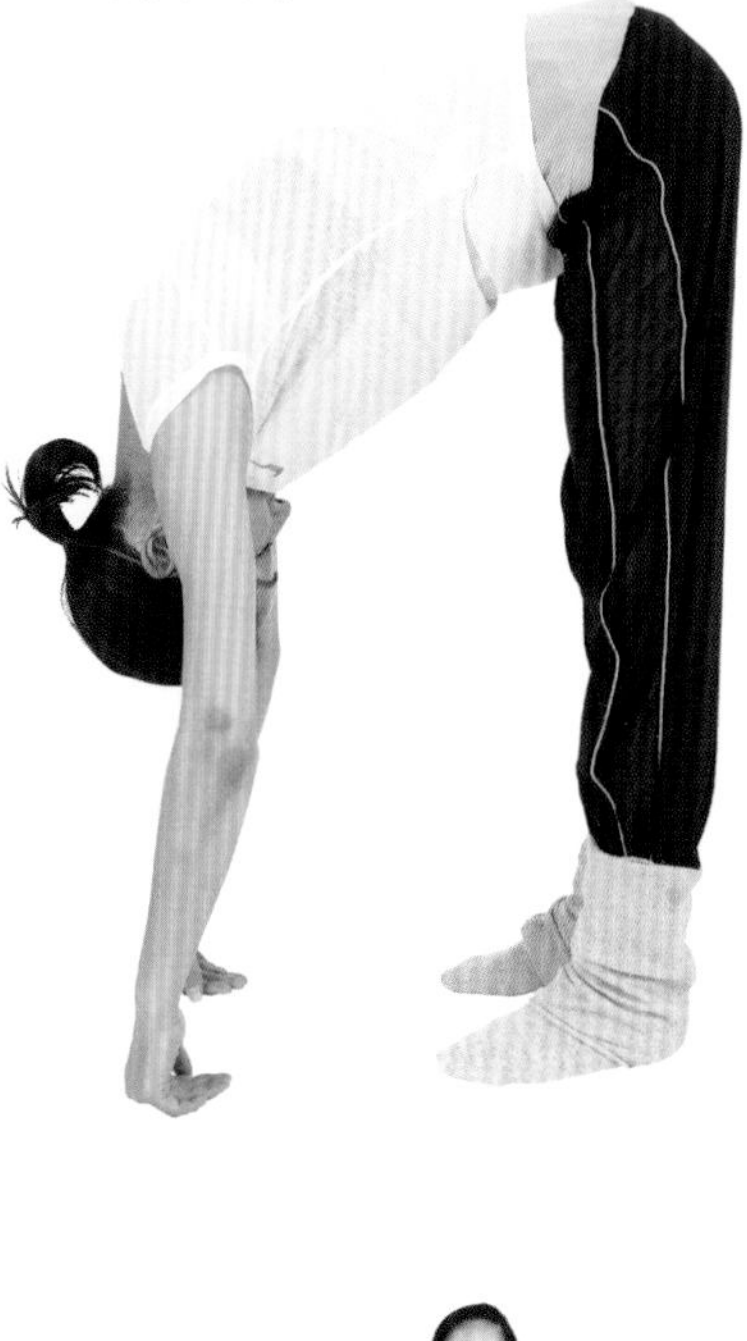

4

吐きながら背骨を下から積み上げてスタートポジションに戻る

背骨を下から積み上げて、まっすぐに立てていきます。❶〜❹の動作を、ゆっくり数回繰り返します。

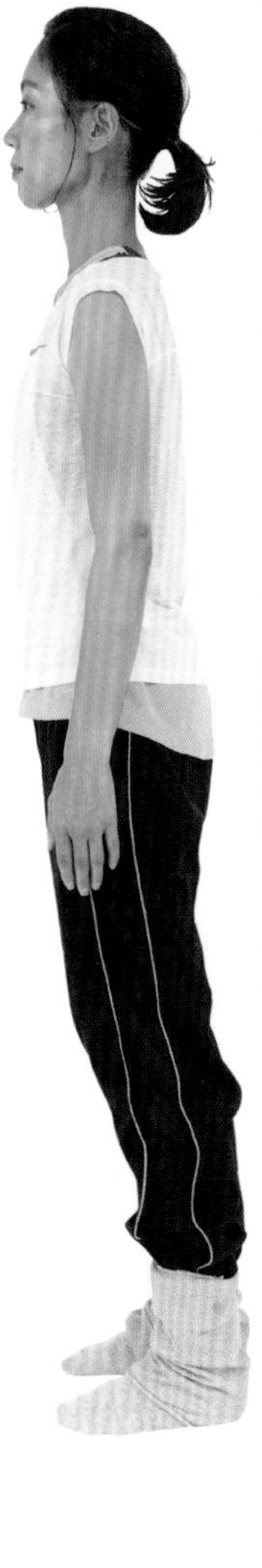

網に入った三連みかんのように

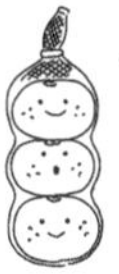

網に入った三連みかんのように、かかとの上に骨盤・胸郭・頭をきちんと積み重ねましょう。

＼イメージ／

壁に貼られた古いポスターが上からぺりぺりとはがれるように

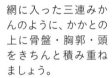

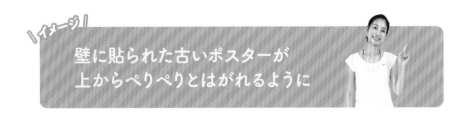

ゆるさ ★★★

目的・効果 呼吸が楽になる

マーメイド

13ページで説明した胸部の横に息を入れて、体側を最大限伸ばしましょう。

座骨は床に根を生やすように、しっかりと下ろしてください。

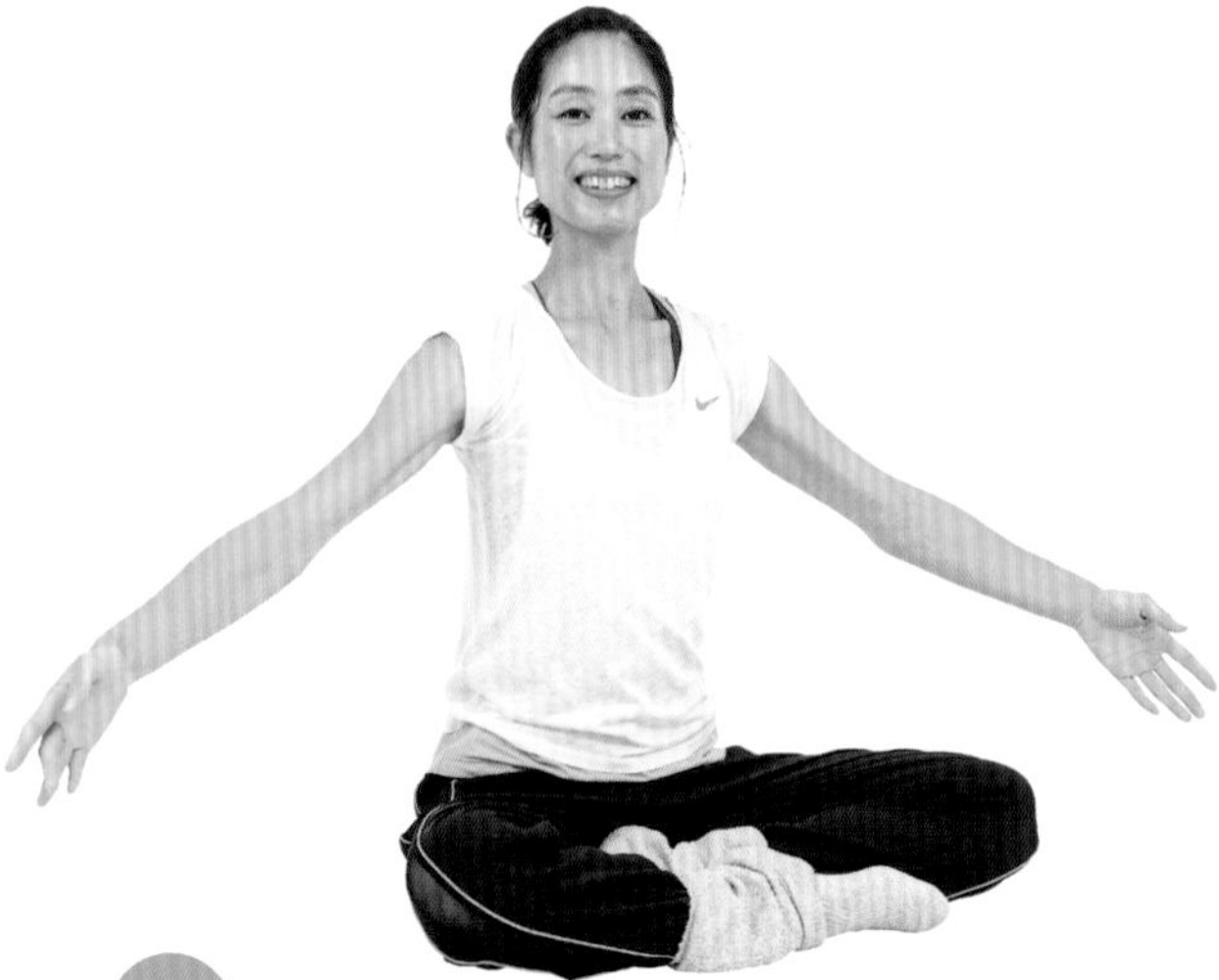

1

スタートポジション

両方の座骨に均等に体重をのせ、あぐらの姿勢で床に座ります。息を吸いながら、片方の腕をふわっと上げていきます。
※あぐらができない場合は、おしりの下に何か敷きましょう。比較的硬いものがおすすめです。

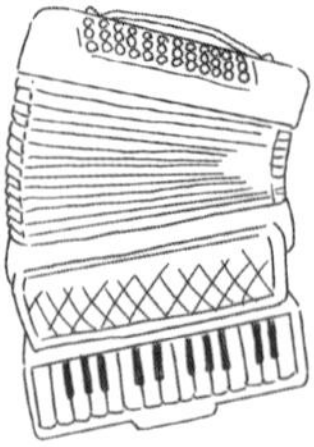

胸郭の動きがスムーズになる

ろっ骨をアコーディオンに見立てて、その“ろっ骨のアコーディオン（蛇腹部分）”を広げていくように、体側（体のわき）を伸ばしましょう。胸郭の動きがスムーズになり、呼吸が楽になります。

動画はここから

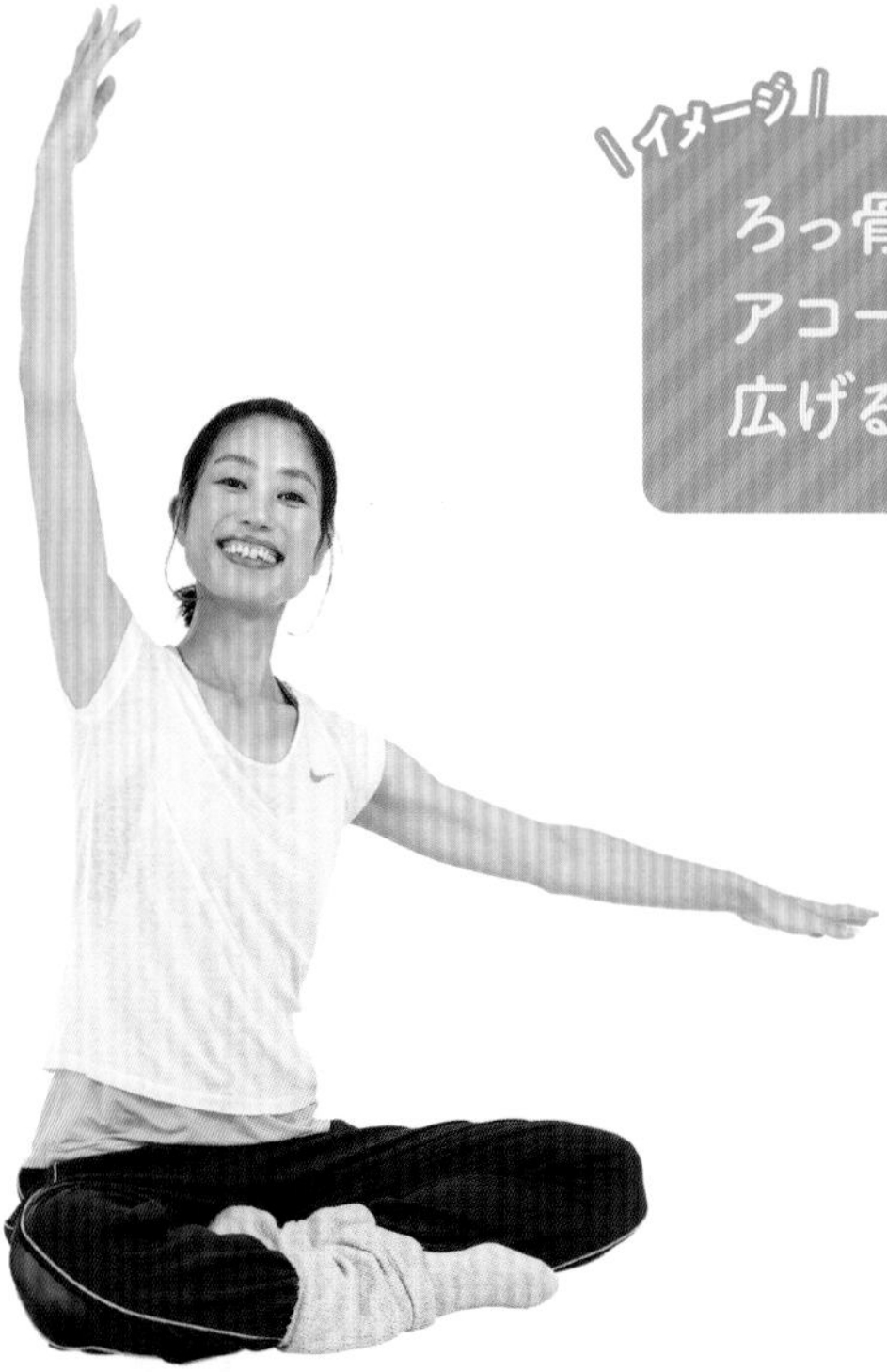

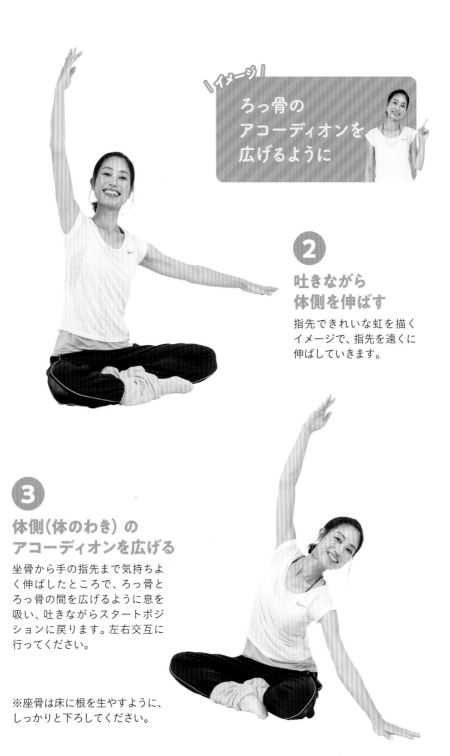

イメージ

ろっ骨の
アコーディオンを
広げるように

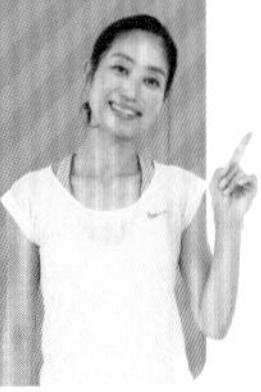

2

吐きながら体側を伸ばす

指先できれいな虹を描くイメージで、指先を遠くに伸ばしていきます。

3

体側（体のわき）のアコーディオンを広げる

坐骨から手の指先まで気持ちよく伸ばしたところで、ろっ骨とろっ骨の間を広げるように息を吸い、吐きながらスタートポジションに戻ります。左右交互に行ってください。

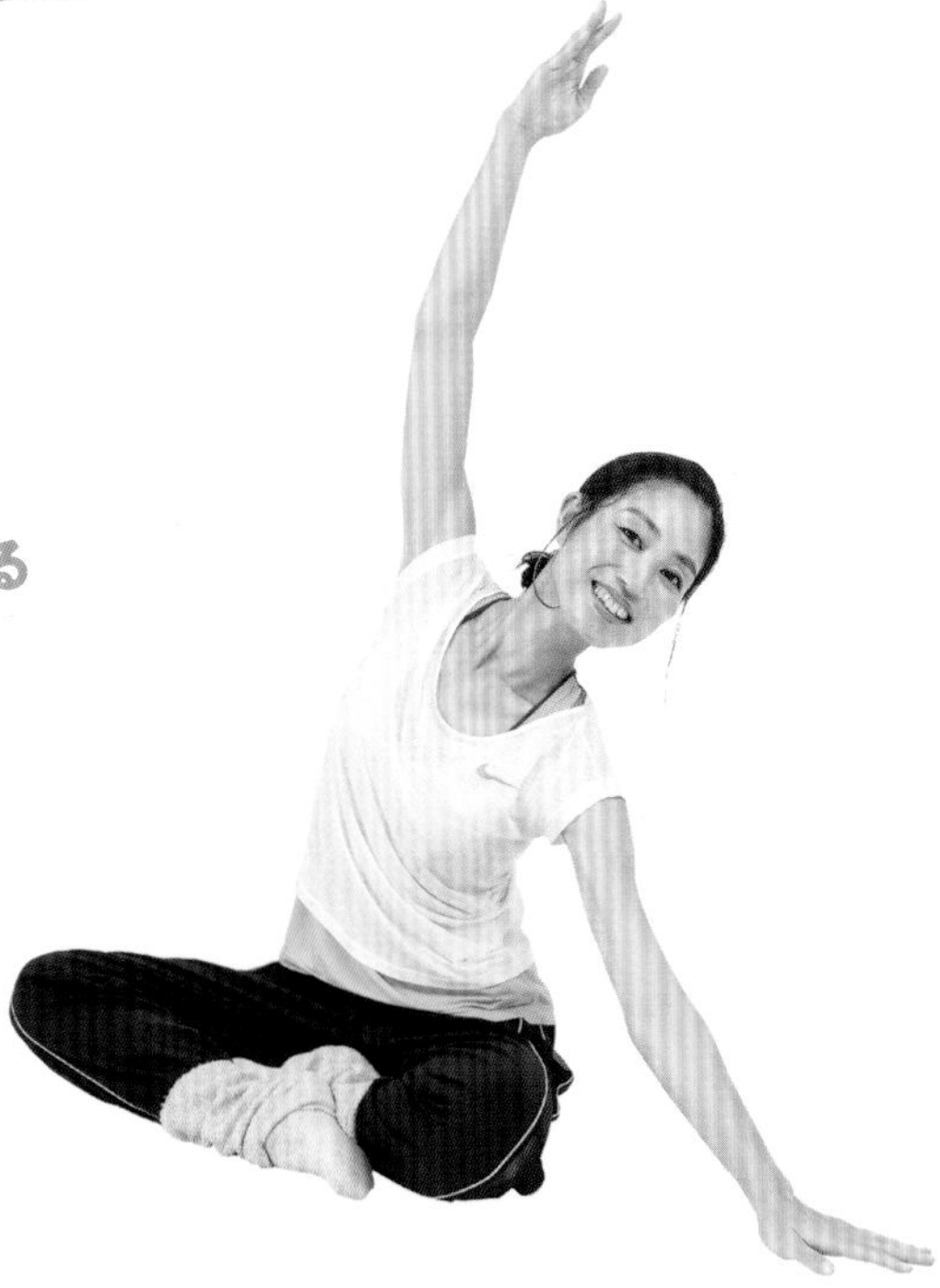

※座骨は床に根を生やすように、しっかりと下ろしてください。

ゆるさ ★★★

目的・効果 背骨の柔軟性アップ

キャットストレッチ

背骨を動かすエクササイズです。おなかをへこませて猫のように背中を丸めます。次に、おしりの穴からつむじまで一直線にした最初の姿勢に戻ります。

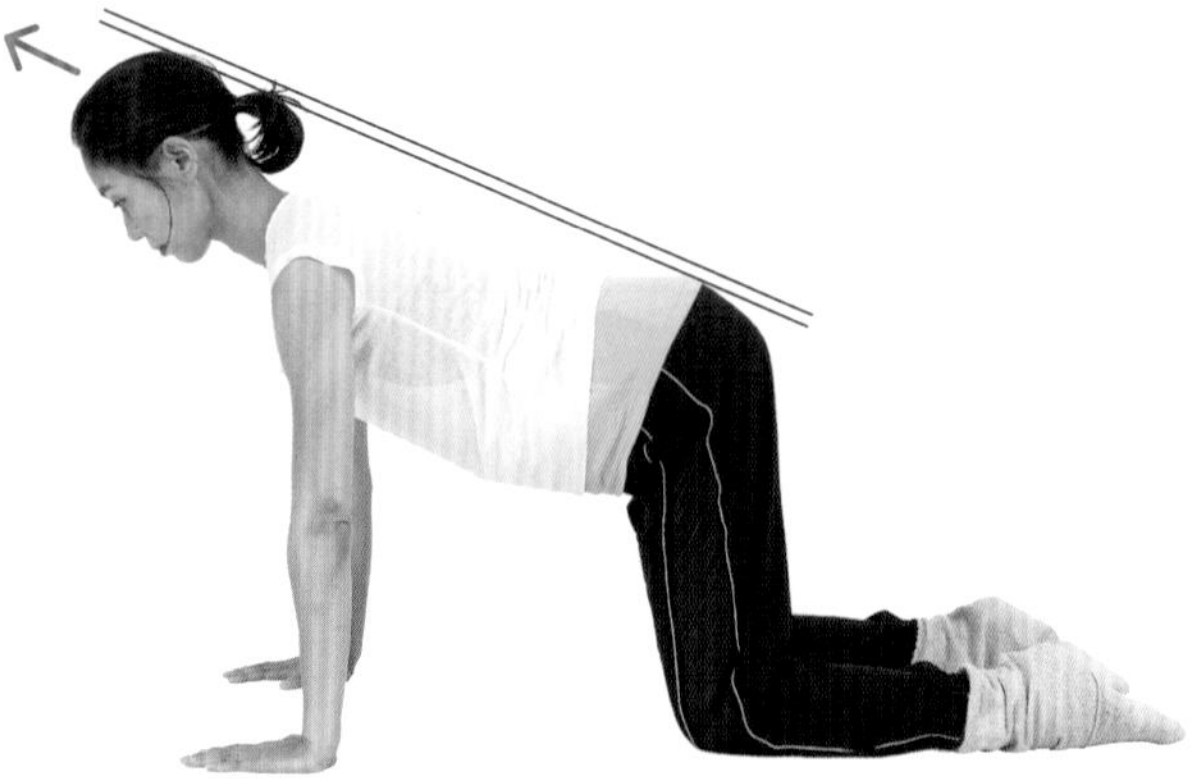

1 スタートポジション

手とひざをついた姿勢から、肩の真下に手首、股関節の真下にひざを配置します。おしりの穴とつむじは引っ張り合いっこをするように背骨を長く保ちましょう。背骨を長く伸ばしたところで息を吸います。

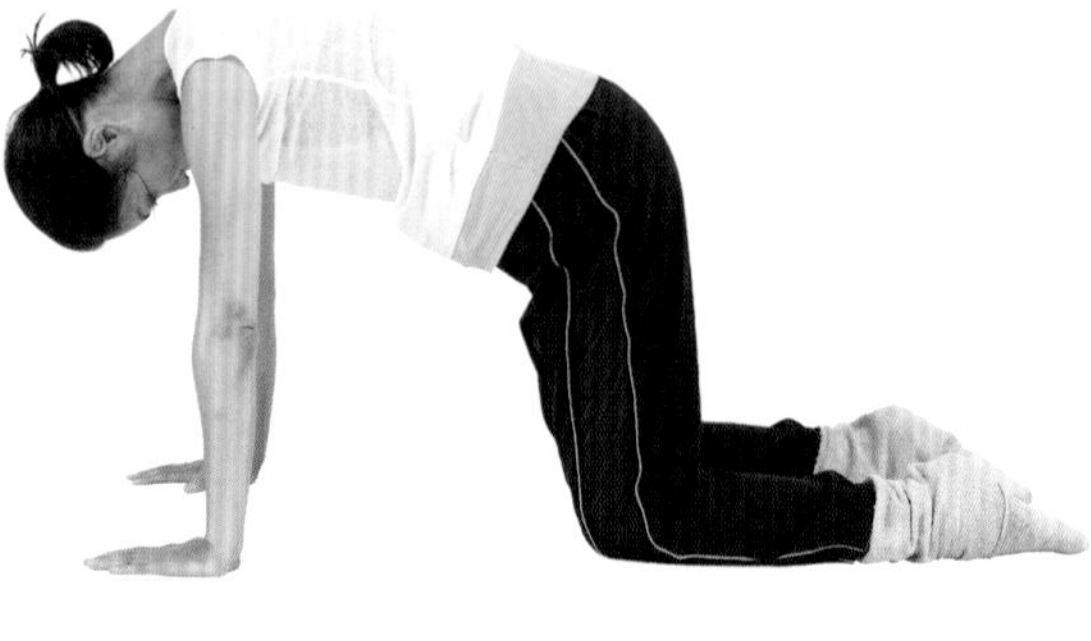

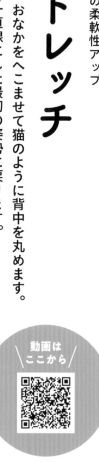

2 吐きながら、背中を丸めていく

息を吐きながら、おなかをへこませて、怒った猫のように背中を丸めましょう。丸めた背中を広げるように息を吸います。

動画は
ここから

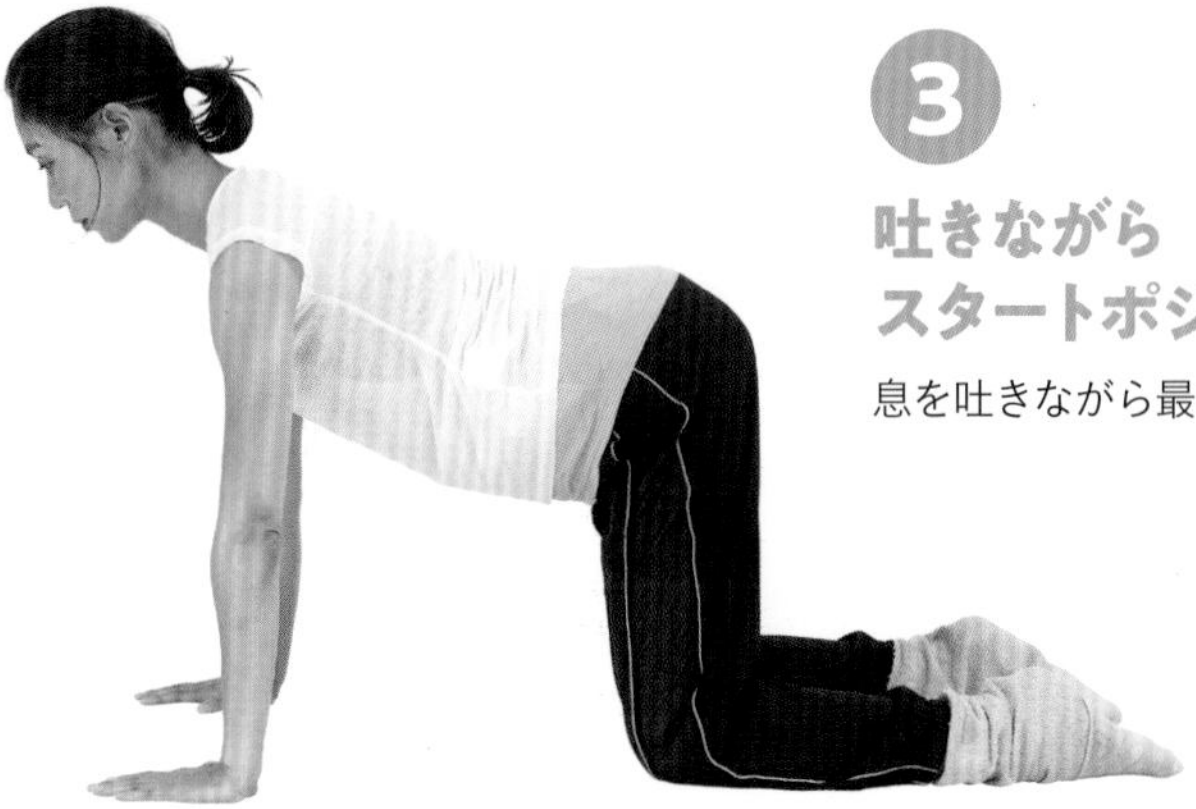

3 吐きながらスタートポジションに戻る

息を吐きながら最初の姿勢に戻ります。

4 最後に

かかとの上におしりをのせて、
背筋をゆるめましょう。

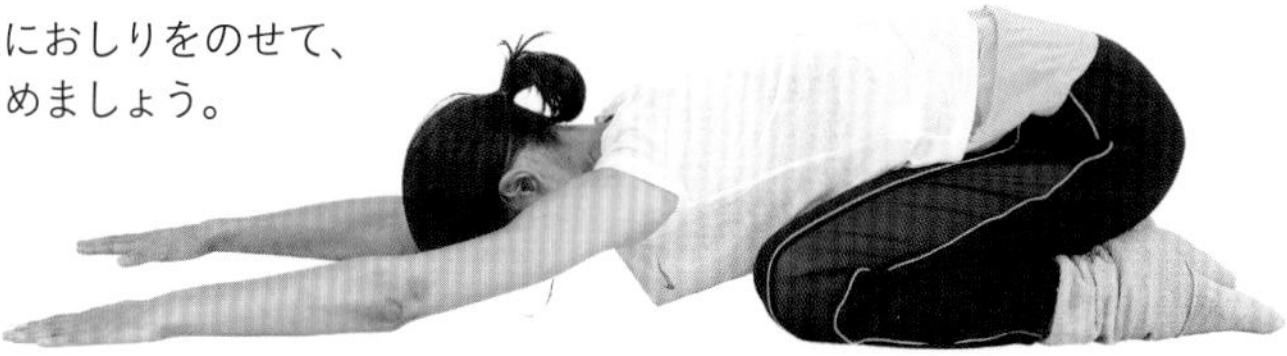

バリエーション

背骨を順番に動かしてみましょう

A 行きは、腰の後方➡胸の裏側➡首の順に丸める。帰りは、腰から順番に長く伸ばしながら戻していく

B 行きは、首➡胸の裏側➡腰の後方の順に丸める。帰りは、首から順番に長く伸ばしながら戻していく

加えて、首の部分を動かすときの注意点です。首には7個の骨があり、その骨を端から1個ずつ丸めていくことを意識しながら動きましょう。

※詳しくは動画をご覧ください。

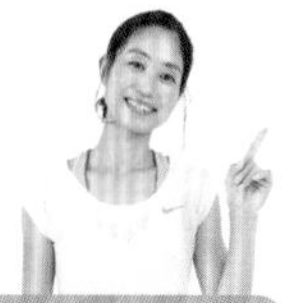

イメージ

怒った
猫のように
背中を
丸めましょう

ゆるさ ★★

ヒップロールズ

目的・効果 背骨の柔軟性のアップ

ピラティスの代表的なエクササイズの1つです。ブリッジングなど流派によって呼び方はいろいろありますが、もも裏を使っておしりを上げるエクササイズです。

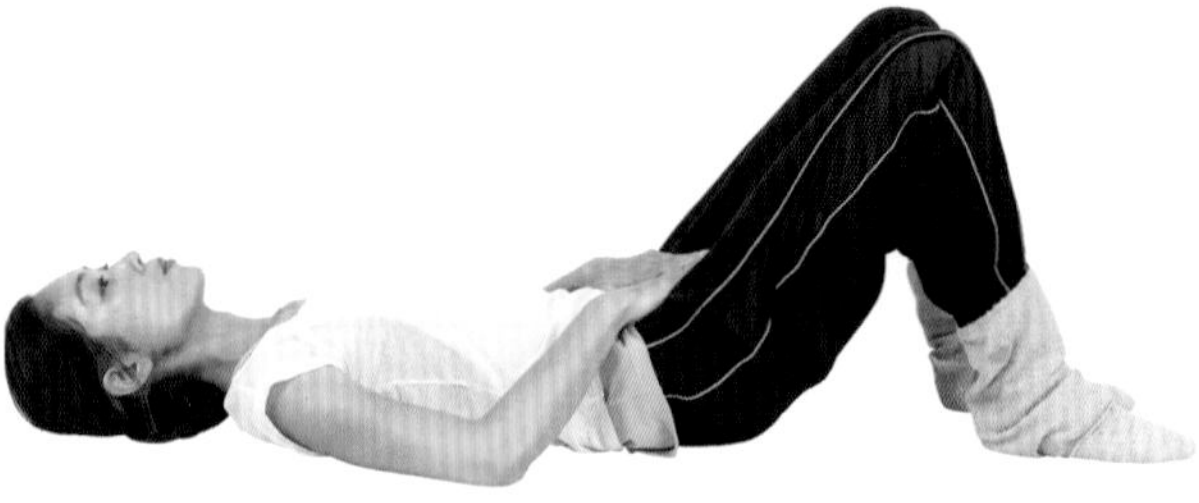

1 スタートポジション

両足とひざの間を拳1つ分開け、骨盤は、床と平行に。両手を当てて確かめましょう。息を吸います。

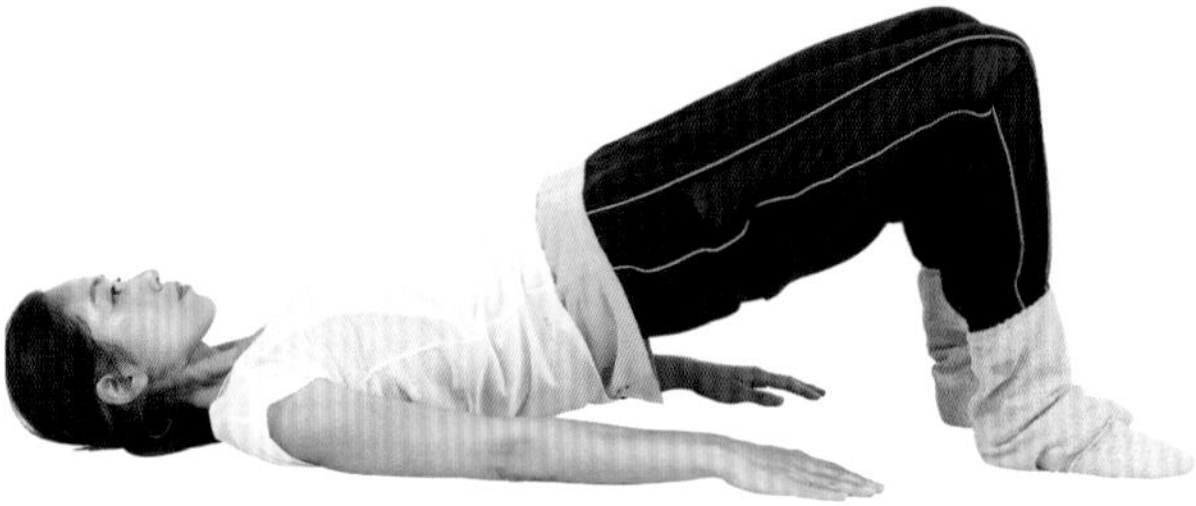

2 吐きながら腰を丸めて おしりを上げていく

吐きながら腰を丸めていきます。おなかはできるだけ薄くします。上でたっぷり息を吸い込みます。坂道を作った状態で、肺の風船を意識的に膨らませることで、ろっ骨の動きや、内臓の感覚を味わってみましょう。息を吐きながら背骨を1個ずつマットに下ろしていきます。

＼イメージ／

おなかをできるだけ薄くしておしりを巻き上げましょう

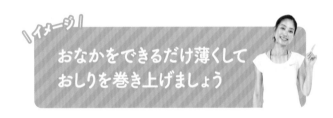

＼動画はここから／

A チャレンジ
❷のようにおしりを上げたところから、片脚をふわっともち上げる

「ヒップロールズの動き」を片脚で行っていきます。太ももの裏側を使いましょう。

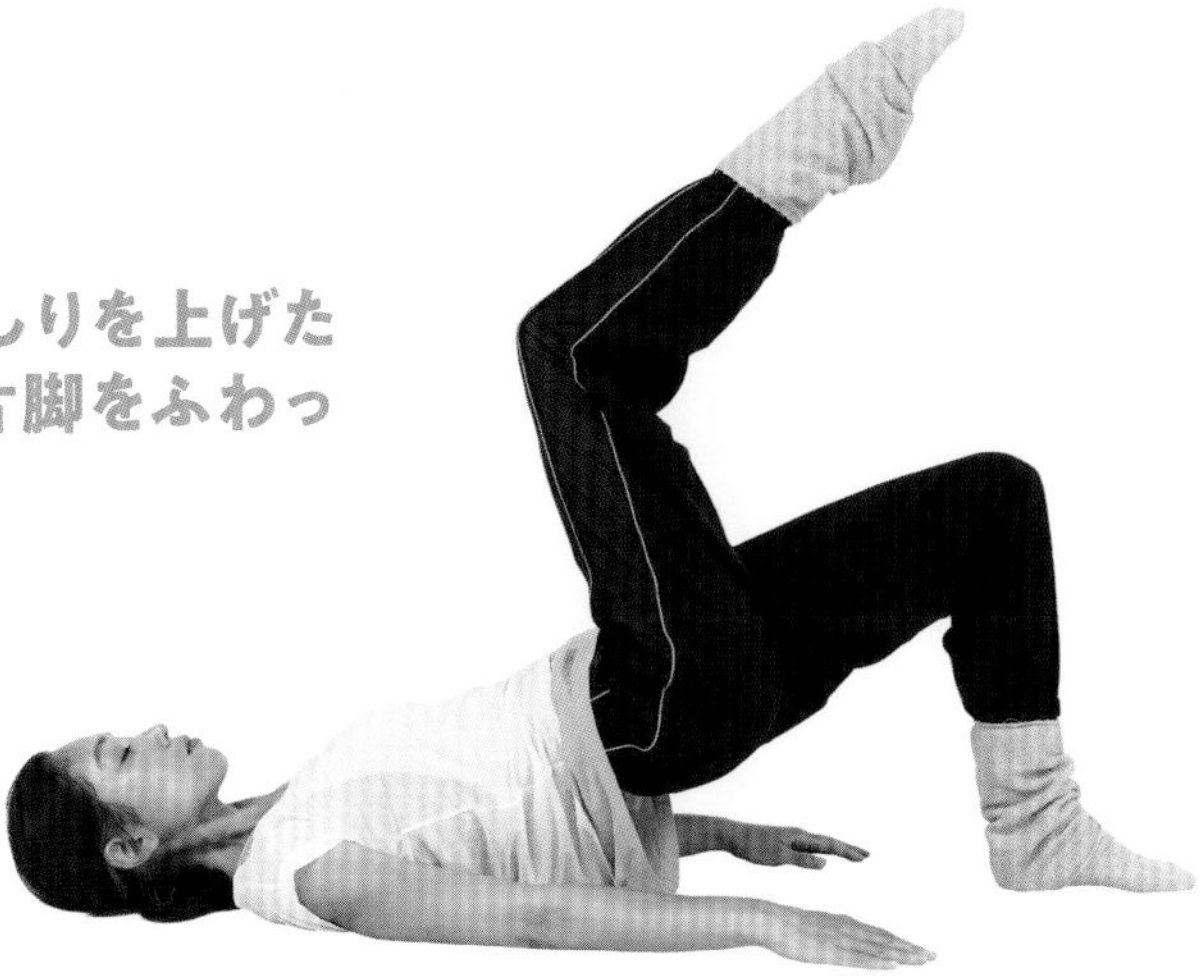

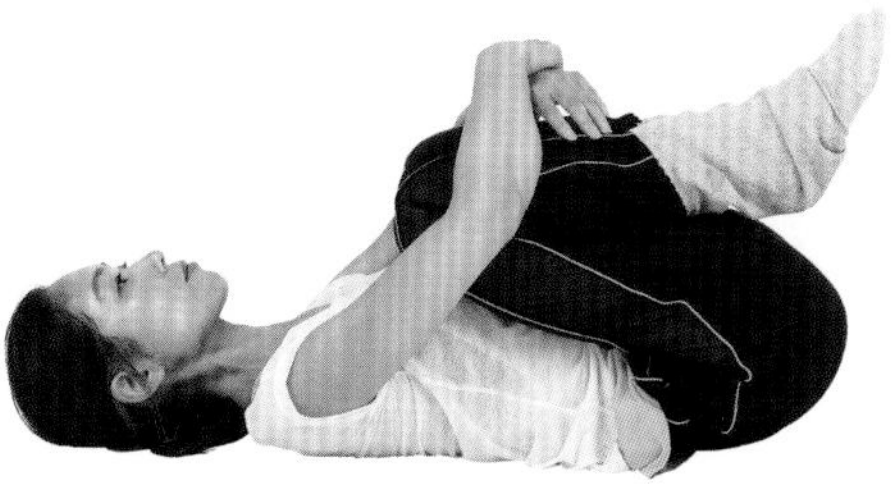

3 ひざを抱えてストレッチ

ひざを抱えてストレッチしましょう。

ヒップロールズのバリエーション

B 両ひざを外向き、内向きで行ってみましょう。また、行きは外向き、帰りは内向きなどの方法も試してみましょう。

C おしりを巻き上げ、頂点（❷の状態）で左右のひざを交互に遠くへ伸ばすと、骨盤が回旋します。

D 骨盤を下げるときに、1個背骨を下ろしたら、骨盤を左右にスライドします。また1個背骨を下ろしたら骨盤を左右にスライドして、最後まで骨盤をスライドして戻っていきます。

※詳しくは動画をご覧ください。

Column

胸郭と呼吸

胸郭は内臓を守り、呼吸に関しても重要な役割を担う

胸部レントゲン撮影では「大きく息を吸って、そこで止めて」と指示されますね。胸郭を広げて肺を膨らませ、広範囲に肺を観察するのが目的です。胸郭というのは胸骨、肋骨、胸椎で構成されており、肺や心臓などの軟らかい内臓を守ると同時に、呼吸に関しても重要な役割を担っています。

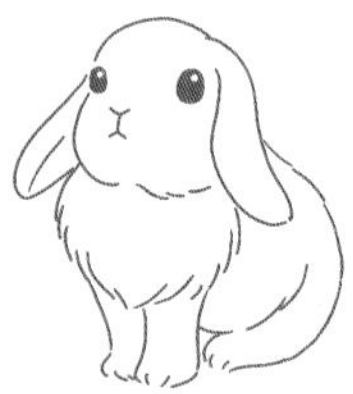

横隔膜、外肋間筋という筋肉を使って肺は膨らんでいる

肺には筋肉がないのでみずから膨らむことができません。膨らむためには主に横隔膜と外肋間筋が重要です。横隔膜は胸部と腹部を分けている筋肉で、外肋間筋は肋骨同士の間にある筋肉です。息を吸うときはこの横隔膜と外肋間筋が収縮し、胸郭が前後上下に広がります。胸郭が広がると、中に存在している肺も一緒に広がります。広がった肺の中に外気が引っ張り込まれるのが息を吸う仕組みです。息を吐くときは横隔膜や外肋間筋の弛緩と、肺が自然に元に戻る力が作用します。強制的に吐き切ろうとすると腹筋など腹部の筋肉も働き、横隔膜がさらに肺を押し上げ空気を外に出そうとします。ピラティスではその腹筋も利用して体幹の安定につなげます。

一日2万～3万回の呼吸のうち、数回でも胸郭を意識しよう

横隔膜も肋間筋も筋肉ですから鍛えることができます。成人は一日2万～3万回ほども呼吸をしています。そのうちの数回でも胸郭を意識した呼吸の練習をして、呼吸を味方にピラティスを楽しみましょう。

（戸田貴子・内科医）

2章

体をゆるめて整える

夜のゆるピラ

ピラティスはそのプログラム構成（寝た姿勢から始まり立ち姿勢で終わる）からも、
交感神経（自動車のアクセルにあたる自律神経）を優位にさせて、
日常生活をエネルギッシュにすごすためのエクササイズがほとんどです。
ですがこの章は一日頑張った体をねぎらい、
疲れをリセットするためのエクササイズを集めました。
できる限り頑張らず、必要最小限の力で、
深い呼吸を必ず忘れずに行ってください。

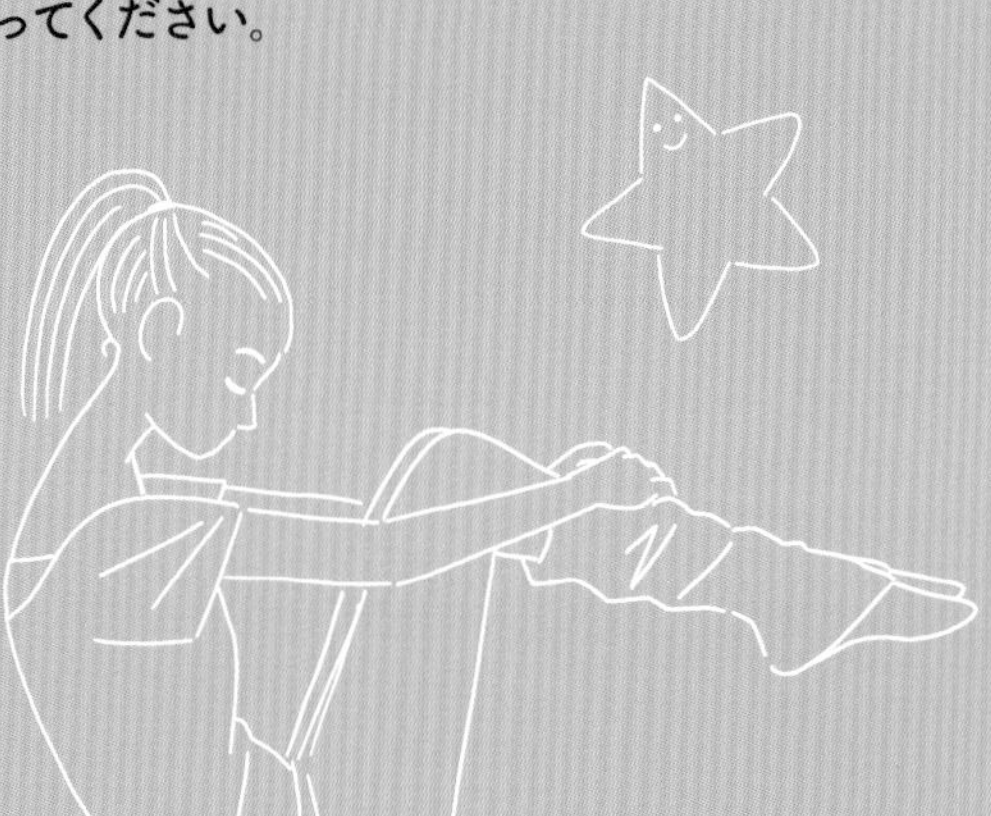

ゆるさ ★★

目的・効果 背中のマッサージ、呼吸が楽になる

ローリング・ライク・ア・ボール①

ボールが転がるように、背中を丸めて床をコロコロ転がるエクササイズです。
ポイントは、動きの間中ずっとおへそをのぞいておくことです。

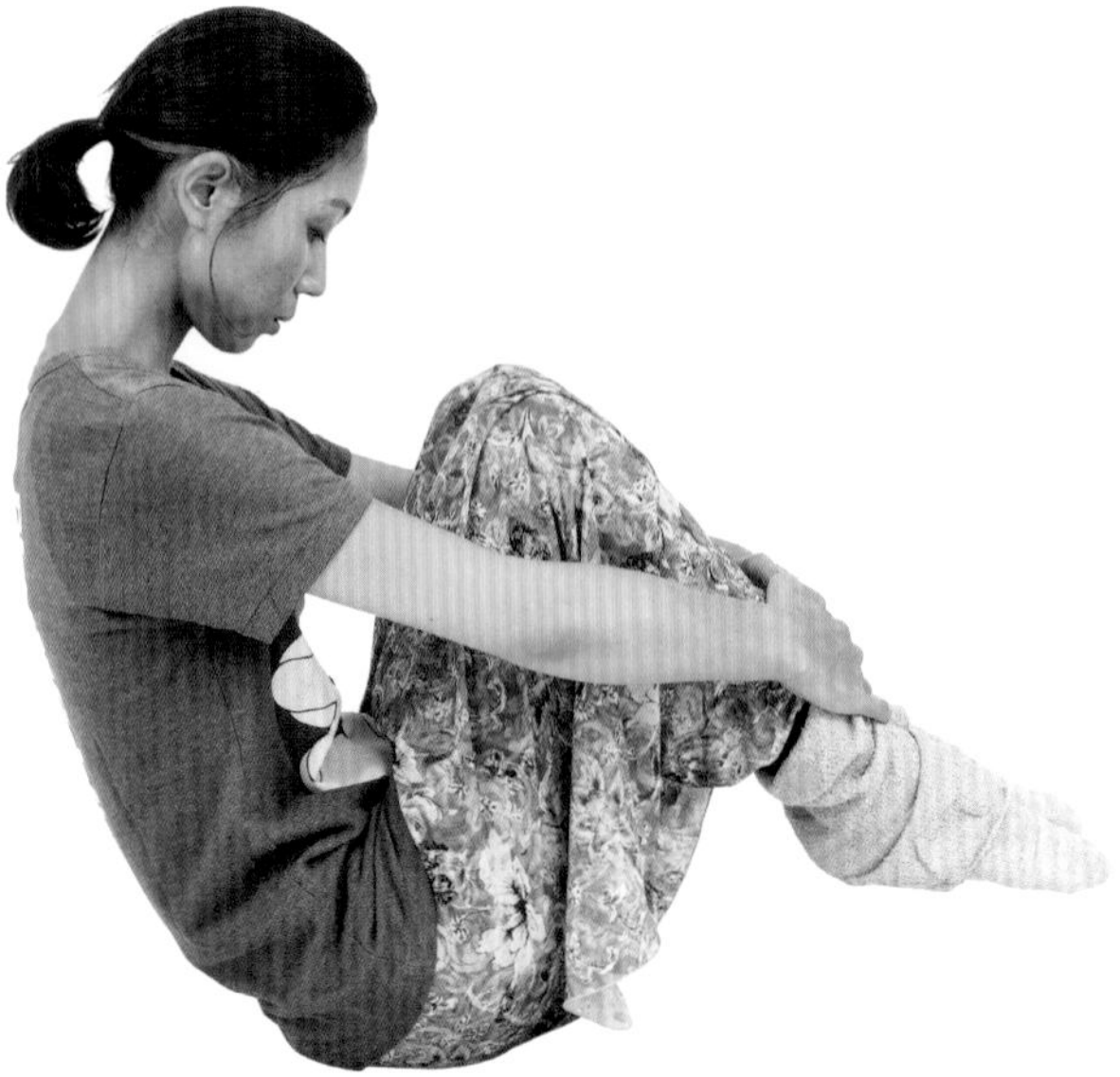

1 やじろべえのように おしりの後ろでバランスをとる

マットの上で、おしりの後ろでバランスを取って、床から浮かせた脚を抱えます。脚は前方へ、抱える腕は自分のほうへと2つの方向の力を拮抗させます。その状態を保ちながら背中を丸めましょう。これがスタートの姿勢です。息を吐いて準備。

注意：硬い床の上ではなく、必ず軟らかいマットなどの上で行ってください。

起き上がるのが難しいときは…

後方へゴロンと転がって、起き上がってくるのが難しいときは、片方のひざは伸ばし、もう一方のひざを抱え、起き上がりましょう。
※詳しくは動画をご覧ください。

動画は ここから

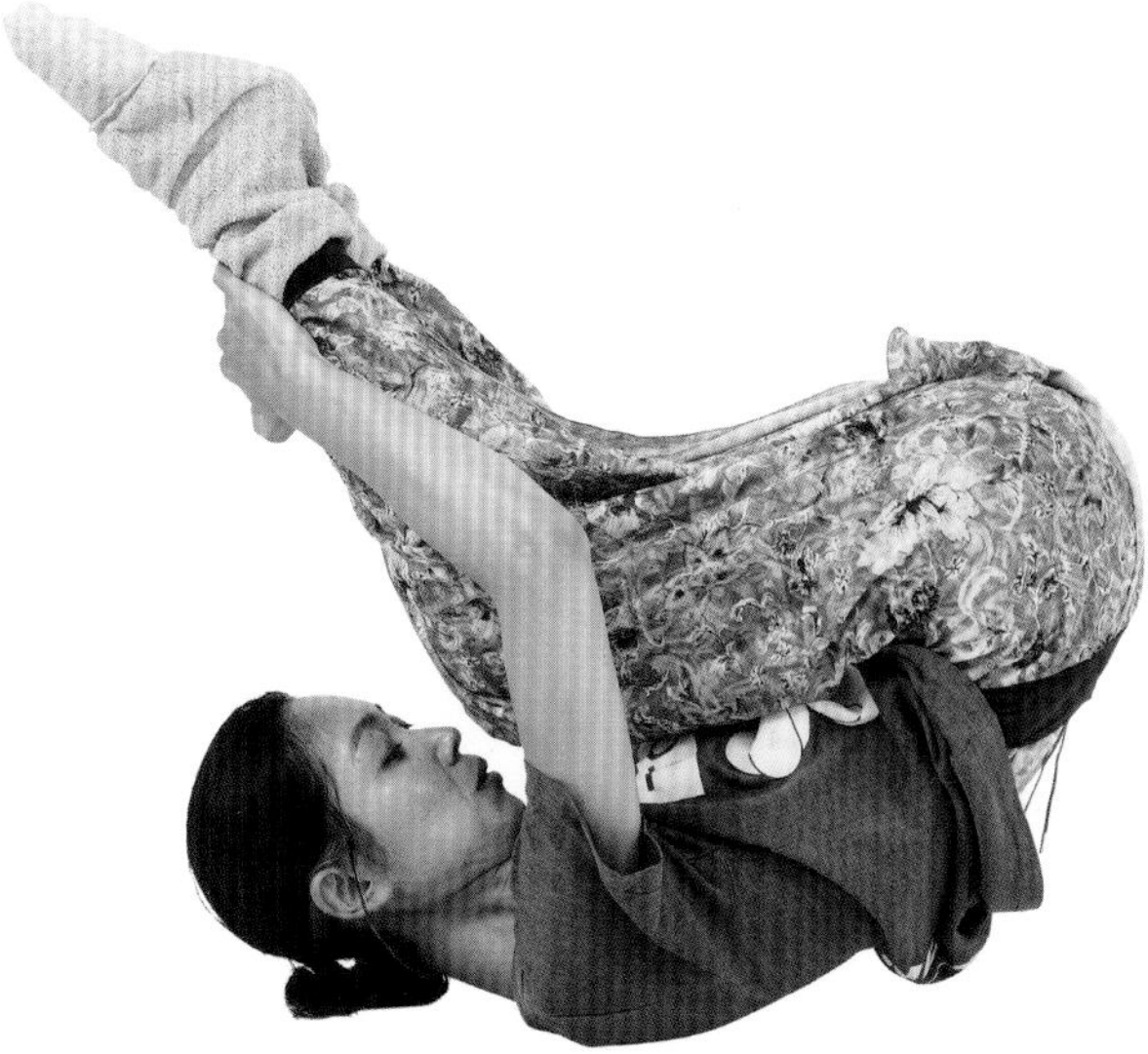

2 息を吸いながら後方へ転がり、吐きながら起き上がる

息を吸いながら後方へ転がり、吐きながら起き上がってきます。両脚を空中に浮かせたままスタートの位置で止まります。これをくり返します。

注意

動きの間中、ずっとおへそをのぞいておいてください。転がったときに、おへそから目を離してしまうと、頭を床にぶつけてしまう危険性があります。転がりながらマットにつくのは肩までで、頭はつけません。
持病のある方は、取り組んでよいかどうか主治医にご相談ください。

\ イメージ /

息を吸いながらボールのように後方へ転がり、息を吐きながら最初の位置に戻ります

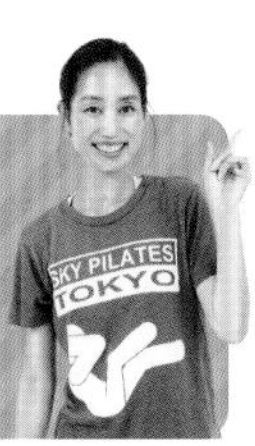

ゆるさ★

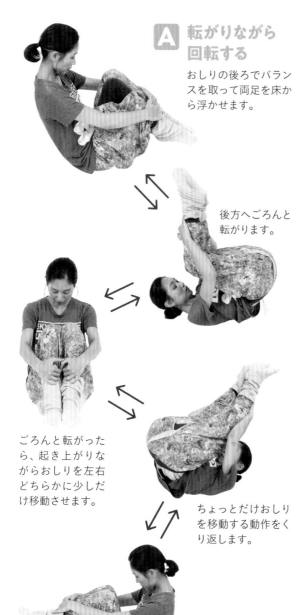

ローリング・ライク・ア・ボール②

目的・効果　背中のマッサージ

ローリング・ライク・ア・ボール①のチャレンジバージョンを2つ紹介します。転がって起き上がりながらおしりを移動させるものと、ボールを使ったものです。

動画はここから

A 転がりながら回転する

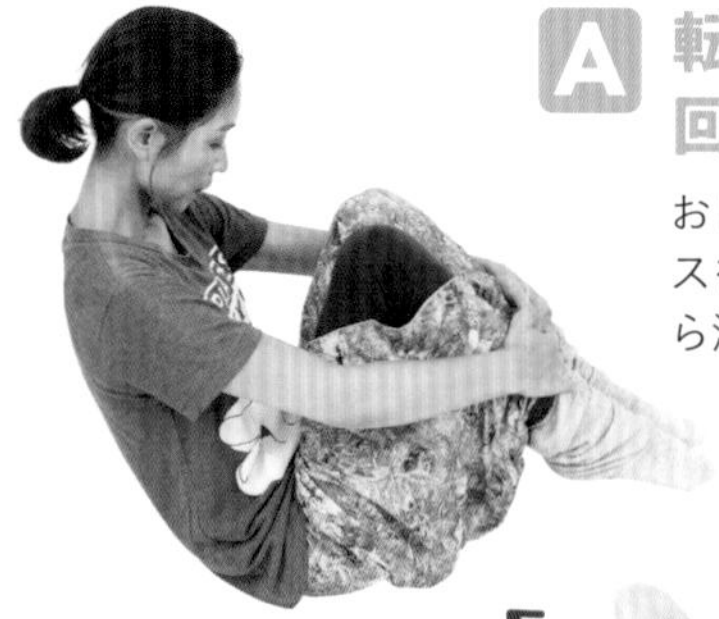

おしりの後ろでバランスを取って両足を床から浮かせます。

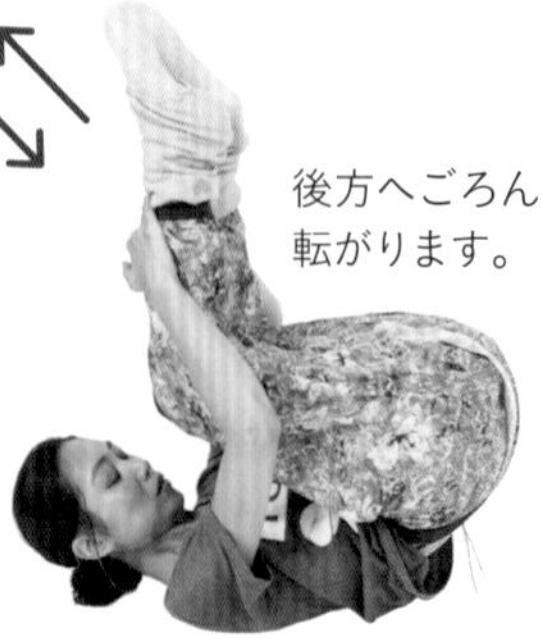

後方へごろんと転がります。

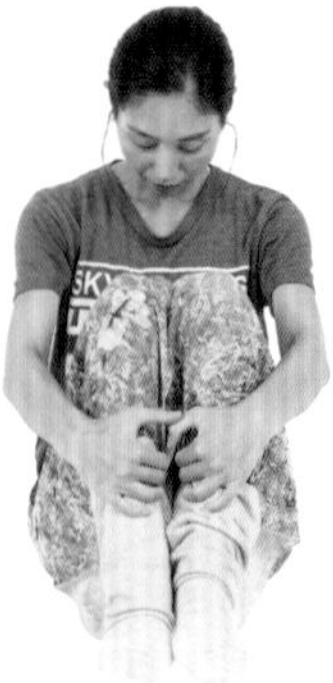

ごろんと転がったら、起き上がりながらおしりを左右どちらかに少しだけ移動させます。

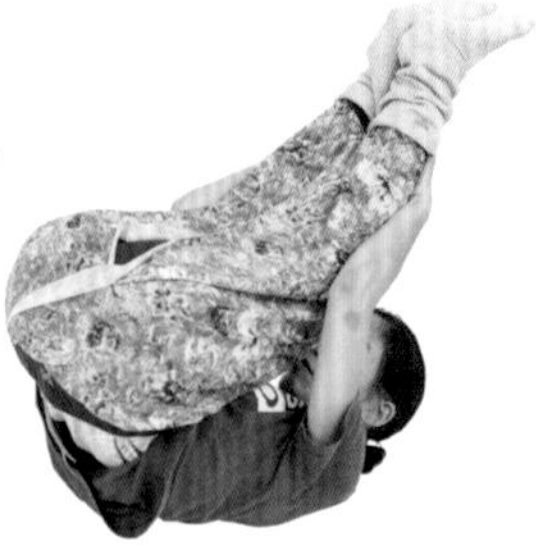

ちょっとだけおしりを移動する動作をくり返します。

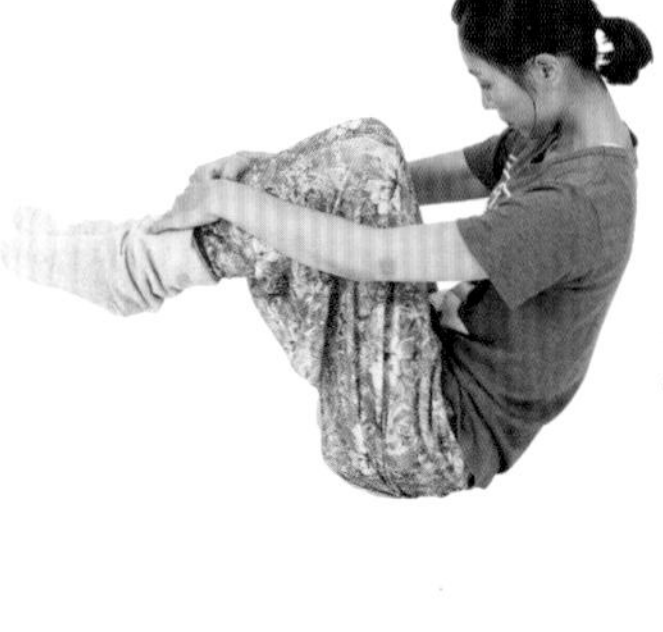

反対側を向いたら、最初の方向へと戻っていきましょう。

B

額とひざでボールを挟む

足を床から浮かせた姿勢からスタートします。

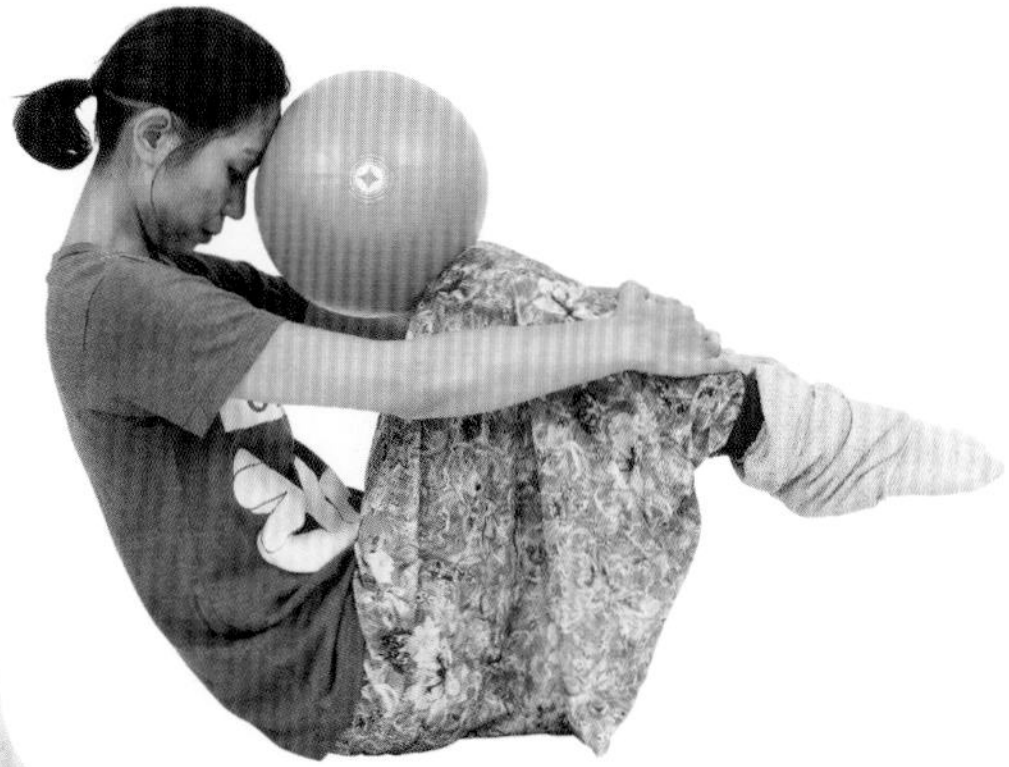

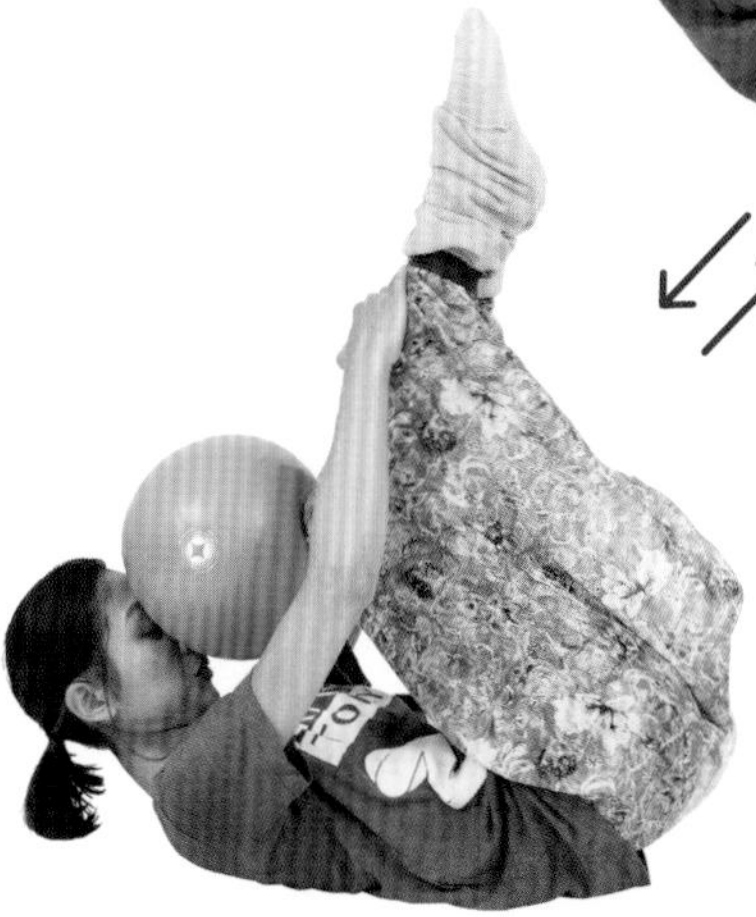

ボールを挟んだまま後方へごろんと転がります。

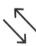

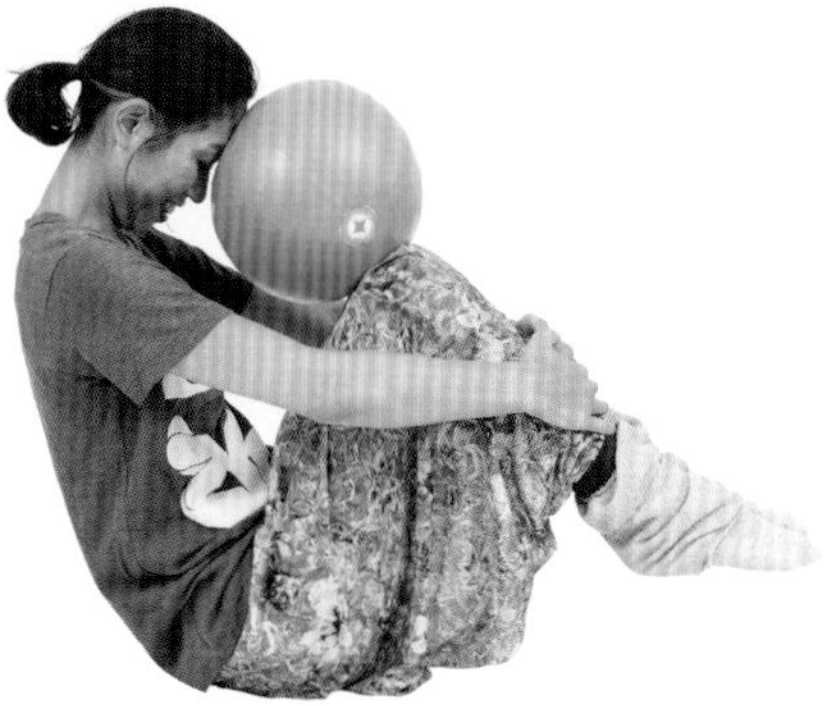

ボールを落とさないようにして起き上がり、スタートの位置でピタリと止まってみましょう。

＼イメージ／

ボールをおでことひざで挟んだまま、ごろんと転がって起き上がってみましょう

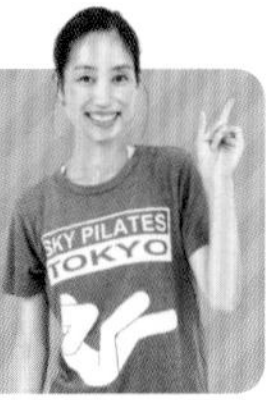

ゆるさ ★★★

目的・効果 背部をゆるめる

シェルストレッチ

シェル（二枚貝）のようなポーズで呼吸をくり返します。
ボールをおなかの下に挟むと、さらに背中が伸びます。

1 両手を床の上につく

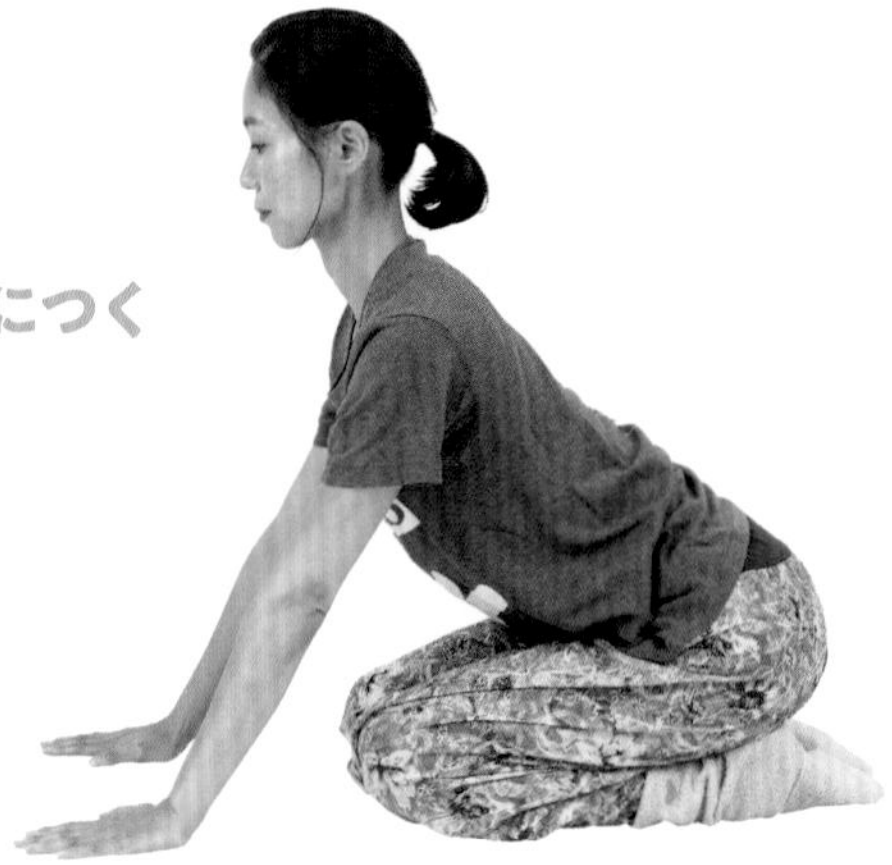

正座をして両手を床に沿って前へ伸ばし、額を床につけていきます。

2 自然な呼吸をくり返す

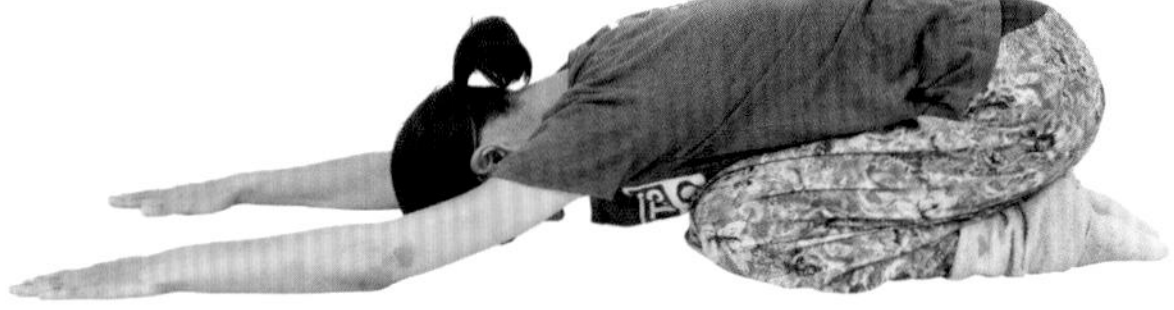

この姿勢で自然な呼吸をくり返します。背中を広げるイメージで呼吸します。もっとできそうな方は、少し遠くに手を伸ばし、おしりはかかとのほうへ引いてみましょう。

正座がキツい方はおしりの下にボールを敷いて

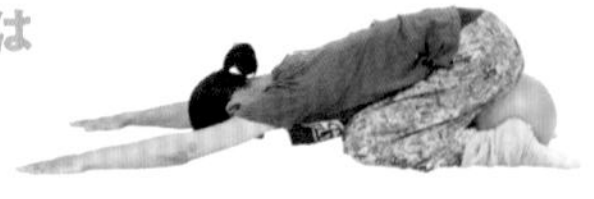

正座が難しい場合は、おしりの下にボールを敷いて行いましょう。

動画はここから

A

おなかの下に
ボールを挟むと
もっと背中が伸びる

自然な呼吸をくり返します。

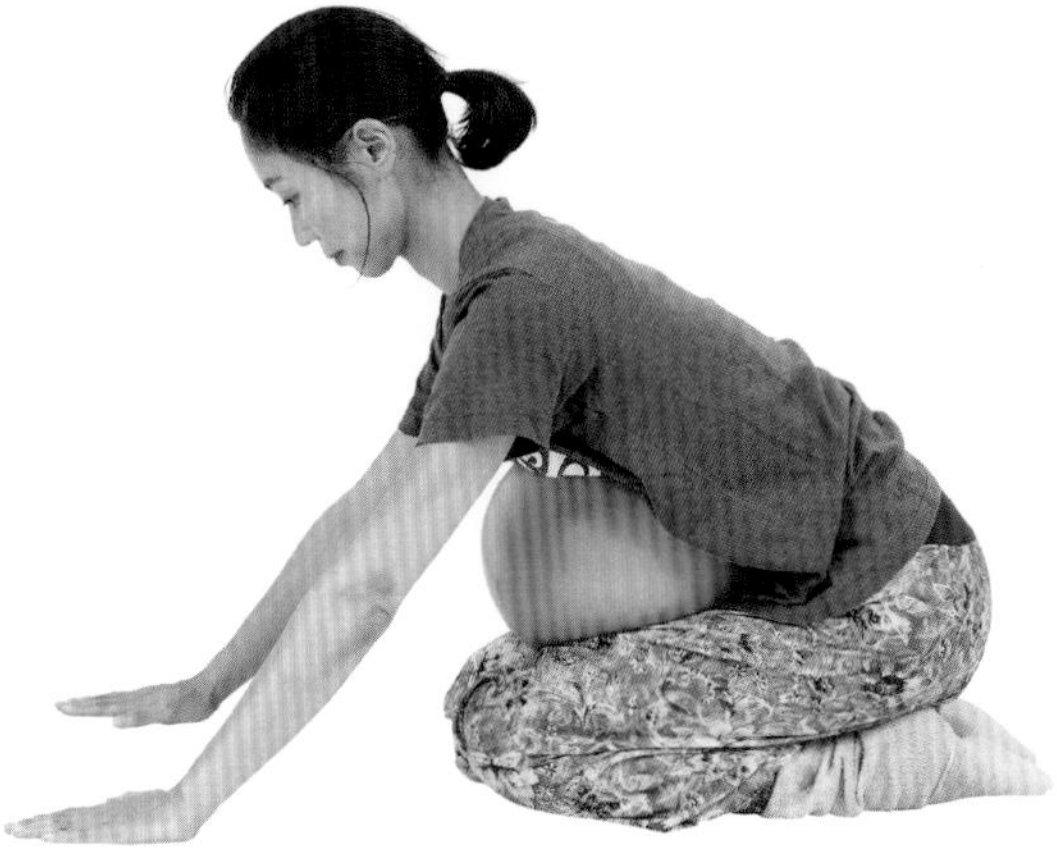

頭や首、肩、背中の緊張を取って、下方向へ体が重く下りていくイメージで息を吐き、しっかりと息を吸います。

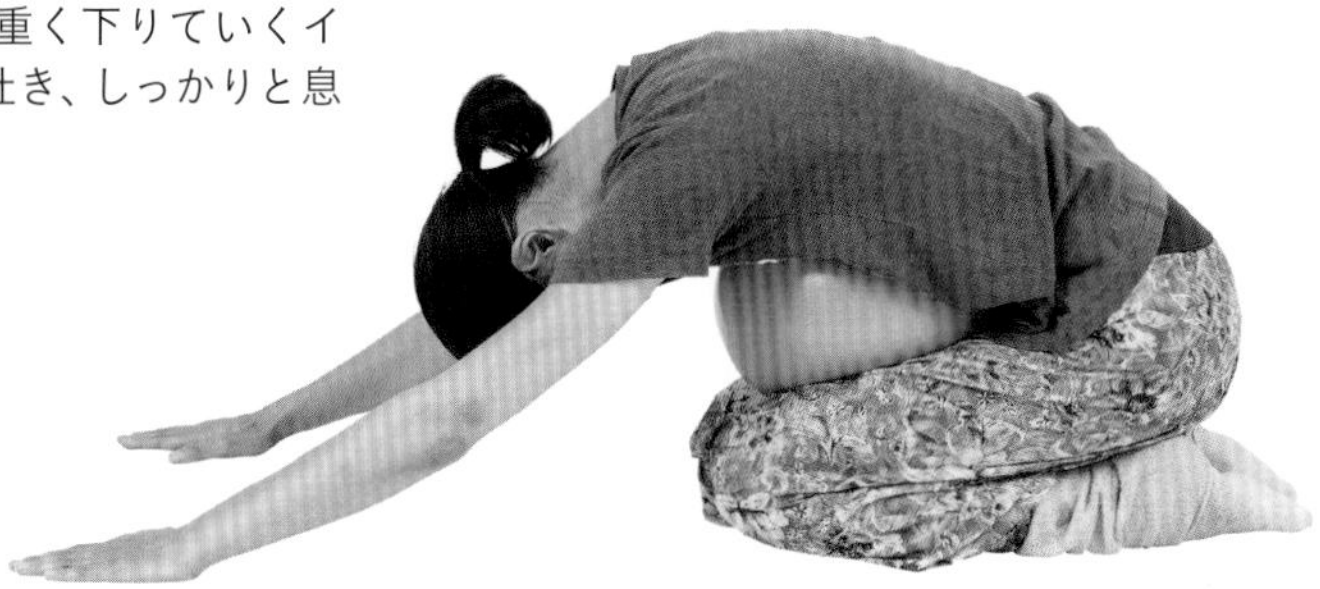

＼イメージ／

**背中側に意識を向けて、
背中を広げるイメージで呼吸しましょう**

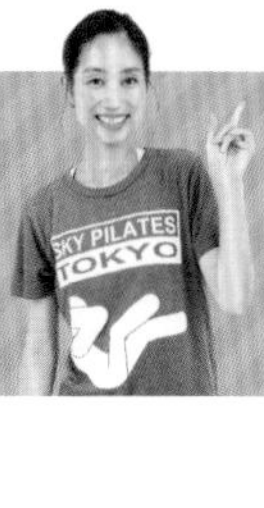

ゆるさ ★★★

目的・効果 リラックス、リフレッシュ

気持ちを前向きにするリラックス法

気持ちがザワザワしたり、ネガティブな気分が消えないときに試してほしいリラックス法です。

ボールや枕など、「山状」のものの上に仰向けに寝転び、呼吸をしましょう。

動画は
ここから

1 山のようにこんもりとしたものを用意

上半身の長さのフォームローラー(以下ポールと略)、ボール、クッションや枕など、柔らかく、「山状」になっているものを用意します。

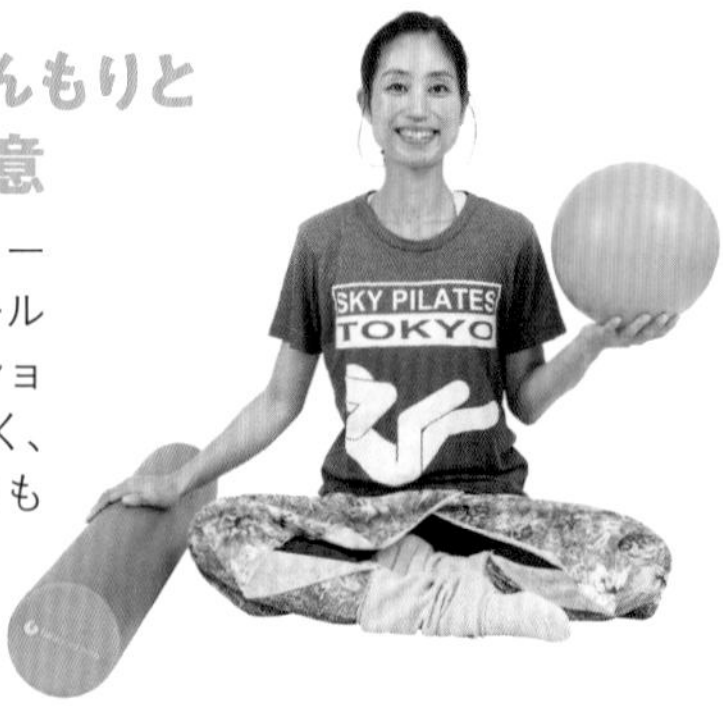

2 山状のものの上に仰向けになる

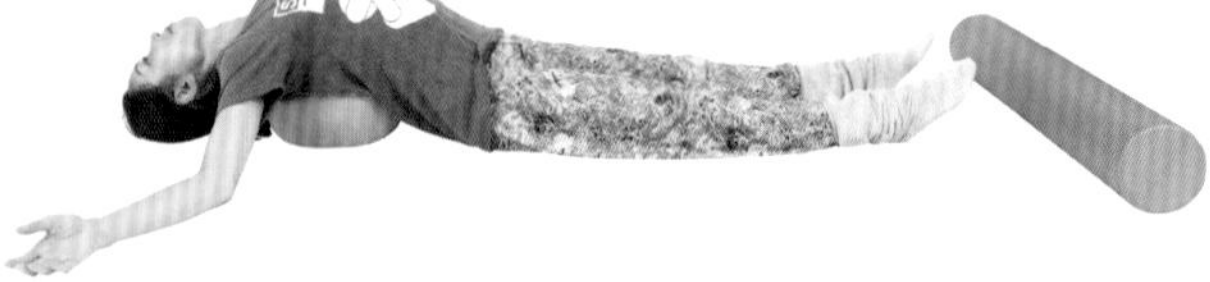

山状のものを、肩甲骨かその少し下に敷いて仰向けになります。手のひらは上向きにして床に下ろし脱力します。鼻の奥のほうで息を吸い、口から細く長く、吐いていきます。床の上で、かかとを中心に足でバイバイするように左右に動かして股関節の力を抜いていきましょう。

注意：❷の姿勢が難しい場合、胸や背中が硬いか山状のものが高すぎることが考えられます。

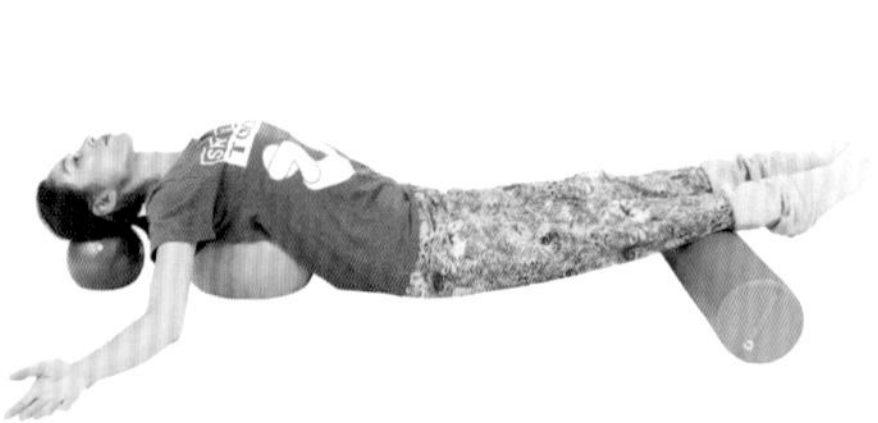

背中が硬いときは…

胸椎が硬い場合、腰が痛くなってしまう場合、高さのあるものを頭の下に置いて調整します。

3 両脚を動かす

ポールの上に両足をのせて、バイバイするように左右に動かします。

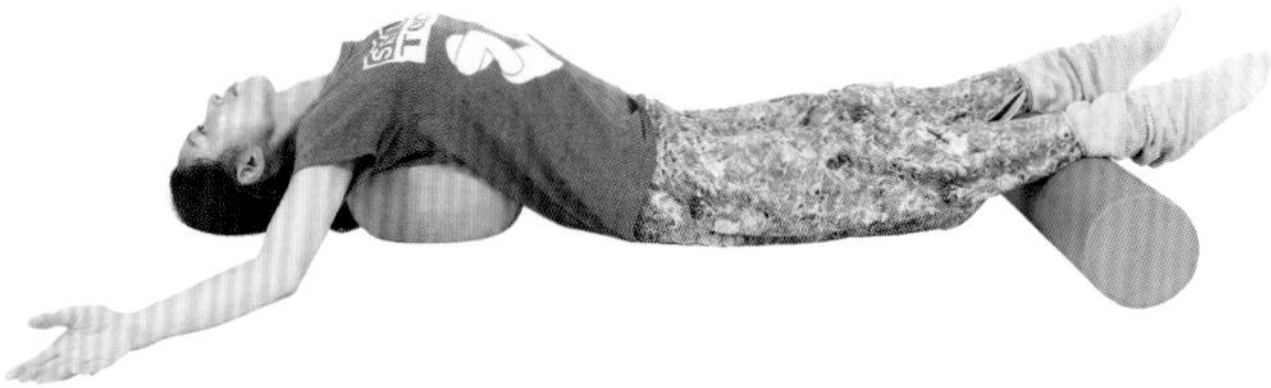

4 ポールを使ってふくらはぎを刺激

ポール上で、ひざの曲げ伸ばしを行います。内股や外股で動かしたり、内股で行って外股で戻るなど、股関節をリラックスさせながら、ふくらはぎのマッサージをしましょう。

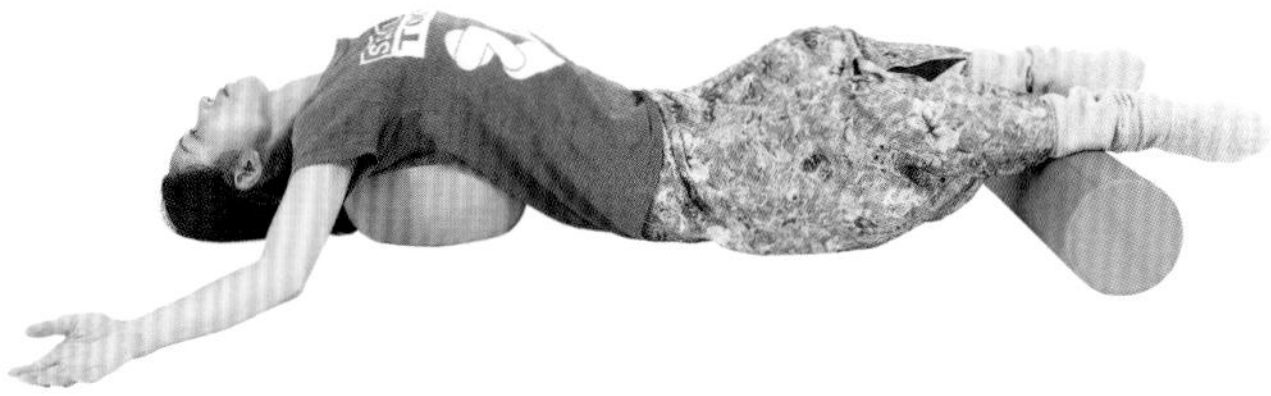

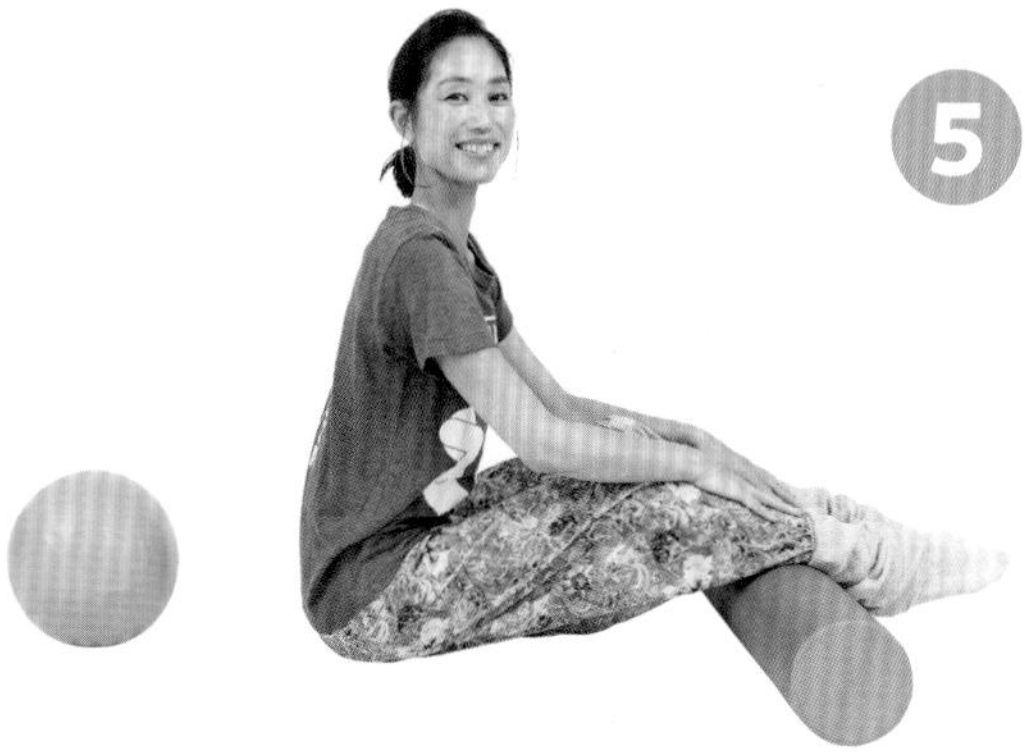

5 リラックスしたら早めに休もう

長時間行うと痛みが起こることもあります。症状に注意しながら行ってください。

＼イメージ／

おでこのしわは伸ばし、あごの力を抜いて、微笑むように

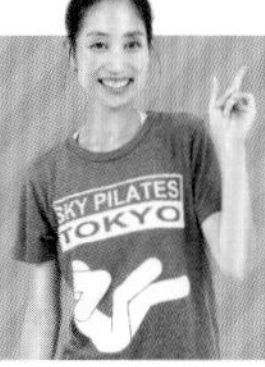

ゆるさ ★★

目的・効果 肩周りをゆるめる

ポールで腕&脚のワーク①

ポールを使って、肩周りを動かしていくエクササイズです。腕&脚のワーク①では、呼吸とともに、腕や肩、肩甲骨を気持ちよく動かしていきます。

1 ポールの安全な乗り方

まず、ポールの端に座ります。

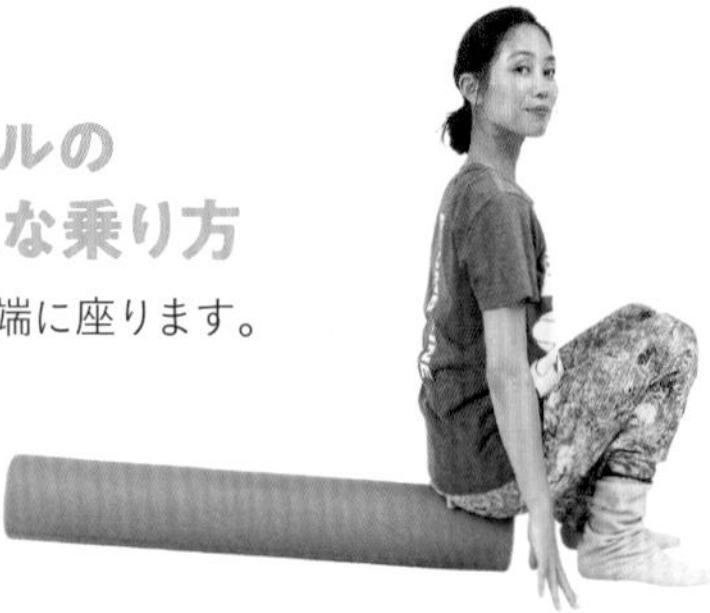

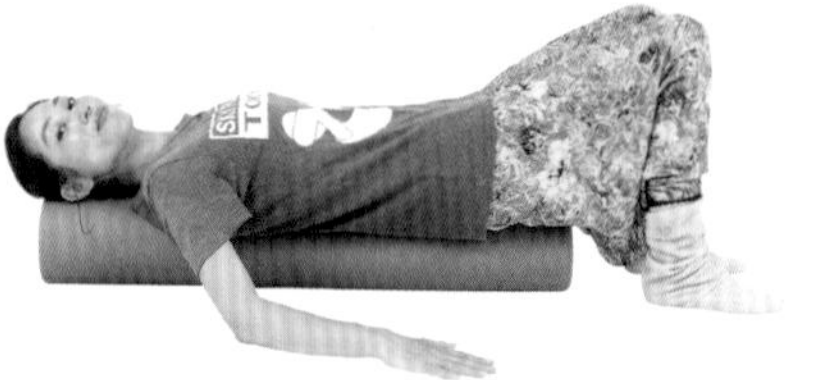

次に、床に手をつき、頭からおしりまでがポールから落ちないように、ゆっくりと仰向けに寝ます。

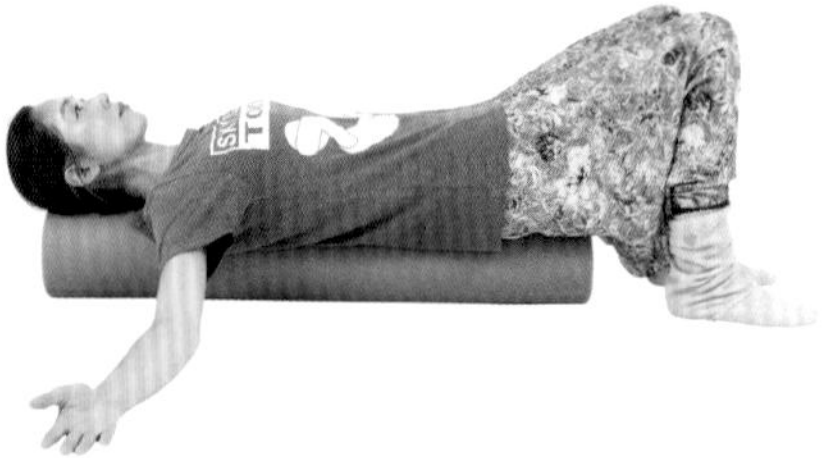

2 手のひらを上向きにして脱力する

手のひらを上向きにして、海草が漂うように体をゆらゆらと揺らせます。体内の余分な空気やマイナス感情など、いろいろなものを吐き出して、鼻毛のフィルターを通して、新鮮な空気を体の奥のほうへ吸います。

イメージ

窓辺に置いたチョコレートが
とろーんと溶けるように
脱力しましょう

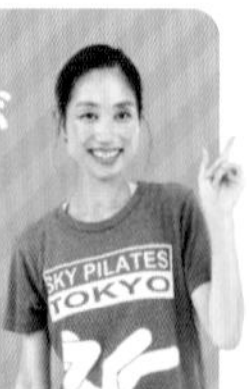

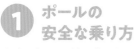

動画は
ここから

A 「前へならえ」で腕を伸ばし、横に開く

肩の真上に手首がくるようにして、腕を前へ伸ばします。肩をすくめないように注意しましょう。指先はできるだけ長く伸ばし、特に小指を伸ばすように意識します。

息を吐きながら、腕を横に開きます。できるだけ体の遠いところにひじを引っ張ります。吸いながら天井へ向けて戻します。

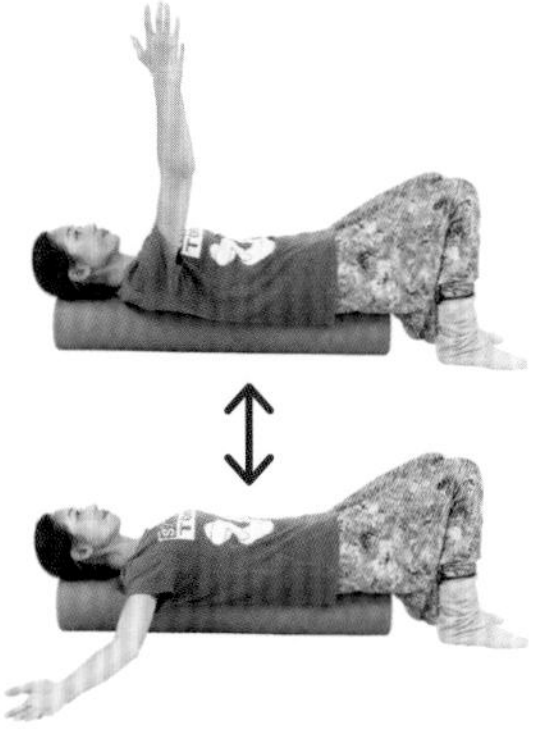

B 体の横から「バンザイ」（頭上の方向）

息を吸いながら、体の横から「バンザイ」（頭上の方向）へ腕を動かします。息を吐きながら横に戻します。手やひじで床をなでるように動かします。

腕は、鎖骨の横にしずくをたらしたら、鎖骨を通ってするすると指先のほうまで流れていくイメージです。ひじも床に近づけるようにしましょう。

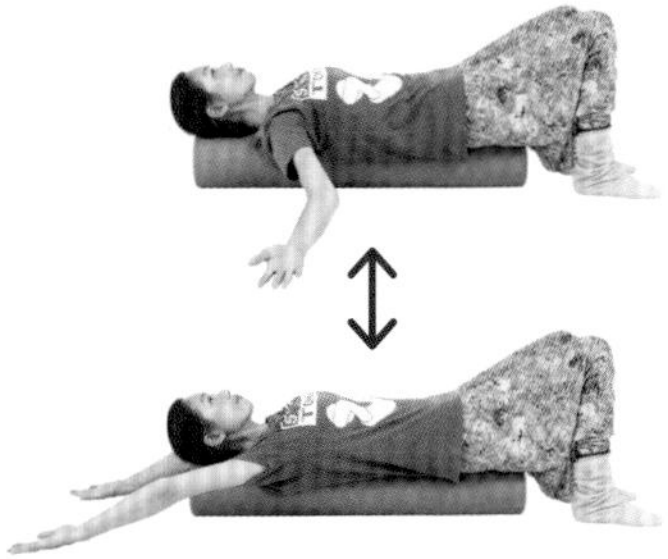

C 「気をつけ」（足の方向）からスタート

息を吐きながら腕を「気をつけ」（足の方向）へ下ろします。

息を吸いながら「前へならえ」を通過して、吐きながら「バンザイ」、そこで息を吸いながらひと伸びします。

息を吐きながら、腕をぐるりと回し、体の横を通過して、「気をつけ」に戻ります。反対方向も行います。背中が反らないように注意しましょう。

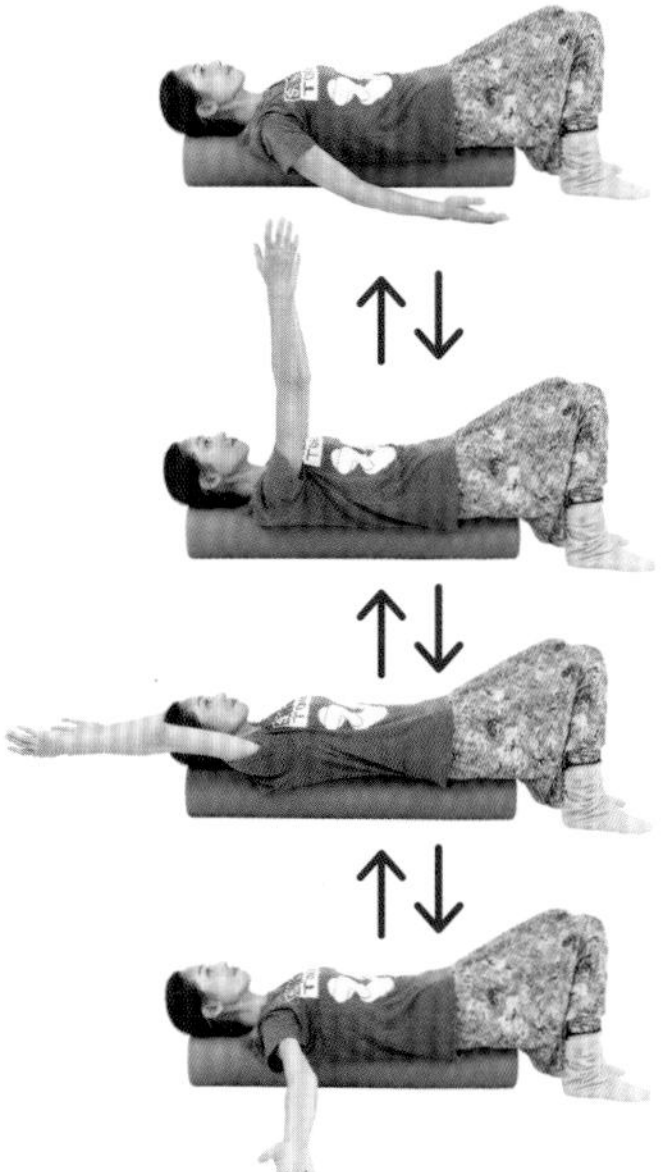

ポールを使った腕＆脚のワーク②へと続きます。

ゆるさ ★★

ポールで腕&脚のワーク②

目的・効果 股関節の動きをよくする・コアの強化

腕&脚のワーク②では、呼吸とともに、腕や肩、股関節、脚を連動させて動かします。

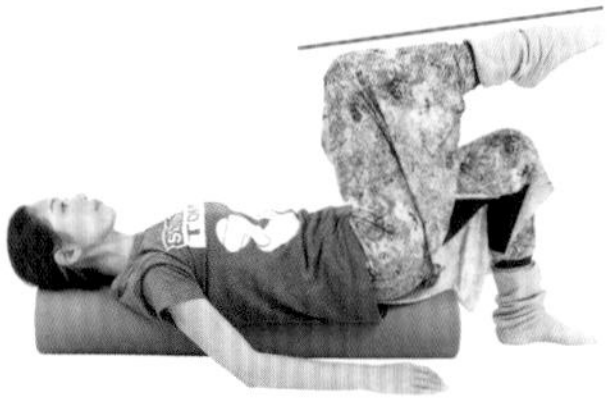

D 骨盤を平らにして右脚を上げる

骨盤を平らにします。おなかをへこませ息を吐きながら、左の足をグッと踏み込み、右脚をふわっと「テーブルトップポジション」(骨盤を平らにして、股関節の上にひざがきて、すねが床と平行か、かかとのほうがやや上がっている状態。以下テーブルトップと略) にします。

↕

息を吸いながら右脚を床に下ろします。反対も同様に行います。

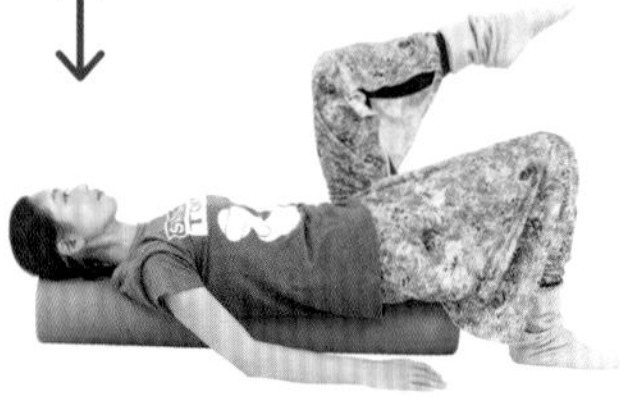

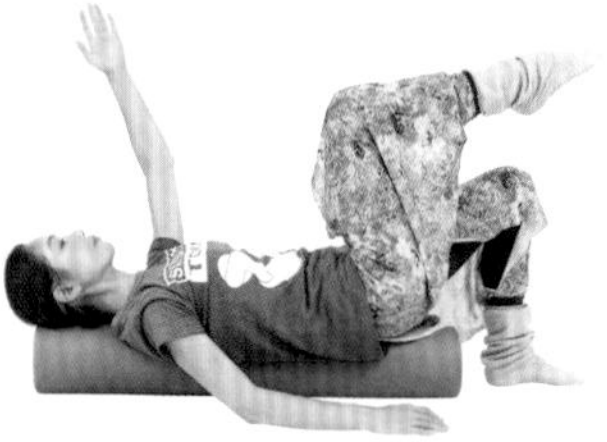

E 対角線上の手足を同時に動かす

息を吸って準備。息を吐きながら、右脚をテーブルトップ、左手を「前へならえ」へ上げていきます。吸いながら戻します。

↕

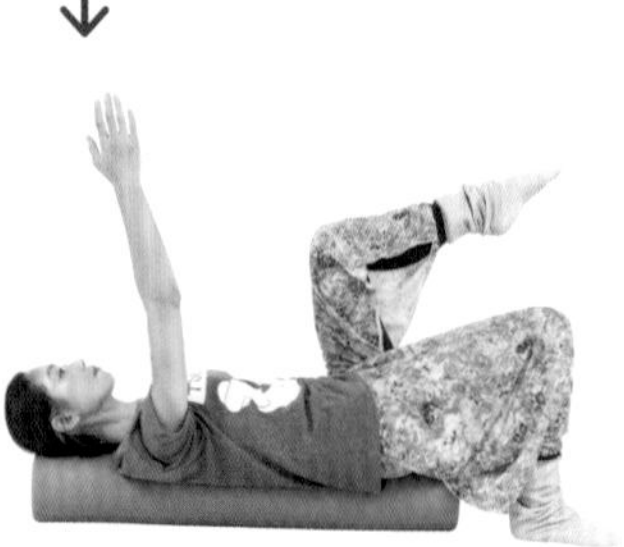

息を吐きながら、左脚をテーブルトップ、右腕を前へならえへ上げ、吸いながら戻します。指先はできるだけ長く、肩は上がらないようにします。腕や脚は羽のようにふわっと動かしましょう。

動画はここから

G チャレンジ

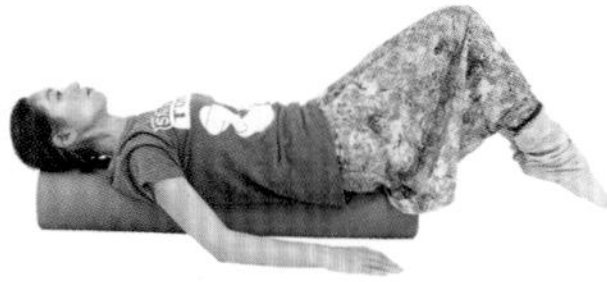

両脚を下ろす

息を吐きながら、両脚をそろえて一緒に床に下ろします。息を吸いながら上げます。腰が反らないように注意して少しずつ遠いところへと下ろします。
※足先は床に下ろさなくてOK。

F チャレンジ

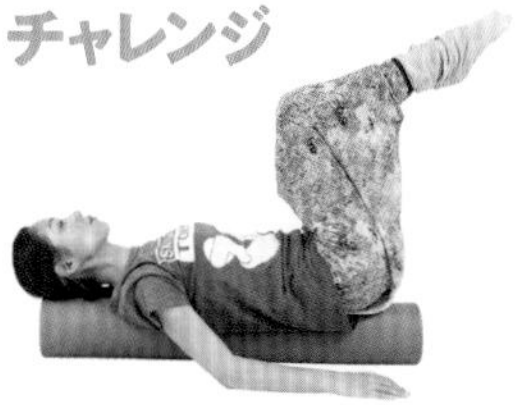

両脚をテーブルトップに

腰は丸めて骨盤をインプリント（124ページ参照）にします。息を吸って準備。吐きながら、右脚、左脚をそれぞれテーブルトップに上げます。ポールから落ちないように、おなかに意識を向けます。

H チャレンジ

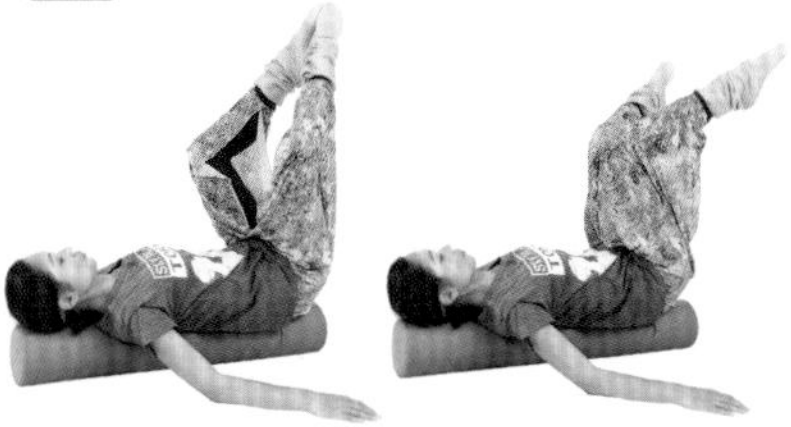

余裕のある方は、外股、内股で

両脚テーブルトップから、外股、内股で行い、股関節を動かしてみましょう。

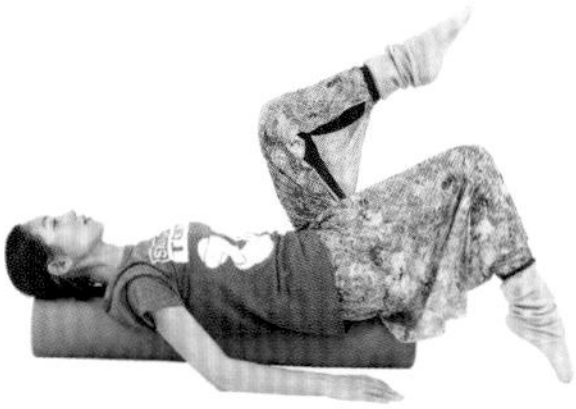

吐きながら、ゆっくり片脚を床に下ろしましょう。床にちょんとついたら、息を吸いながら上げて、ひざ同士をつけます。反対の脚も同様に。

ウエイトを持って強度を上げる

運動強度を高めたい方は、重さのあるものを持って行ってもいいでしょう。

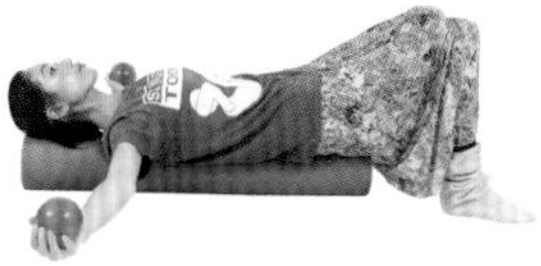

＼イメージ／

脚が羽のようにふわっと上がり、
腕もふわっと上がり、柔らかく下ろします

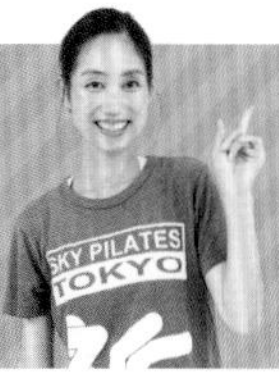

Column

ピラティスと呼吸

息を鼻から吸って、口から吐く

ピラティスではよく「鼻から吸って口から吐きましょう」と指示が出ます。息を吸うときも吐くときも鼻を使う呼吸を鼻呼吸といい、外気の加温加湿や異物除去の観点から本来は鼻呼吸が理想的です。ピラティスの創始者ジョセフ・ピラティス氏は呼吸に関して鼻か口かを限定していません。息をすべて吐き切ろうとすると吐く息の最後に腹筋に力が入りますが、鼻よりも口から息を吐くほうが腹圧をかけやすく、また息を吐くことを意識しやすいように思います。

呼吸をおろそかにしたり、呼吸を止めたりしない

ピラティスで一番避けたいことは、呼吸をおろそかにすることや、りきみすぎて呼吸を止めてしまうことです。呼吸を止めてしまうほどきついと感じるピラティスは負荷がかかりすぎです。解剖生理学的には鼻から吸って鼻から吐く鼻呼吸が正しいと知ったうえで、あまり神経質にならず、そのときの体に合った呼吸とともにピラティスを楽しみましょう。

胸式呼吸と腹式呼吸、それぞれを使い分ける

胸式呼吸と腹式呼吸はよく耳にする言葉です。ピラティスで推奨される胸式呼吸は、肋骨の間の肋間筋をより意識して肋骨を大きく広げる呼吸です。おなかを膨らませないので腹筋の緊張が抜けにくく体幹が安定し、安全かつ効果的にピラティスができます。対して腹式呼吸は、胸ではなくおなかを膨らませることを意識して息を吸います。リラックスに有効ですので、緊張や不安が強いときは腹式呼吸をするといいと思います。便秘改善にも効果があります。それぞれの呼吸の特徴を知って使い分けるといいでしょう。

（戸田貴子・内科医）

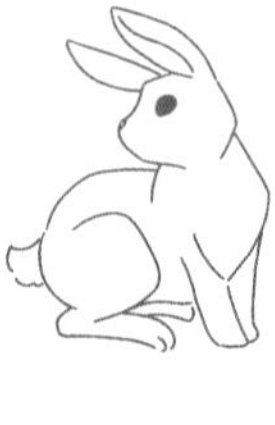

3章

快適な一日をすごす

朝のゆるピラ

眠っていた体を徐々に起こして、
一日を快適にすごすためのエクササイズ集です。
布団の中でもできるものから、肩・股関節・背骨をたくさん動かすものまで、
その日の体調をチェックしながら、体を気持ちよく目覚めさせましょう。

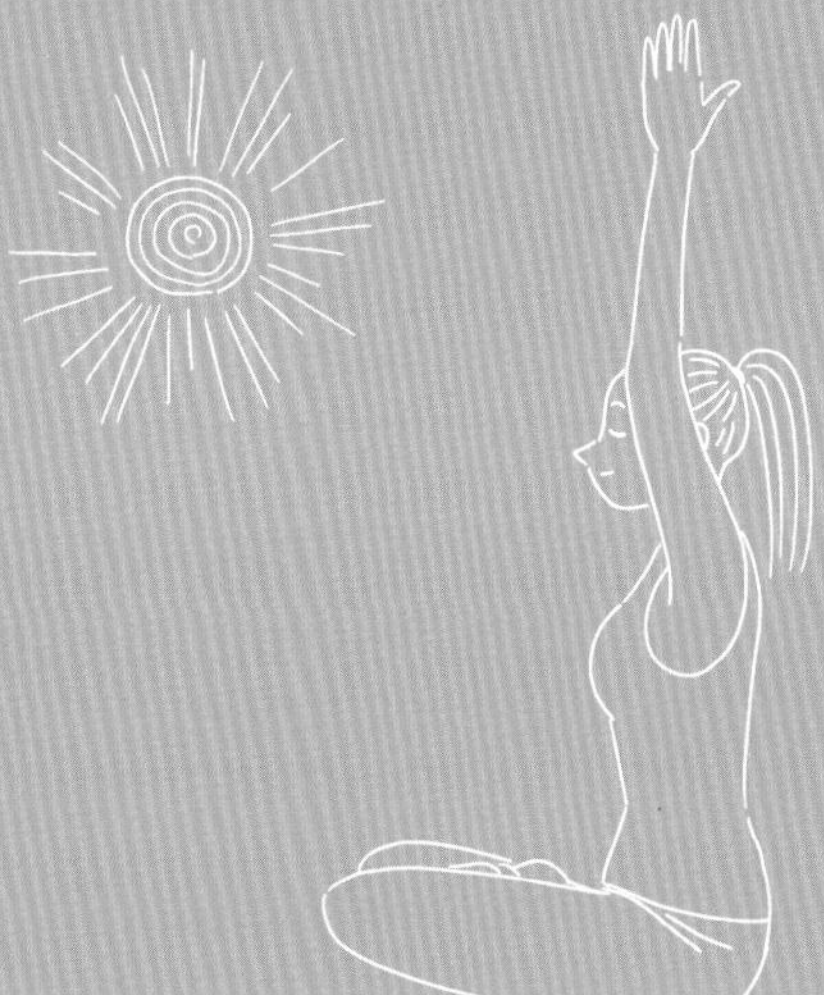

ゆるさ ★★★

目的・効果 全身の緊張をやわらげる

おしりフリフリ

うつ伏せでおしりを左右にフリフリする布団の上でできる、簡単なエクササイズです。背中や脚周りの緊張が、少しずつほぐれていきます。毎朝、起床時の習慣にしましょう。

動画は
ここから

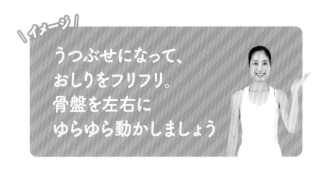

＼イメージ／

うつぶせになって、
おしりをフリフリ。
骨盤を左右に
ゆらゆら動かしましょう

**起床時に布団の中で
体調チェック&準備運動**

朝、布団から起き上がる前に、布団の中でご自分のその日の体調を確かめましょう。

布団の上（あるいは中で）でできる簡単な方法を紹介します。

- 仰向けで、足をパタパタ動かす。
- 足のかかとを左右交互にゆっくり押し出す。
- 仰向けでひざを立て、ゆっくり左右に倒す。
- 仰向けで、おしりのしっぽ（尾てい骨）を巻き上げるように少し動かし（インプリント※124ページ参照）、元に戻す。

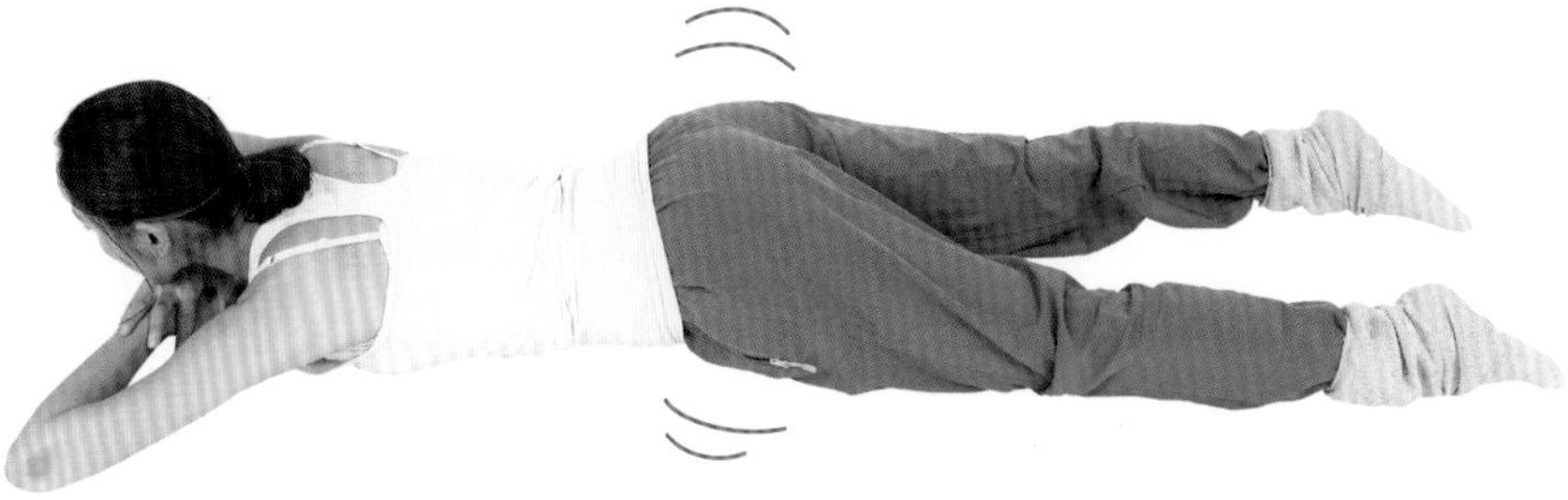

1 うつ伏せになっておしりをフリフリ

布団の上などにうつぶせになります。そのままの姿勢で、骨盤を左右にゆらゆらと揺らしていきましょう。それにつられて脚も腰周りも動いていきます。自然な呼吸で行いましょう。

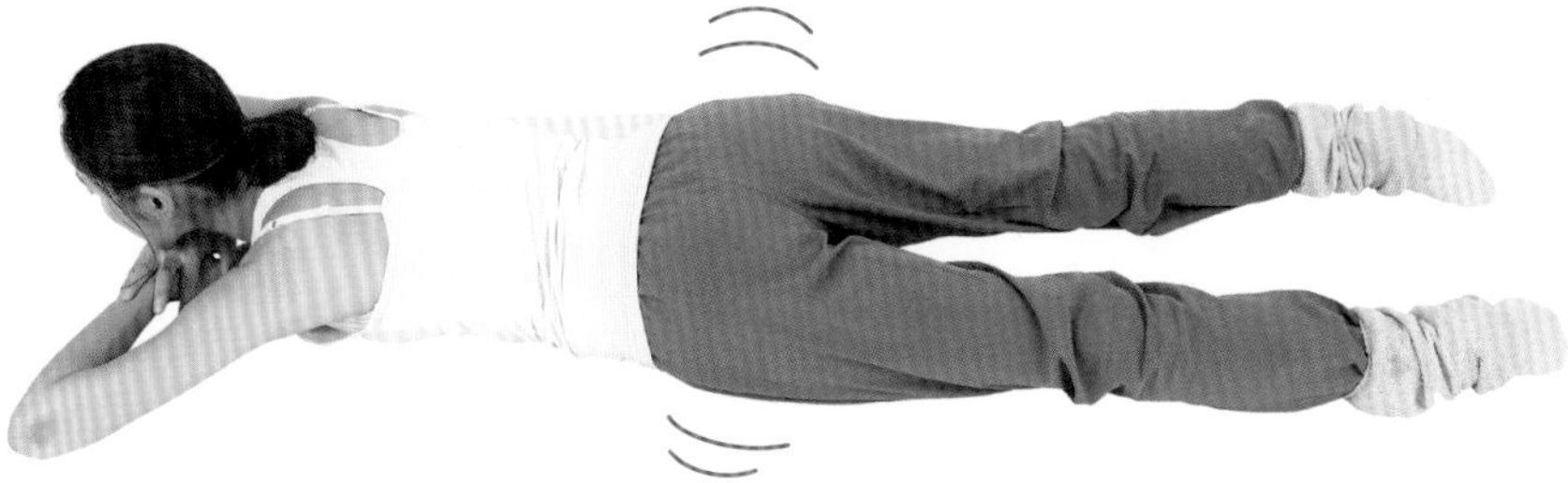

2 背中や脚周りの緊張が少しずつほぐれる

上半身、背中の下のほうも、左右にゆらゆらと揺らすと、背中や脚周りの緊張が少しずつほぐれていきます。

猫のように伸びるストレッチ

ゆるさ ★★★

目的・効果 姿勢改善

手とひざをついた姿勢から、おしりを引いて、猫のようなポーズでわきをストレッチ。次に、手のひらを上向きにしておしりを引き、ひじを曲げて両肩をタッチしましょう。

動画はここから

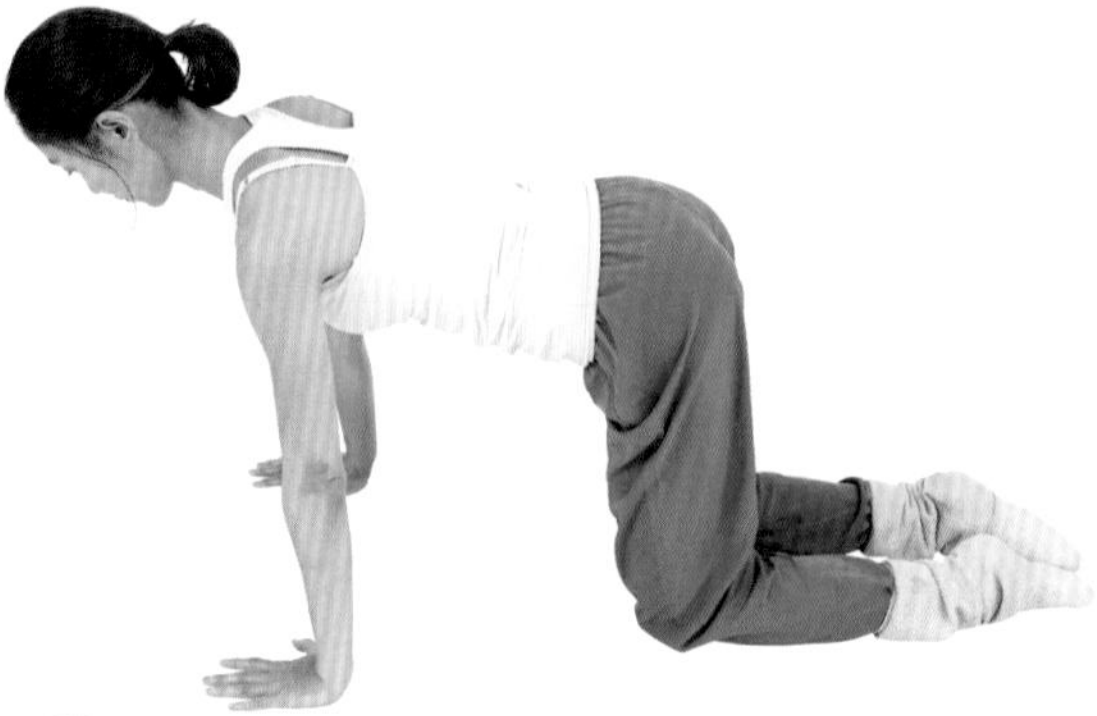

1

スタートの姿勢

手とひざをついた姿勢からスタートします。ここで息を吸います。

↕

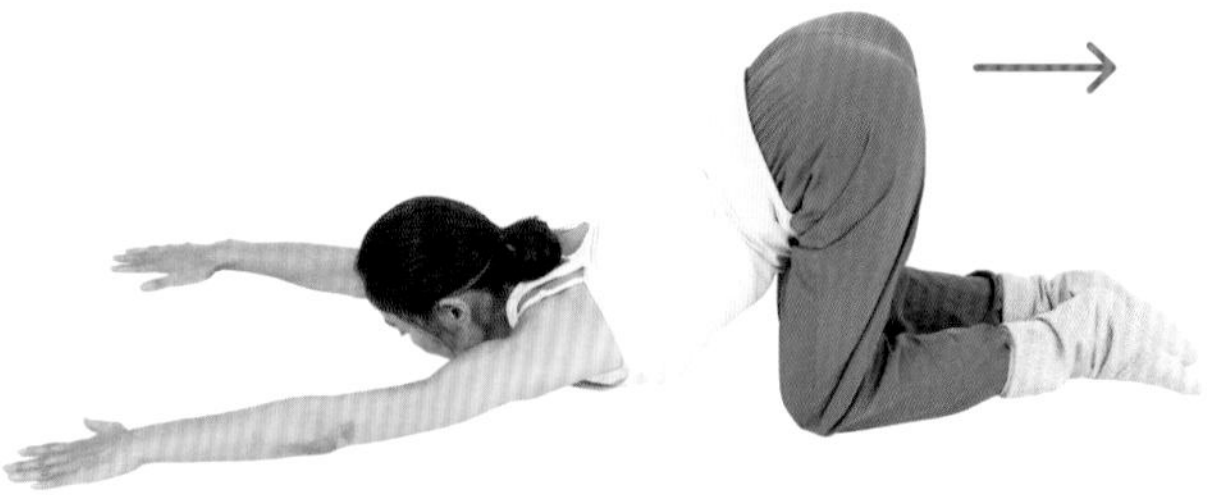

2

おしりを引いてわきを伸ばす

息を吐きながら、おしりを引いて、わきを伸ばしましょう。ひじは、肩からできるだけ遠く前方の床に置きます。

3

手のひらを上向きにしておしりを引く

今度は手のひらを上向きにします。ひじの位置を固定したまま、息を吐きながらおしりを後ろに引きましょう。

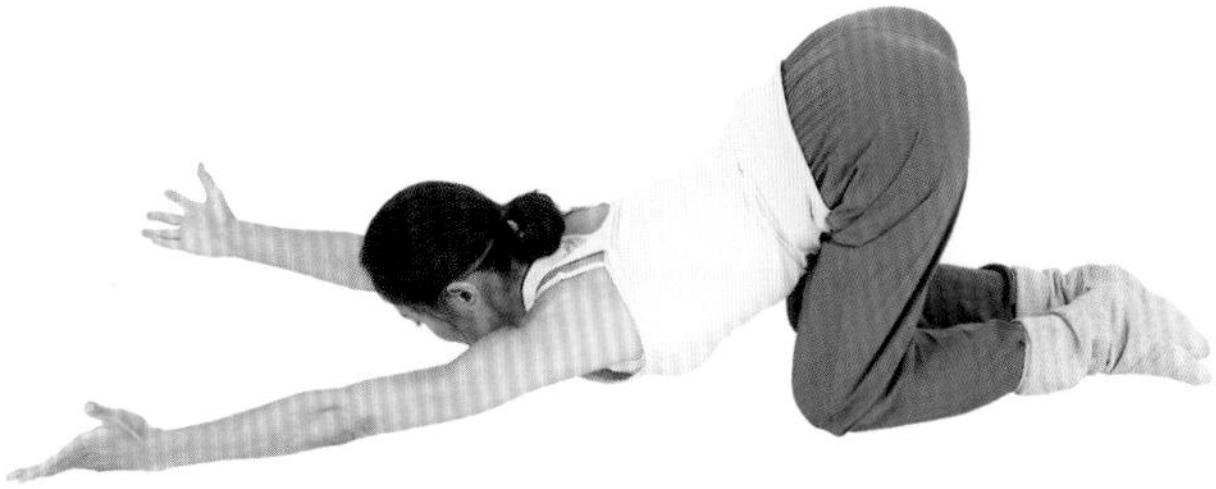

4

両方の肩の後ろをタッチ

息を吐きながらひじを曲げて、両方の肩の後ろをタッチします。わきの下の部分を、気持ちよく伸ばしましょう。

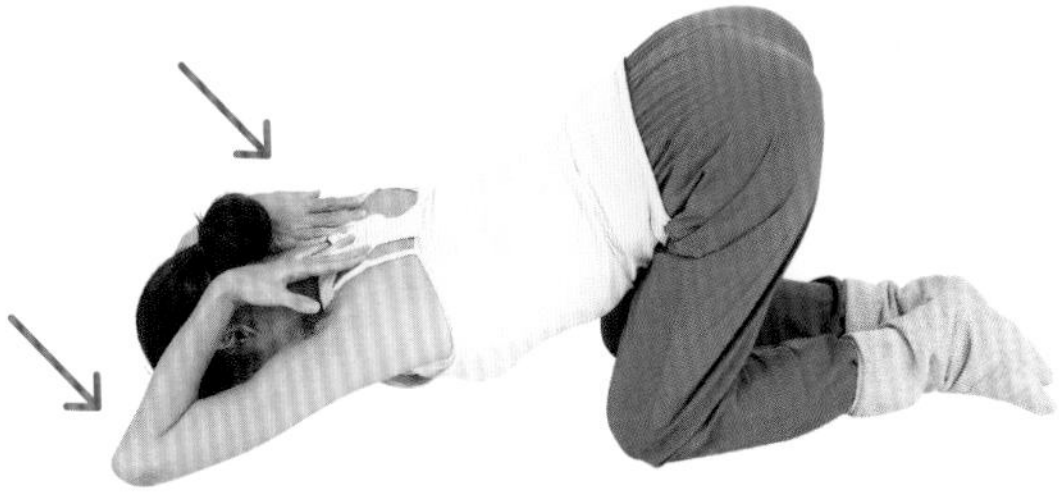

猫のようなポーズでわきを伸ばす

例えるなら、猫が気持ちよく伸びをしているようなポーズです。

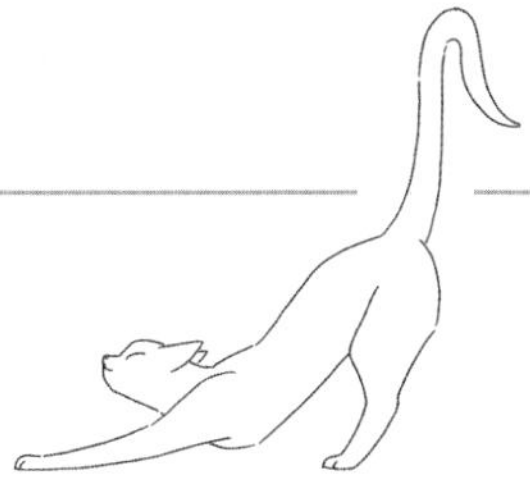

＼イメージ／

猫が気持ちよく伸びをしているように

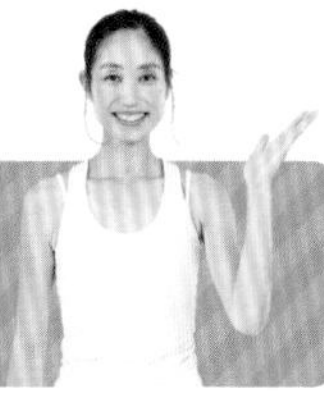

ゆるさ ★★★

目的・効果 肩こりの予防・改善

肩回し（ぐるぐる回し編）

片方の指先を肩につけて、ひじの先で円を描くように、ゆっくり大きく肩を回します。反対側の肩は力を入れずにリラックスさせます。片側ずつゆっくり行いましょう。

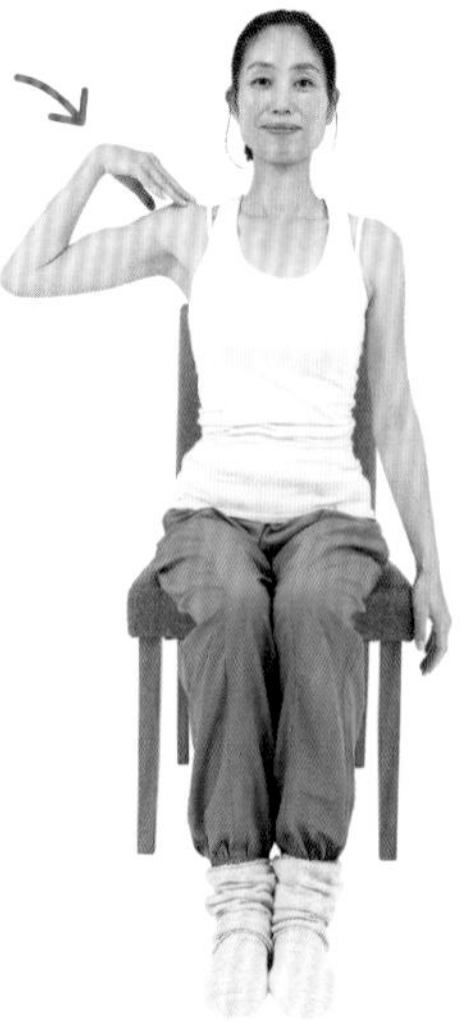

1 指先を肩につける

イスに座り、片方の手の指先を同側の肩につけます。自然な呼吸で行います。

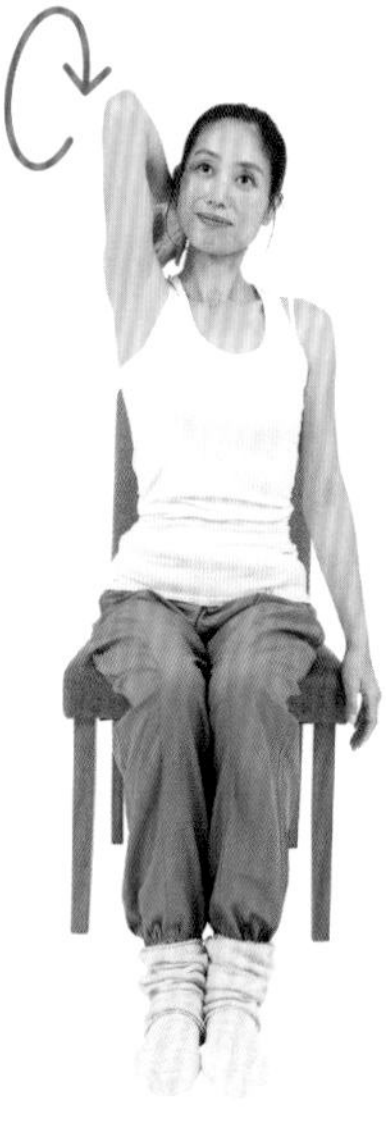

2 ひじの先で大きく円を描くように

ひじの先で円を描くように、ゆっくり大きく肩を回します。体の横に画用紙があるとしたら、そこにひじで大きく円を描くつもりで。肩を回すたびに大きな円になっていくイメージで行いましょう。

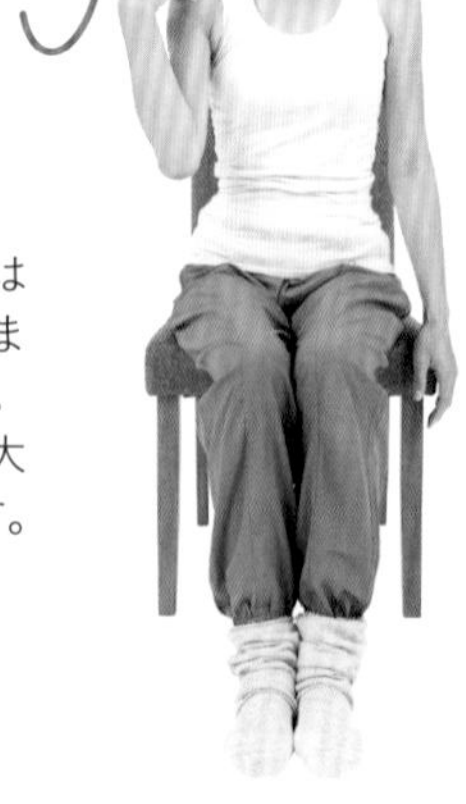

3 反対回し

動かしていない反対側の肩には力を入れずにリラックスさせます。反対側も同様に行います。ゆっくりと大きく動かすことが大切で、速く動かすのは逆効果です。

動画は
ここから

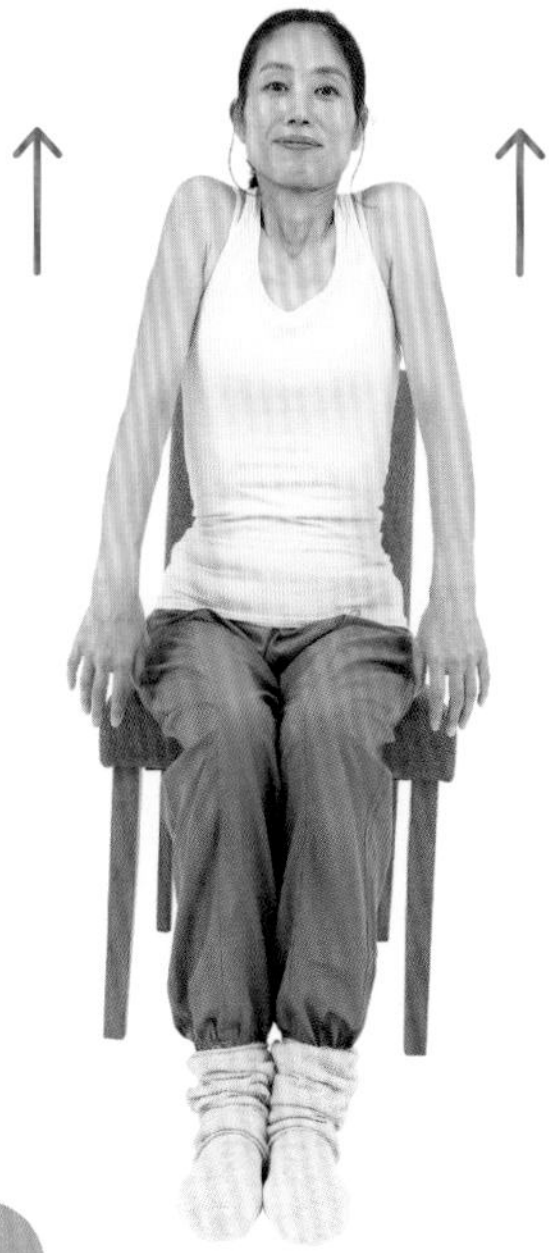

4

息を吸いながら上げる

両方の肩を、耳に近づけるように上げます。

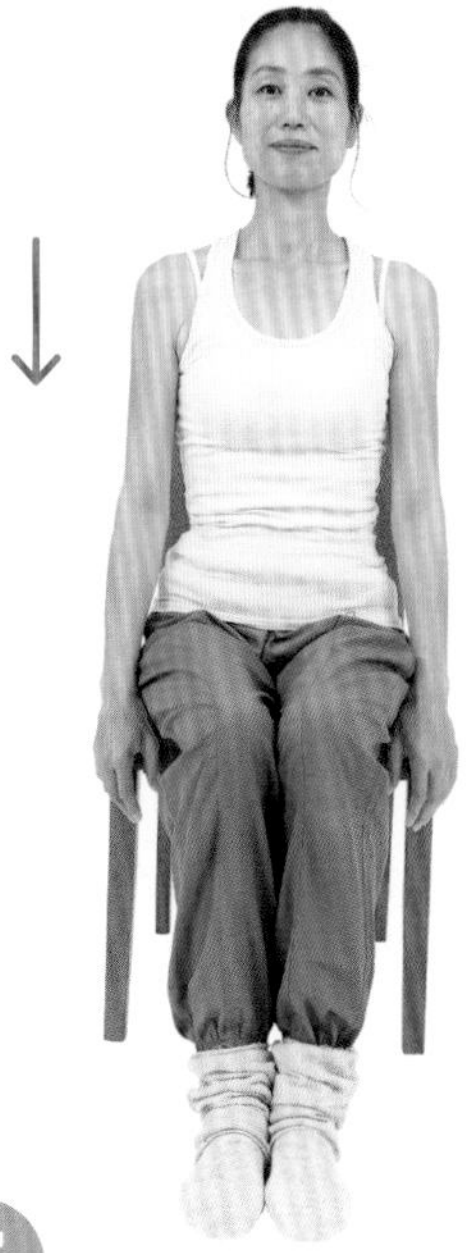

5

吐きながらストンと落とす

吐きながらストンと落とします。これを数回くり返します。肩のあたりが軽くなったでしょうか？

＼イメージ／

体の横の画用紙に
ひじで大きく円を描くように

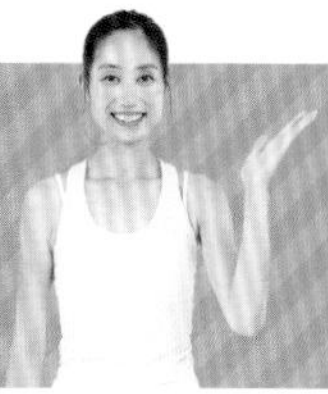

肩回し（合掌編）

ゆるさ ★★★

目的・効果 肩こりの予防・改善

ひじとひじをつけたまま、上げられるところまで上げていきます。合掌した手を天井へと突き上げ、頂上で手のひらを返し、白鳥が羽ばたくように手を下ろしていきます。

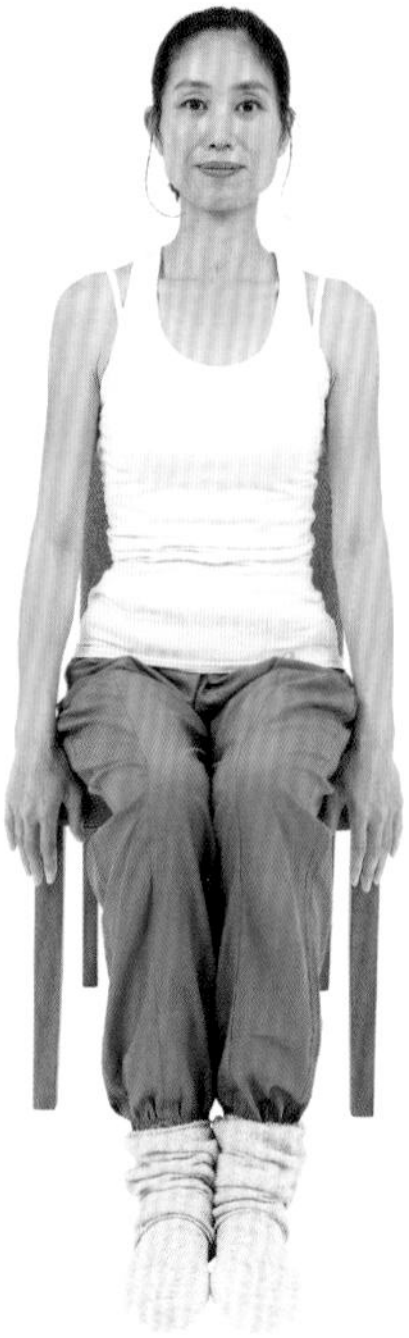

1 姿勢をまっすぐにする

腰が反ったり、丸まったりしないように注意して、骨盤を立て、姿勢をまっすぐにします。イスに座っても、床であぐらや正座でもできます。

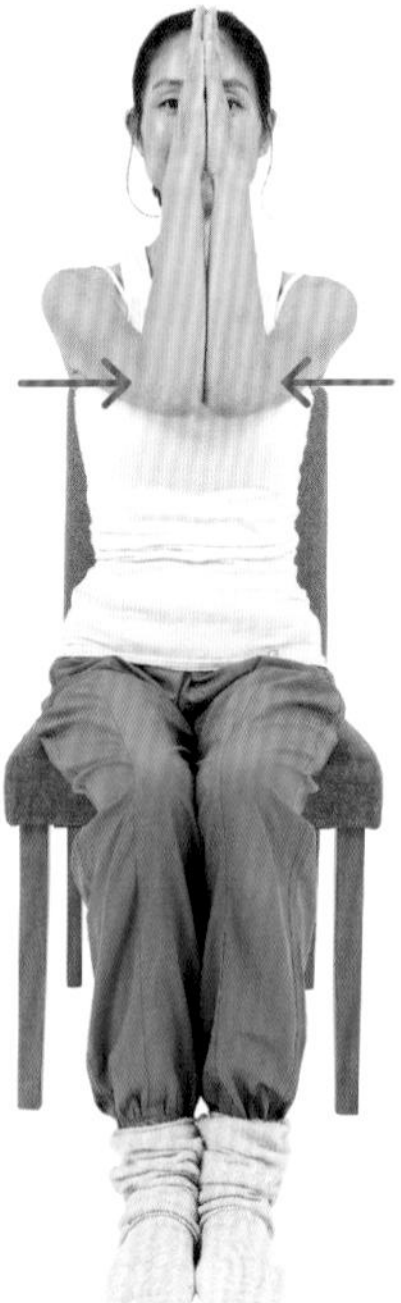

2 合掌してひじ同士をつけたまま腕を上げる

合掌して腕を上げていったときに、腰が反らないように注意しましょう。腰はまっすぐキープします。

動画はここから

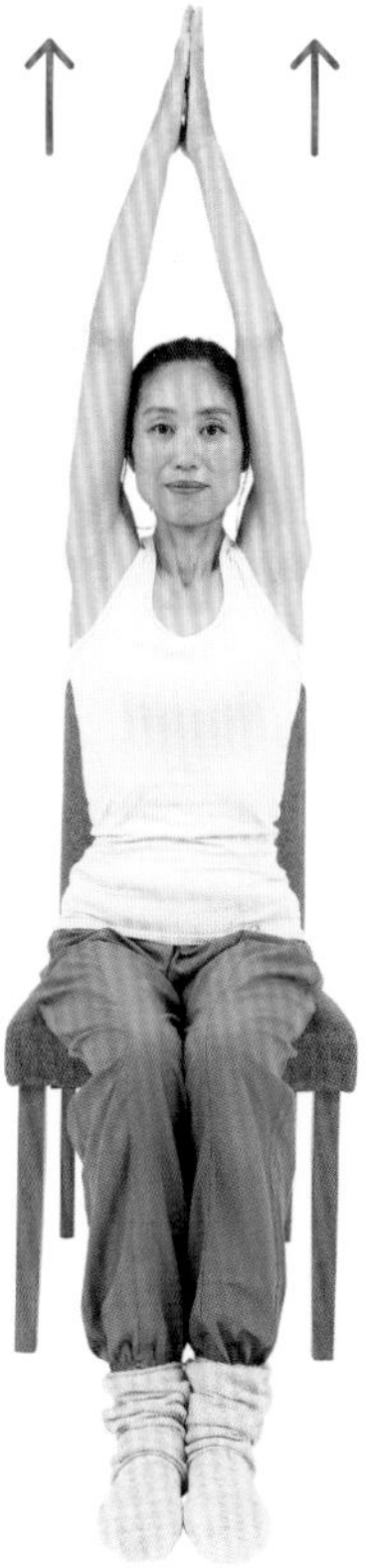

③ 合掌した手を天井に突き上げる

可能な限りひじ同士をつけたまま、腕を天井までもち上げます。

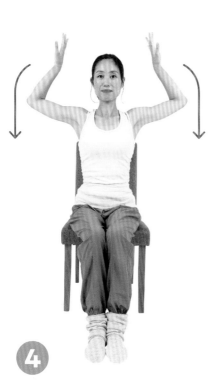

④ 白鳥が羽ばたくように手を下ろす

ひじを少し後ろに引きながら、白鳥が羽ばたくように、手を下ろします。ひじを体の後方へ引き、肩甲骨を寄せます。肩甲骨同士で鉛筆を挟むようにしながら、手を下ろします。

＼イメージ／

白鳥が羽ばたくように手を下ろしましょう

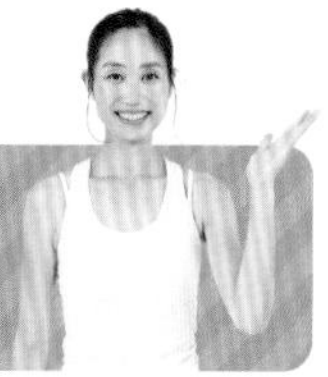

肩回し（合掌編・起きやすいまちがい）

合掌して肩回しを行うとき、起きやすいまちがいがあります。
それは腰を反らせることと猫背になることです。

腰を反らせてしまう

ひじ同士を長くつけておこうとしすぎると、起きやすいまちがいです。

腕を上げたとき

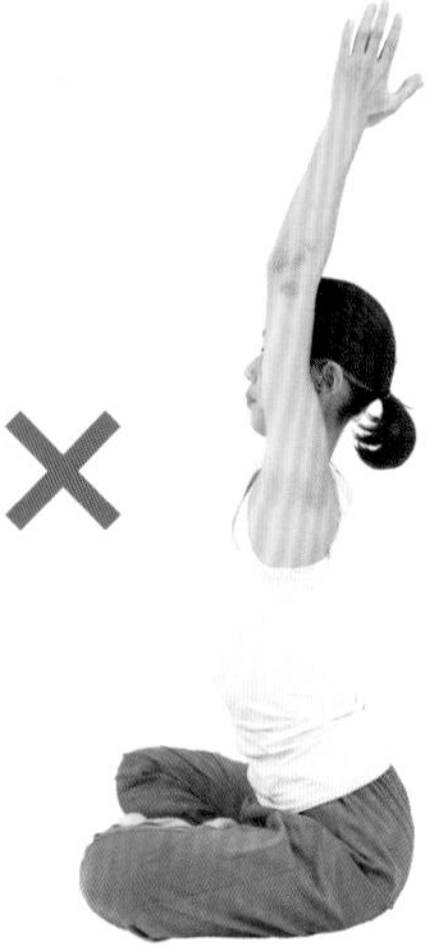

骨盤と胸部と頭が、一直線の位置からずれています。

ひじ同士をつけたとき

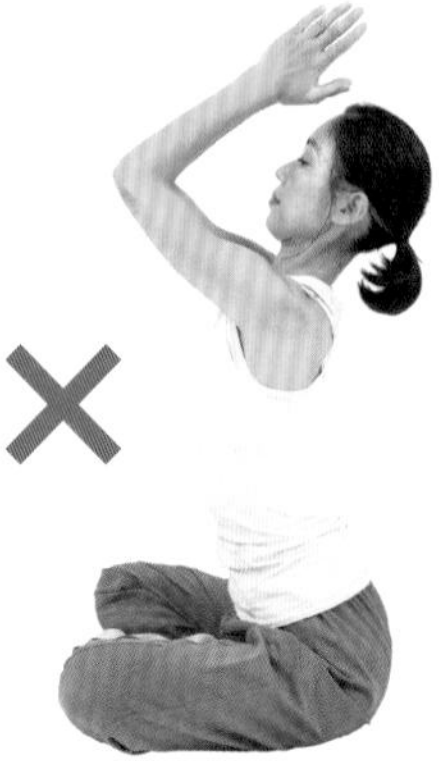

腕を下ろすとき

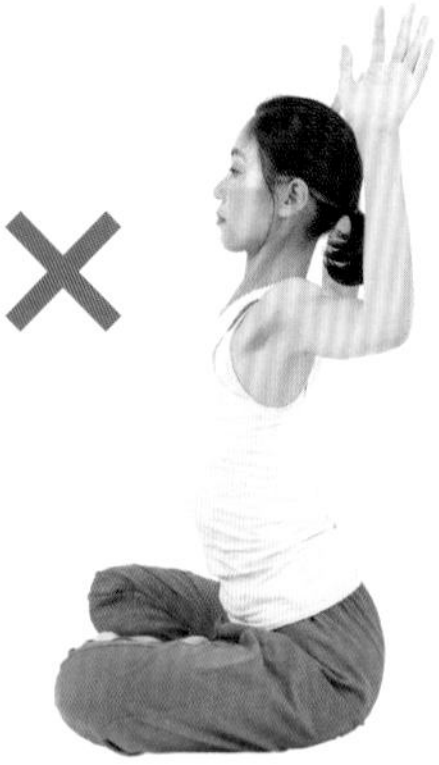

背骨が反っています。

イメージ

肩甲骨を全方向に動かしましょう

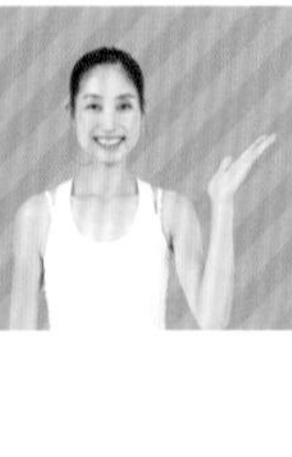

動画はここから

合掌して行う肩回しの正しい姿勢

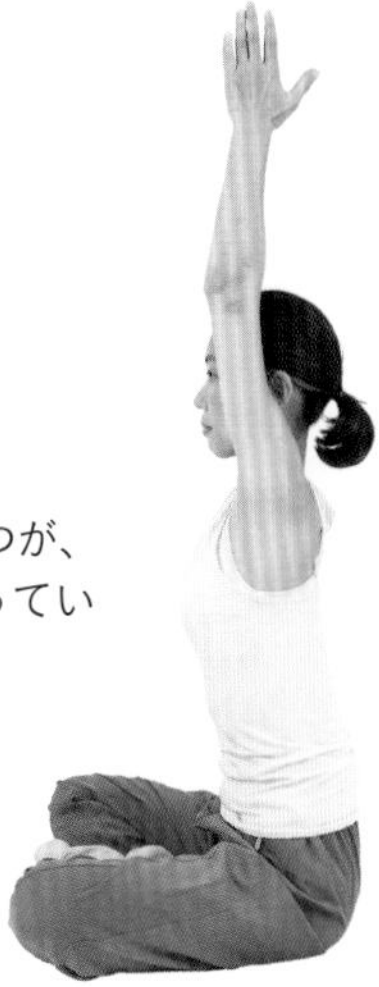

○

骨盤・胸部・頭の3つが、一直線に積み重なっています。

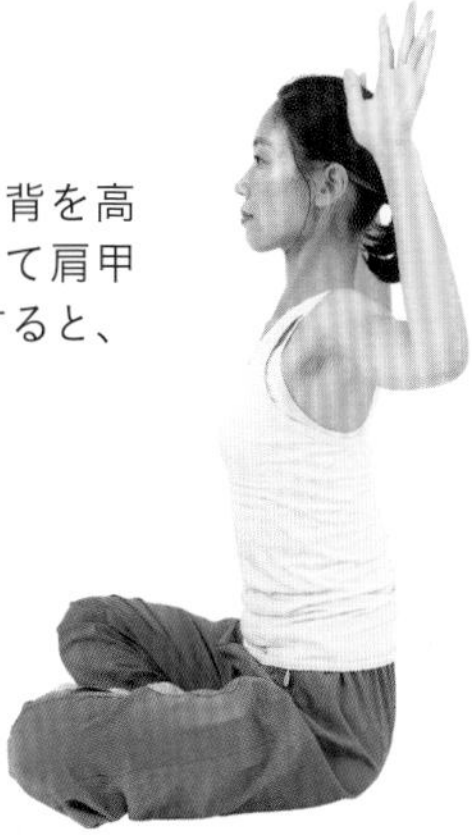

○

まっすぐの姿勢、背を高く保つこと、そして肩甲骨の動きを意識すると、上手にできます。

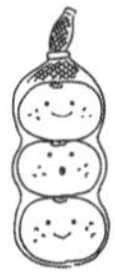

網に入った三連みかんのように

網に入った三連みかんのように、骨盤・胸部・頭の3つが積み重なるようにすると、体に負担がかかりにくくなります。

猫背で肩が上がっている

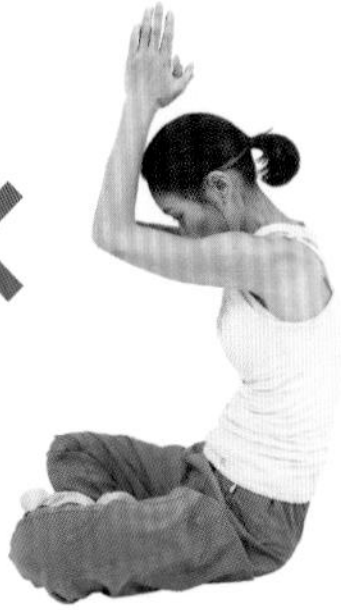

×

合掌からの肩回しの際、猫背になってしまうのも、起きやすいまちがいです。

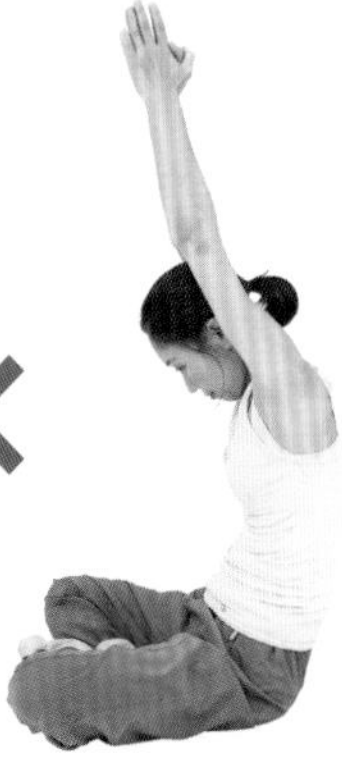

×

肩が上がってしまっています。

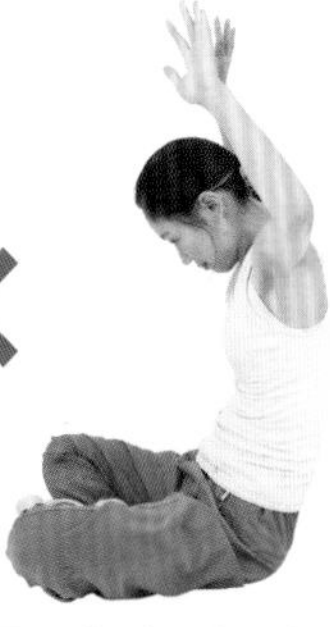

×

肩甲骨同士があまり寄りません。

ゆるさ ★★★

目的・効果 巻き肩の改善

肩回し（棒編）

棒を使って胸を開いていくエクササイズです。日常生活では二の腕が内側に巻きやすく肩が丸まり呼吸が浅くなりがちです。巻き肩を改善するのが狙いです。

1

1mほどの長さの棒を用意

二の腕に近いひじの上部に、写真のように棒を配置します。自然な呼吸で行います。

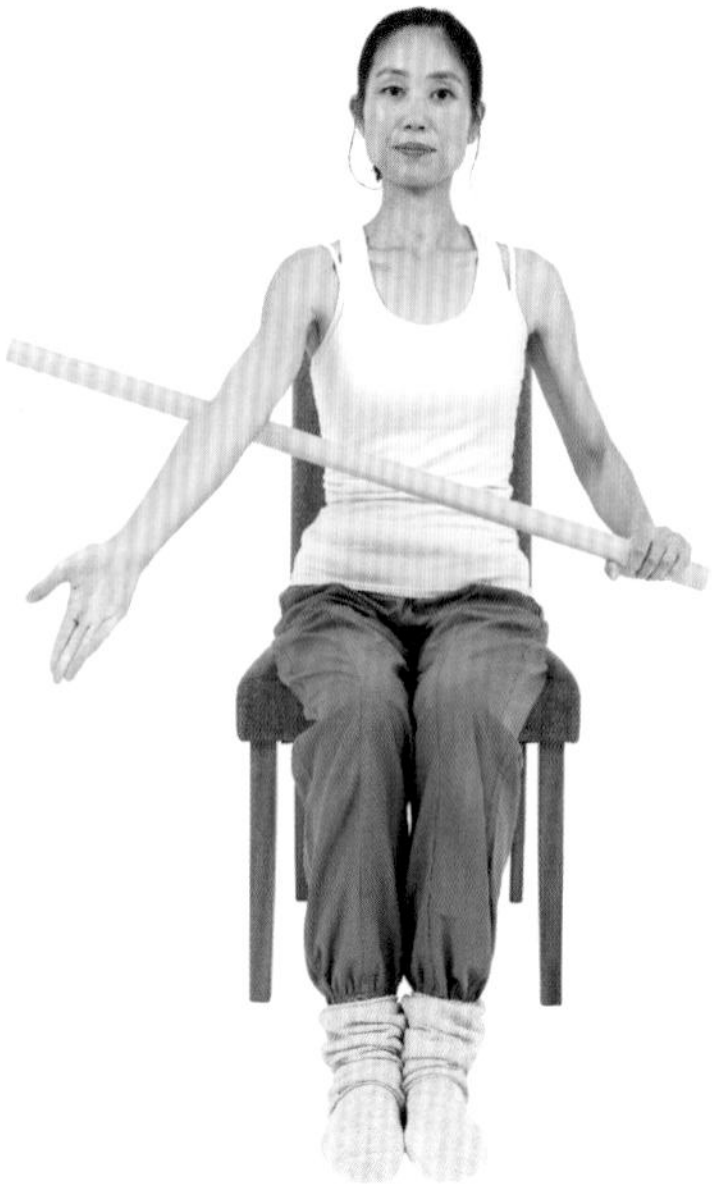

背中の後ろのこのあたりが痛むのなら正しい動きです

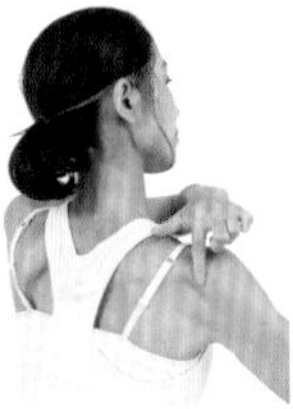

肩関節の周りには、肩甲骨を安定させるための小さな筋肉がついています。その筋肉の一部を刺激するのがこのエクササイズの狙いです。背中の後ろの、肩甲骨の横のあたり（写真で指差している部位）が痛かったら正しい動きです。違うところが痛いときは、ひじの位置をずらしながら行いましょう。

＼イメージ／

日常生活の中で内巻きになりがちな二の腕を外巻きに

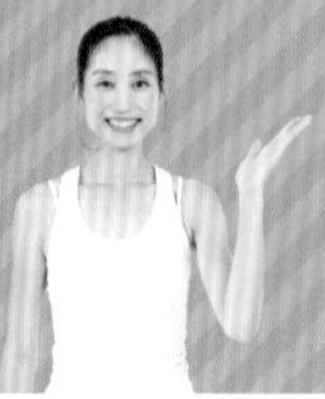

動画はここから

横から見ると

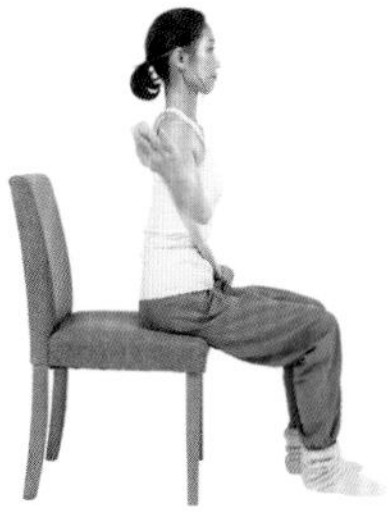

ひじはわき腹の近くに

ひじは、体の前方ではなく、わき腹の近くにくるようにしましょう。

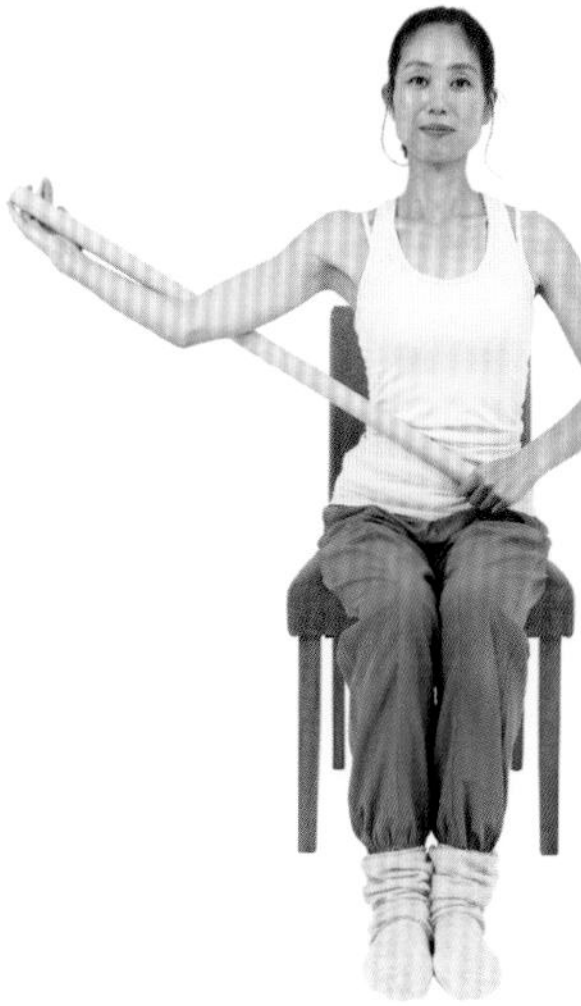

❷ ひじを曲げて棒をつかむ

ひじを曲げ、棒を外側からつかみます。胸が開いていくのがわかるでしょうか。

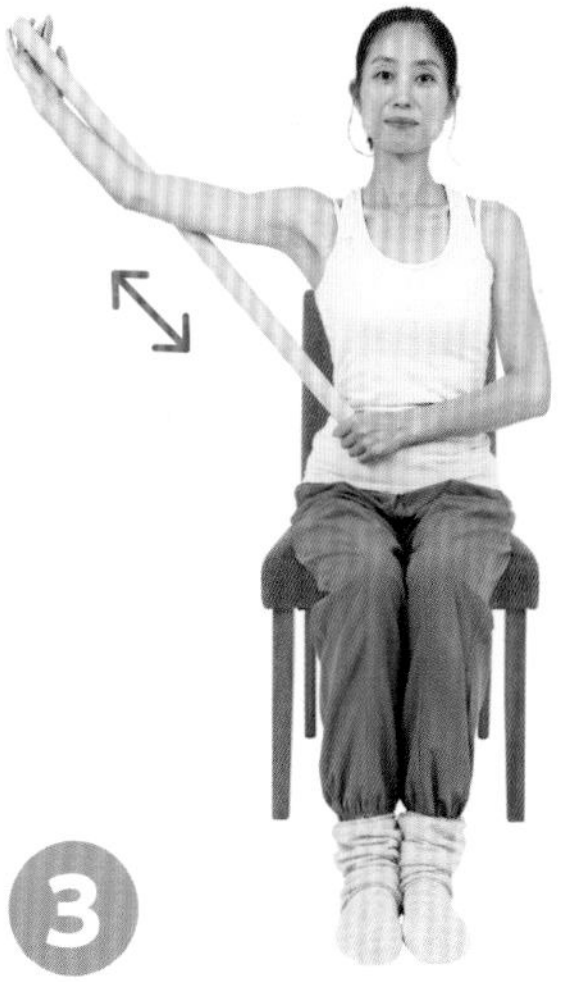

❸ 斜め45度の方向に押したり引いたりする

❷の体勢から、斜め45度の方向に棒を押したり引いたりくり返します。

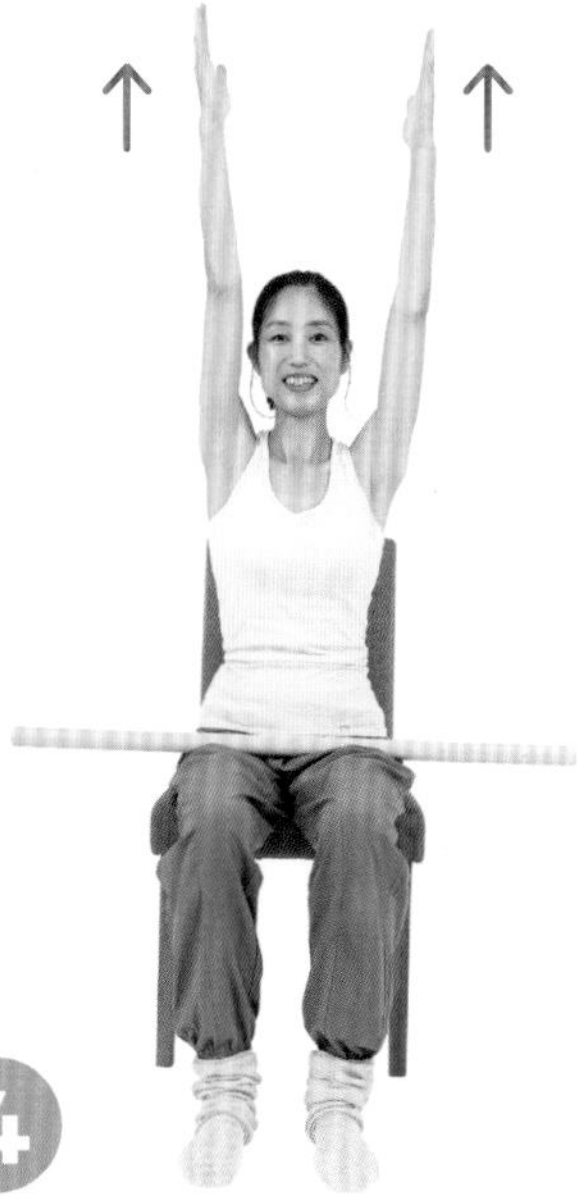

❹ バンザイして腕の上げやすさを確認

痛みよりも気持ちよさが上回ってきたらバンザイします。腕の上げやすさが変わっていることが実感できるはずです。

ゆるさ ★★★

目的・効果 背骨の柔軟性を保つ、体幹のトレーニング

背骨の柔軟性を保つ運動

背骨の柔軟性を保つことは大切です。バンド（ラバー製のバンド。以下、バンドと略）を使って背骨を1個ずつ動かしましょう。

動画はここから

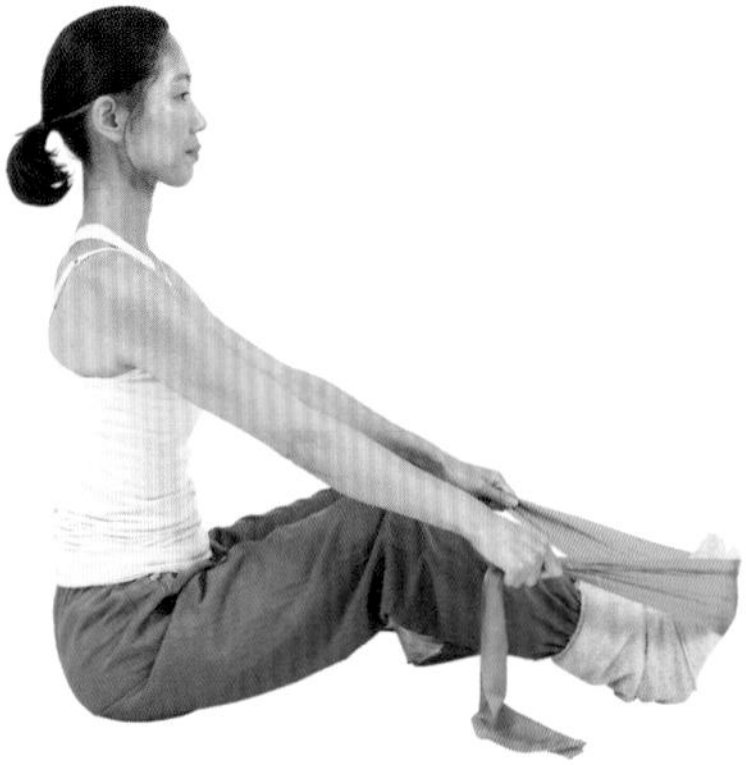

1 足の裏にバンドを巻く

背骨をまっすぐに立てます。息を吸って準備。この体勢から、ゆっくりと腰を丸めていきながら、仰向けに寝ていきます。

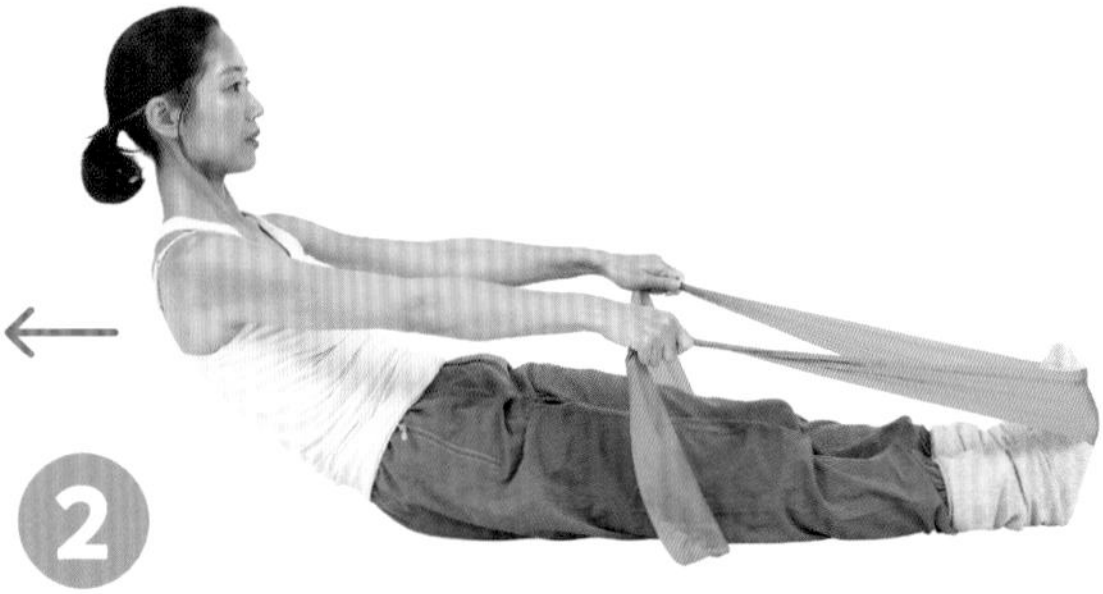

2 背骨をゆっくり1つずつマットに下ろす

息を吐きながらひざを伸ばして、骨盤を後ろにコロンと転がして、背骨をゆっくり1個ずつマットに下ろします。

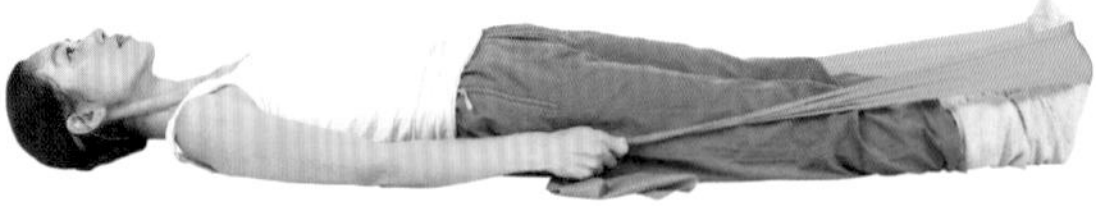

3 仰向けに寝る

鎖骨を横に開いて、首を長くしましょう。息を吸って準備。

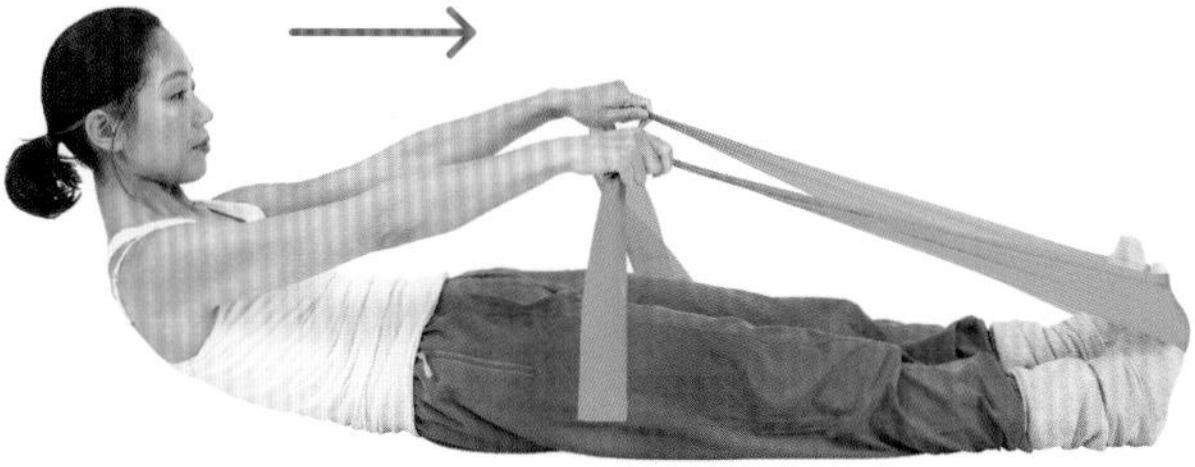

4 ロールケーキを巻くように頭から巻き上げていく

息を吐きながら、少しバンドを持ち上げるようにして背中を丸めましょう。

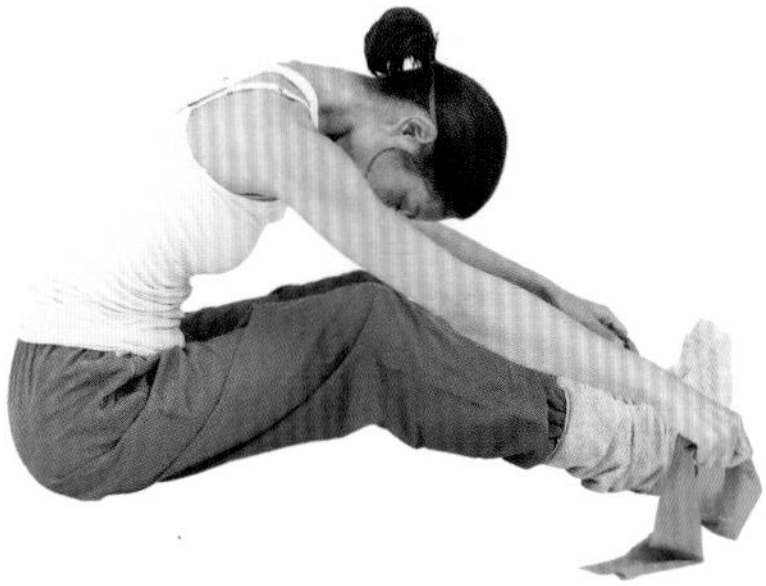

5 ひざを曲げてひざの上に覆いかぶさる

ひざの上に覆いかぶさったら、息を吸い、吐きながらゆっくりと、背骨をまっすぐに積み上げましょう。

1粒1粒の真珠を遠くの床に置いていくように

息を吸って肺の風船を膨らませます。息を吐きながら、背骨を1個ずつゆっくりとマットに下ろしていきます。背骨が真珠のネックレスだとすると、真珠を1粒下ろしたら、次の1粒を遠くに置き、その次の1粒をさらに遠くに置いて……と、少しずつ、背骨を遠くに下ろしていくようにします。真珠ではなく、ジェリービーンズをイメージしてもいいですよ！　背骨を1個ずつていねいに動かしていきましょう。

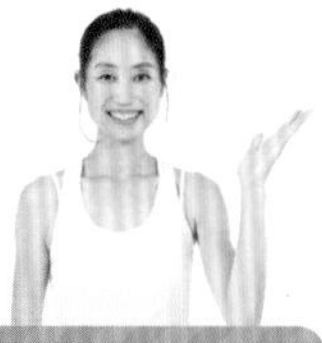

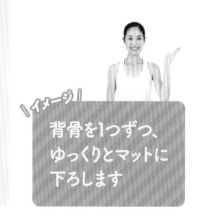

＼イメージ／

背骨を1つずつ、ゆっくりとマットに下ろします

ゆるさ ★★★

目的・効果 肩こり予防・改善

肩甲骨を動かそう

イスや床に座ったままでできる肩甲骨を動かす運動を2つ紹介します。
肩甲骨を上下・左右にしっかりと動かして、快適な一日をスタートさせましょう。

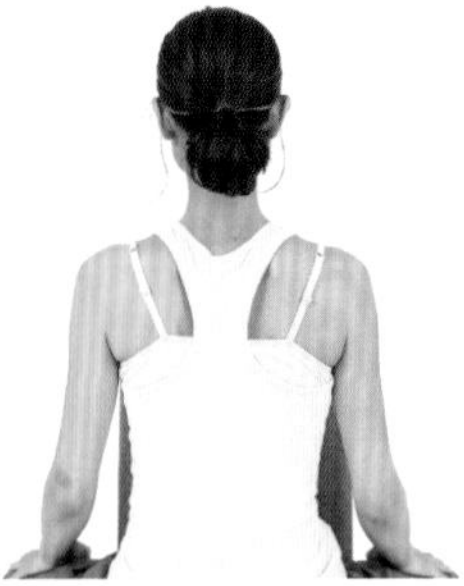

A

スタートの姿勢

イスに座ります。床に座ってもできます。

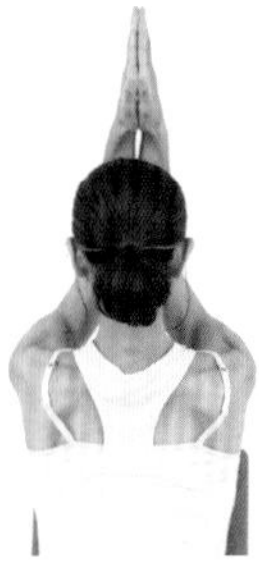

合掌し、できるだけひじを合わせたまま、腕を天井の方向へ上げます。

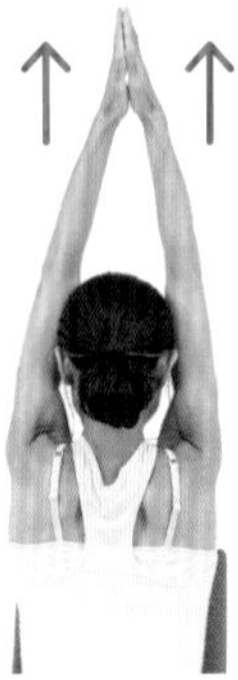

合掌した手を天井へ突き上げます。

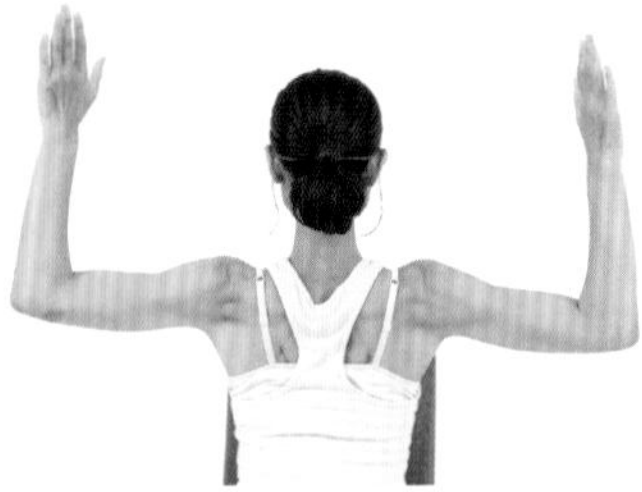

頂上で手のひらを外側へ向け、肩甲骨同士を寄せながら下ろします。

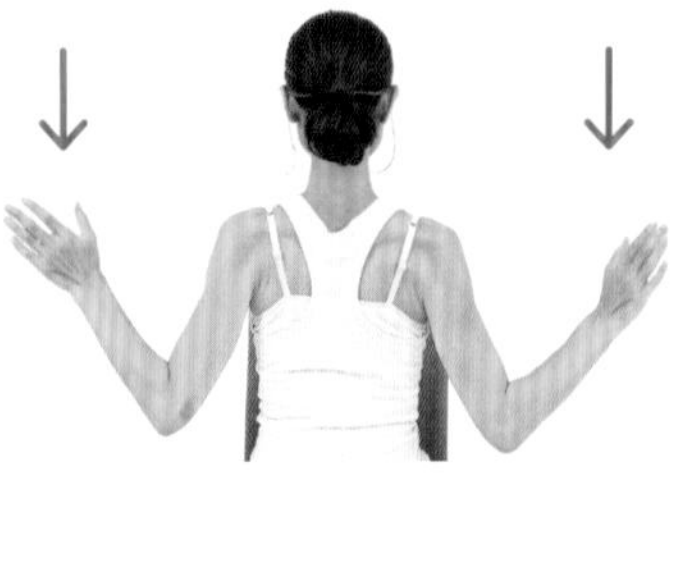

白鳥が羽ばたくようにWの字のようなところを経て手を下ろしていきましょう。

動画は
ここから

B
両手にバンドを持ってバンザイ

両手でバンドを持って、肩幅より広めにバンザイします。

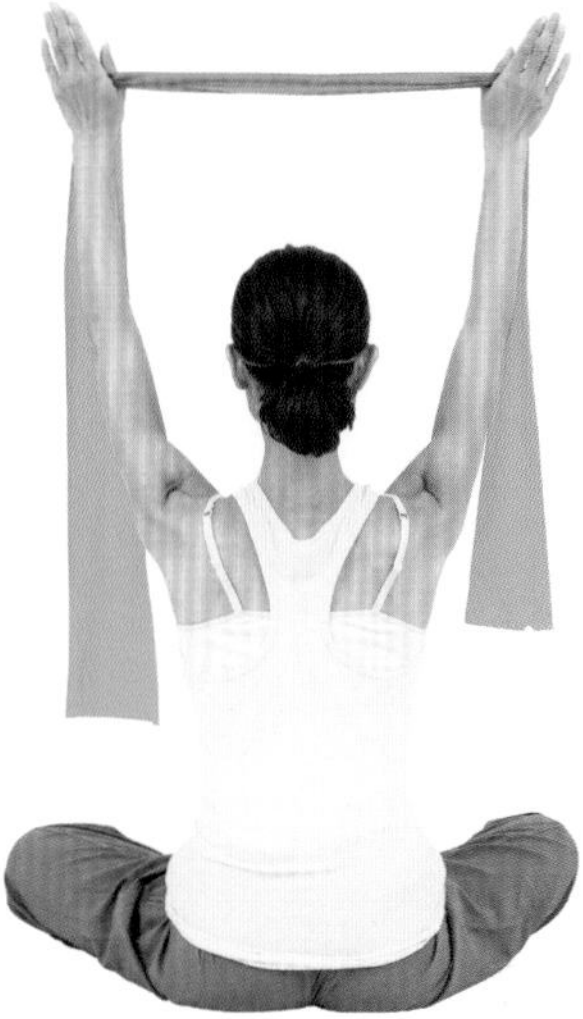

バンドを引っ張り、背中のほうへ下ろします。

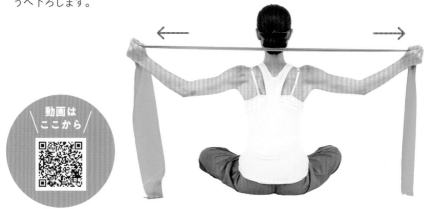

動画は
ここから

イメージ

肩甲骨を全方向に動かして、体を温めましょう

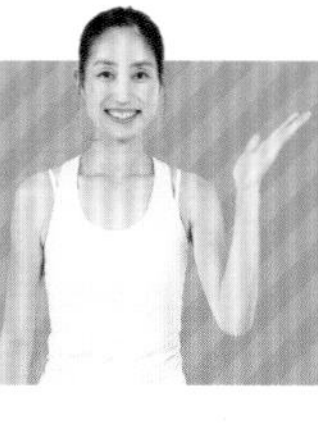

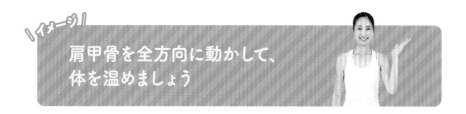

ゆるさ ★★★

目的・効果 転倒予防

足首と足ゆびのエクササイズ

簡単にできる足首や足ゆびの運動です。
転倒予防につながるエクササイズを、毎朝の習慣にしてみませんか？

動画は
ここから

1 バンドを使った足首の運動

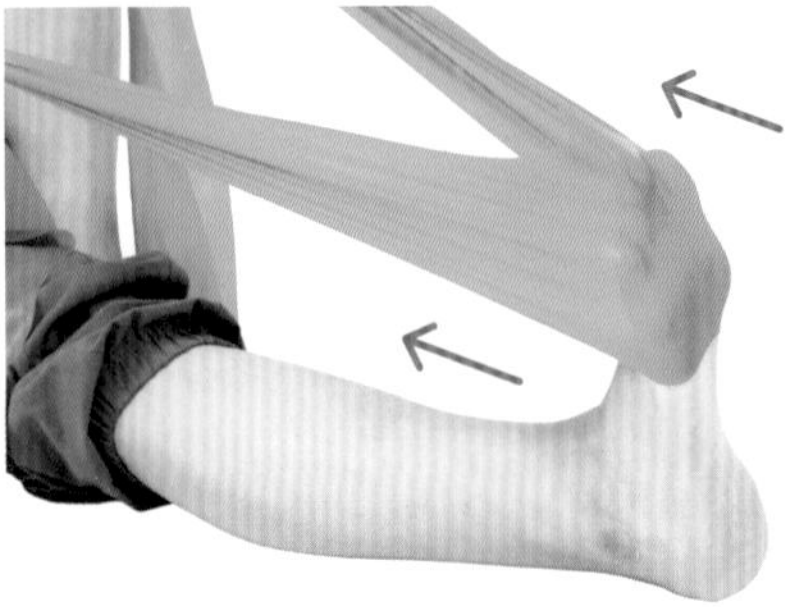

足先にバンドをかけ、両手でバンドを引いて、適度な抵抗を加えます。自然な呼吸で行ってください。

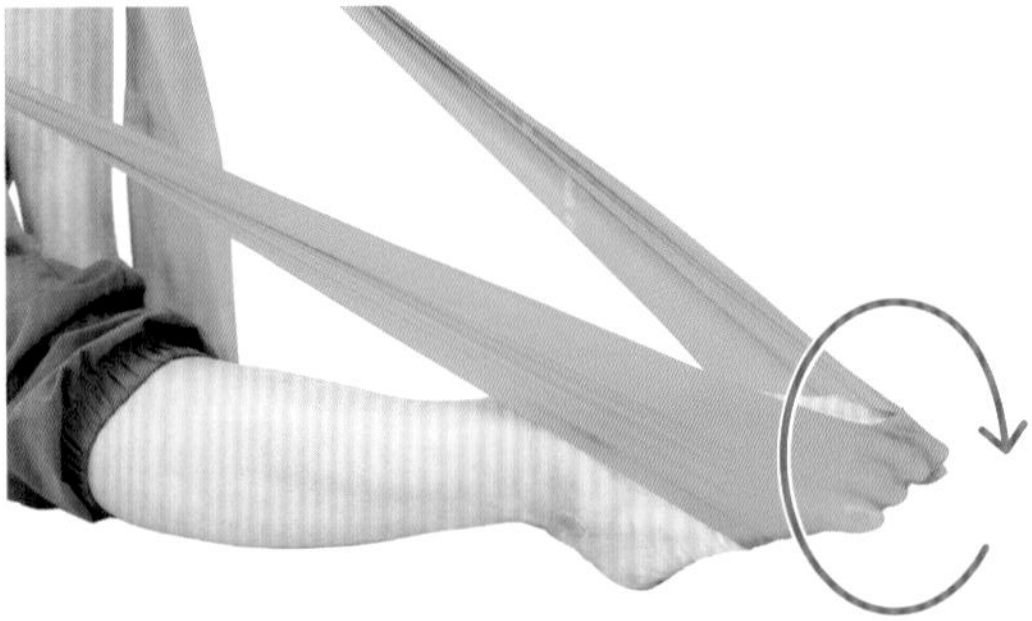

適度な抵抗を加えながら足首を回します。足首を全方向へ動かしましょう。

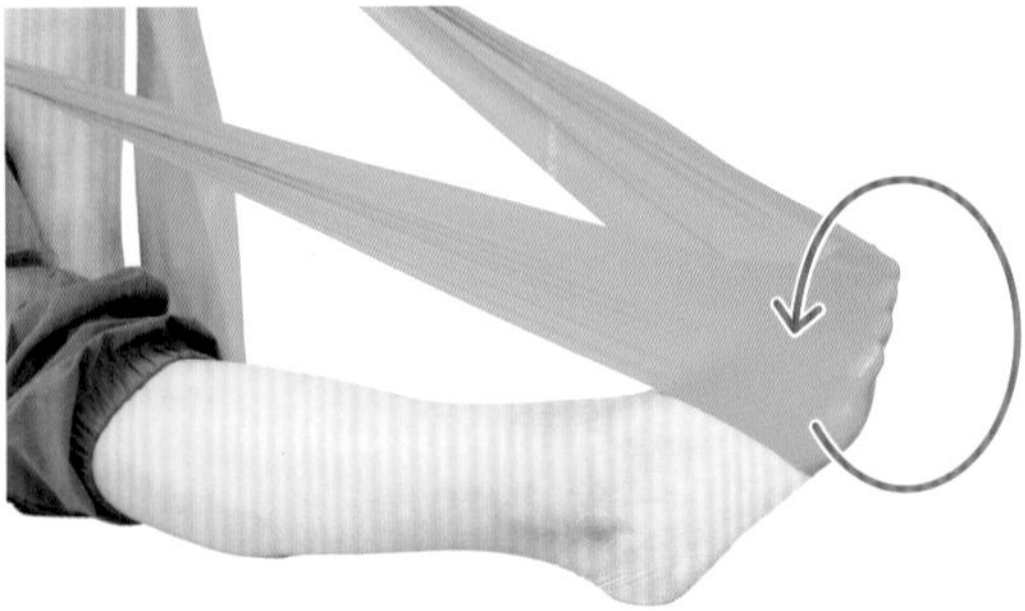

このときのひざは、できる限り天井に向けたままにしましょう。反対側の足も同様に行います。

2 バンドを使った足首と足ゆびの運動

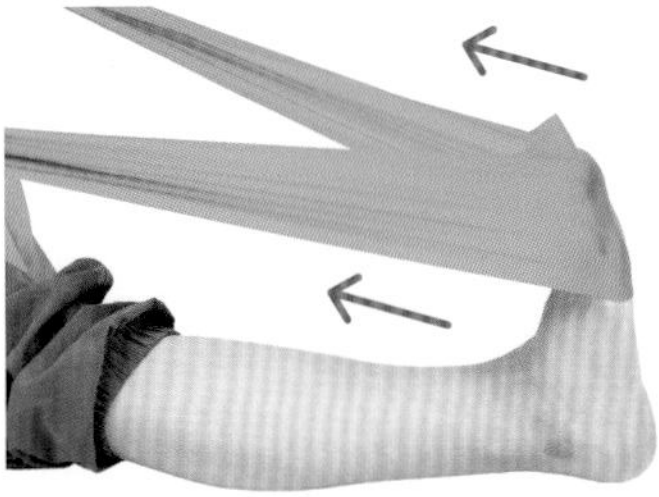

足先にバンドをかけ、適度な抵抗を加えます。ひざは天井に向けましょう。

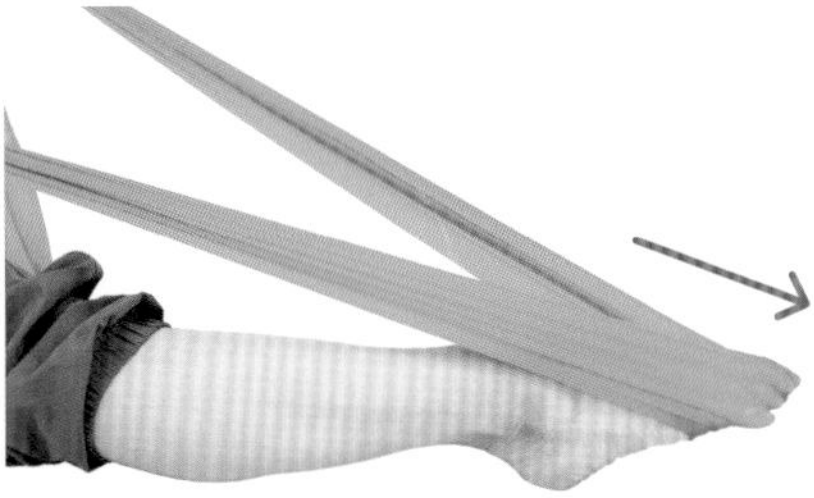

足首と足ゆびを伸ばしたり、曲げたりします。つま先を最大限に伸ばしてみましょう。
反対側の足も同様に行います。

動画はここから

3 足ゆびでじゃんけん

意識して足ゆびを動かしましょう。
安全のため座位で行います。

グー

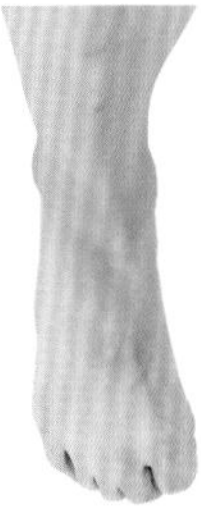

チョキ

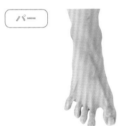

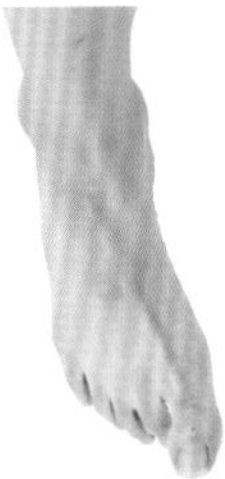

パー

反対の足も同様に行います。

動画はここから

＼イメージ／

足首と足ゆびを毎朝、意識的に動かして転倒予防

ゆるさ ★★

目的・効果　呼吸が楽になる、全身を整える、股関節のストレッチ

マーメイドからのバリエーション①

マーメイドから股関節や体側を伸ばしていく一連の流れのエクササイズを紹介します。58〜59ページは前半部分で、60〜61ページの後半部分につながっています。

動画は
ここから

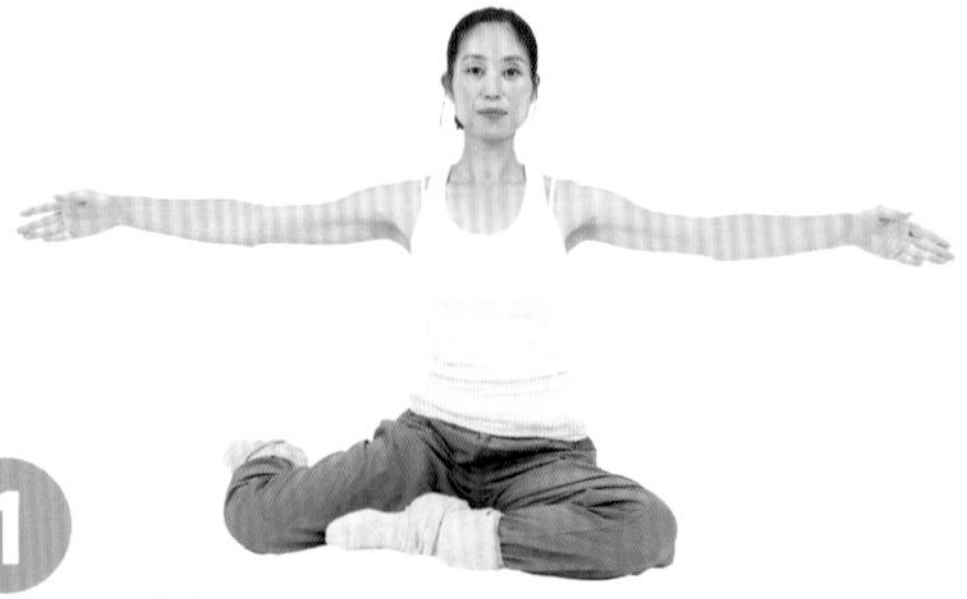

1 横座り（Z《ゼット》ポジション）からスタート

横座りがきつい方は、クッションをおしりの下に敷いて、骨盤をまっすぐ立てましょう。ここから両手を開きます。一連の運動は、基本的に自然な呼吸で行います。

↓↑

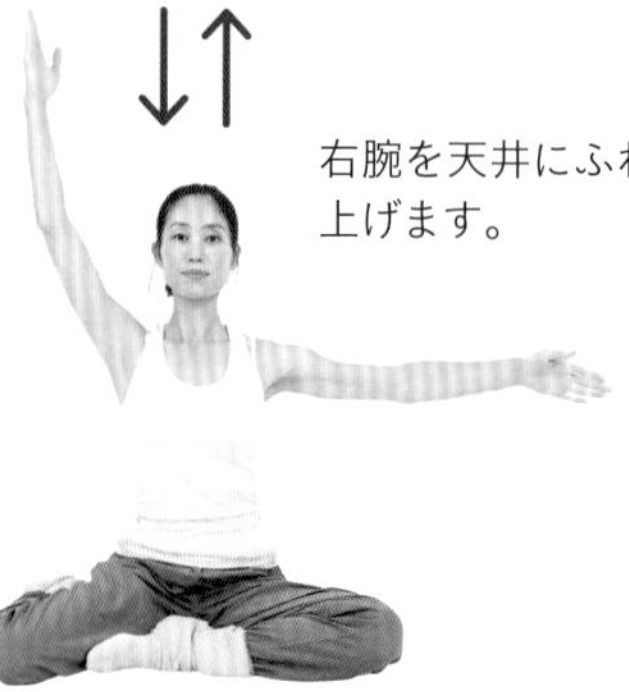

右腕を天井にふわりと上げます。

↓↑

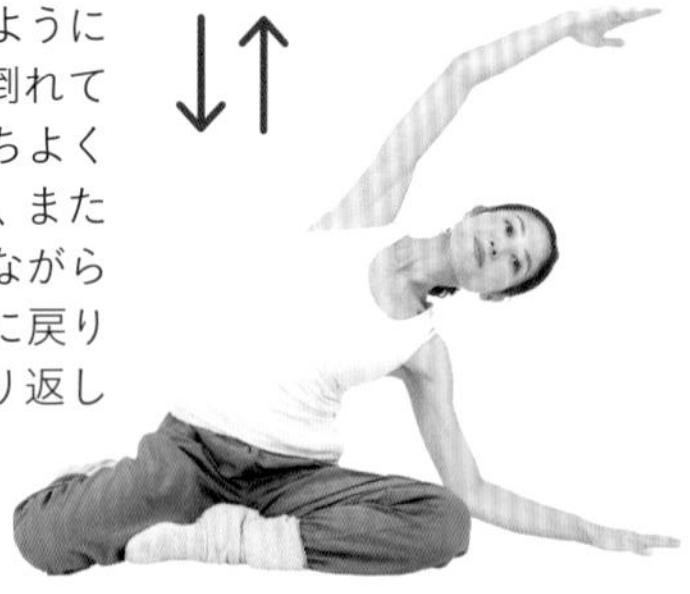

指先で虹を描くようにしながら、左へ倒れていきます。気持ちよく伸びていったら、また指先で虹を描きながらスタートの姿勢に戻ります。何回かくり返します。

＼イメージ／

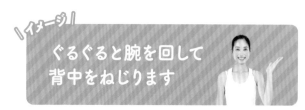

ぐるぐると腕を回して背中をねじります

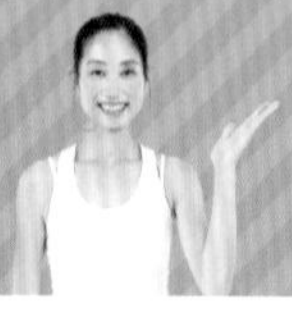

2 胸骨を下に向けるように体をねじる

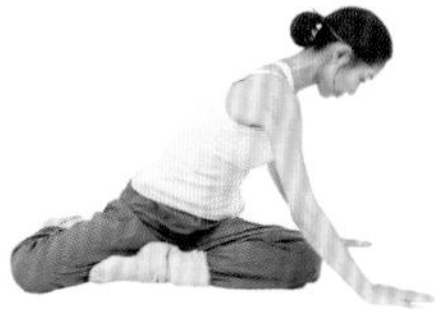

両手で床を押すようにして体をねじります。ねじった状態で体を丸め、呼吸を何回かくり返します。

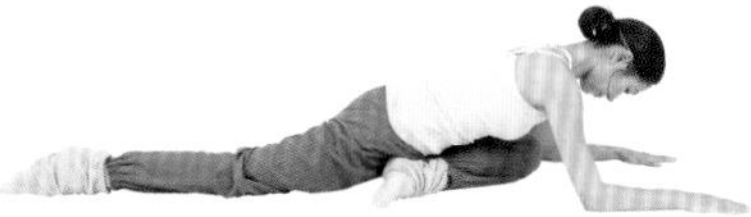

ひじを床につけて、内股にしていた脚を伸ばします。あぐらになっていた脚を前側に置いて、体をゆすり、おしりも少しストレッチしましょう。

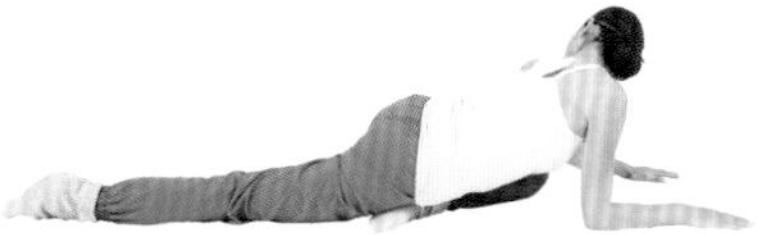

後ろを振り返ると、より一層、ねじれやストレッチ効果があります。

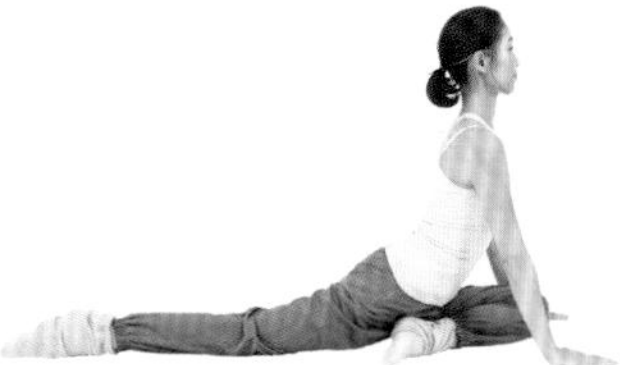

ひじをついていたところに両手をつきます。床を押して体を起こし股関節の前を伸ばしましょう。腰は反らないよう、おなかを引き込んで(へこませて)おきます。

3 右腕を伸ばしてぐるぐると回す

右腕を上げ、右の脚と反対方向に引っ張り合います。

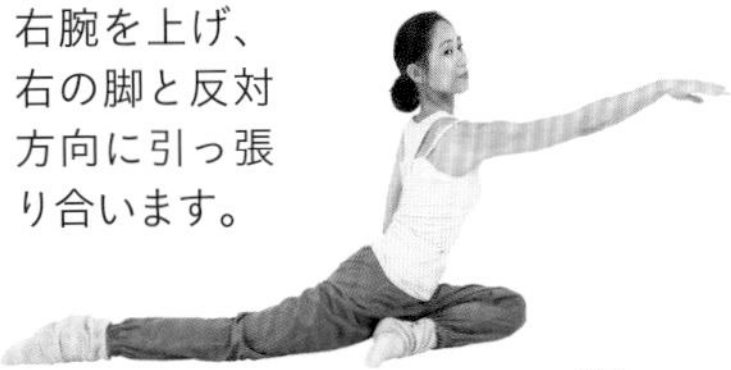

↓

ぐるぐると腕を回して、背中をねじっていきます。

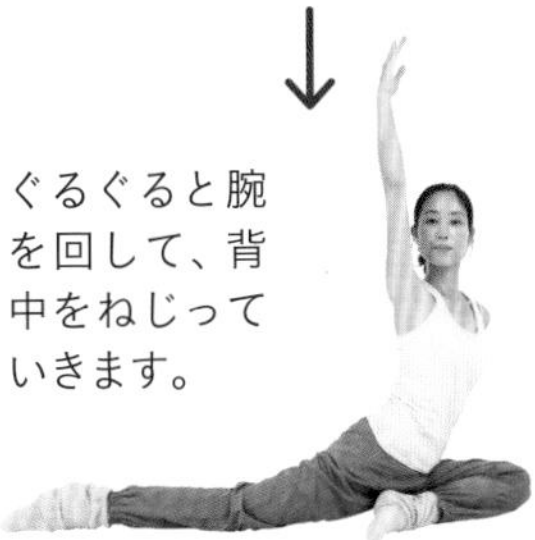

↓

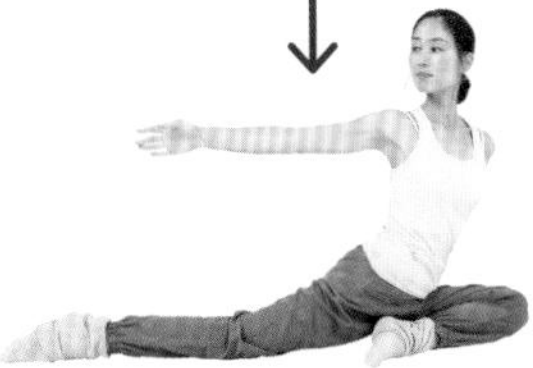

腕と脚を引っ張り合いながら、何度もぐるぐると腕を回し、背中をねじりましょう。

4 後方の脚を横に移動して体側を伸ばす

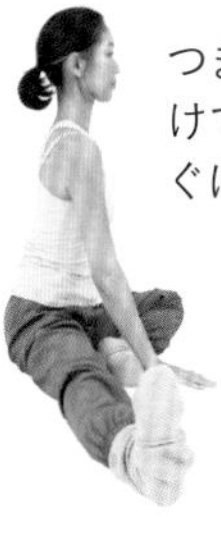

つま先を天井に向けて骨盤をまっすぐに立てます。

→

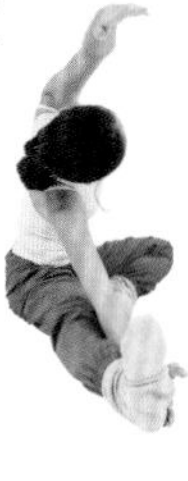

左手をふわっと上げ、右側へ倒れます。右手は右脚に沿ってするすると伸ばしましょう。

マーメイドからのバリエーション②へと続きます。

ゆるさ★

目的・効果 呼吸が楽になる、全身を整える、股関節のストレッチ

マーメイドからのバリエーション②

マーメイドから股関節や体側を伸ばしていく一連の流れのエクササイズの後半です。一部のパートをくり返すこともできます。気持ちよく体を動かしていきましょう。

動画は
ここから

5

体をねじってお辞儀する

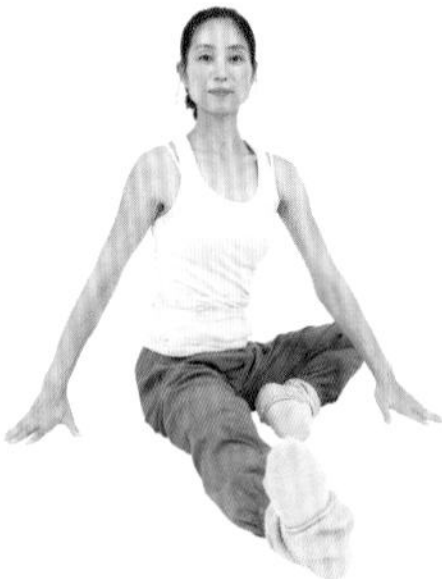

体を起こし、脚のほうへ体をねじります。一連の運動は、基本的に自然な呼吸で行います。

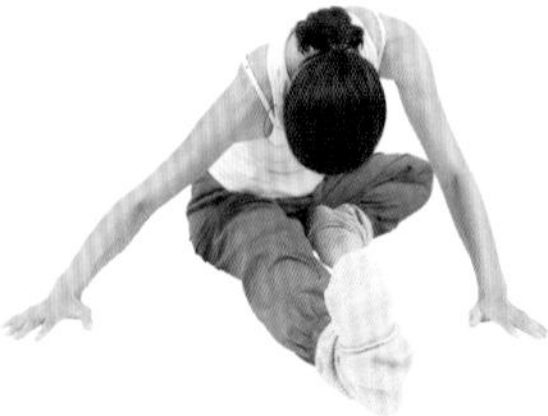

首・肩の力を抜いてお辞儀をします。骨盤を立てた状態で、股関節を折りたたみながら、もも裏のストレッチです。もも裏が痛かったら、ひざを軽く曲げても結構です。

6

右脚をあぐらに組んでお辞儀する

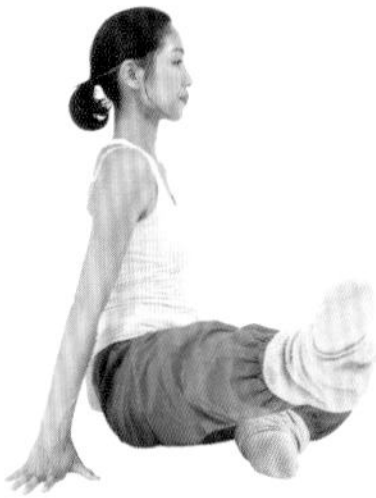

体を起こし、右脚を持ち上げます。

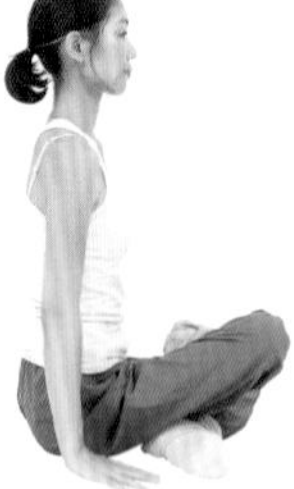

左脚のひざの上に、右脚のかかとまでしっかりと乗せましょう。ここからおしりのストレッチをしていきます。

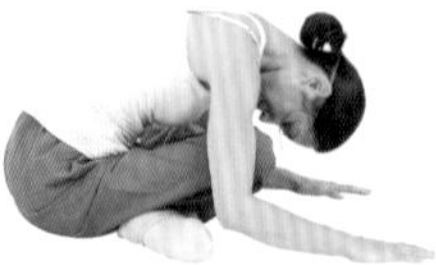

お辞儀をしていきます。首と肩は力を抜いて、深い呼吸をしていきます。

7 右脚を上げて後ろに戻す

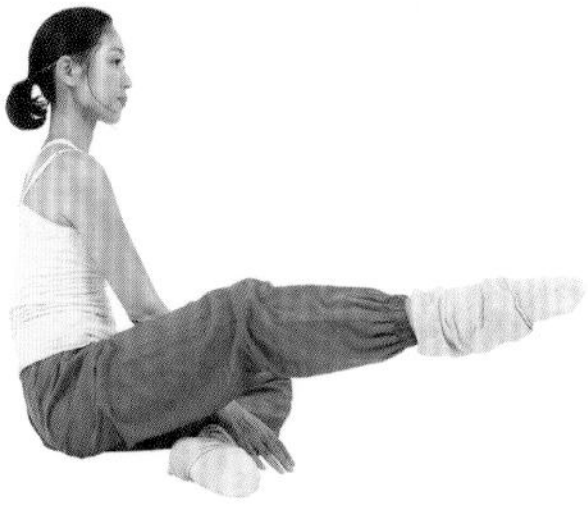

お辞儀から起き上がったら、右脚を後ろに戻します。

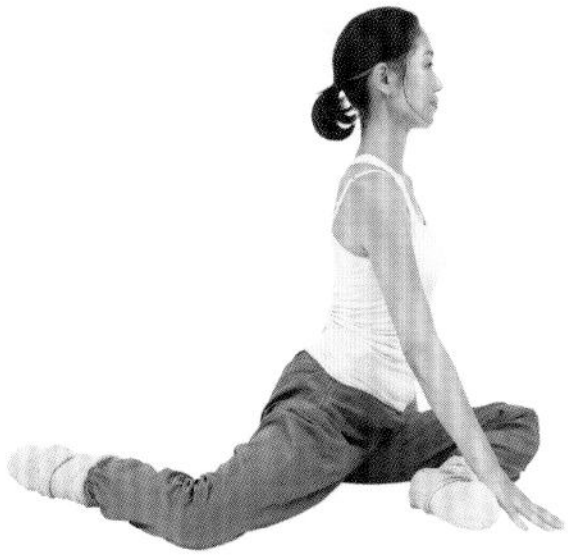

スタートのZポジションに戻ります。

8 両脚をそろえて上げ、反対側のZポジションに

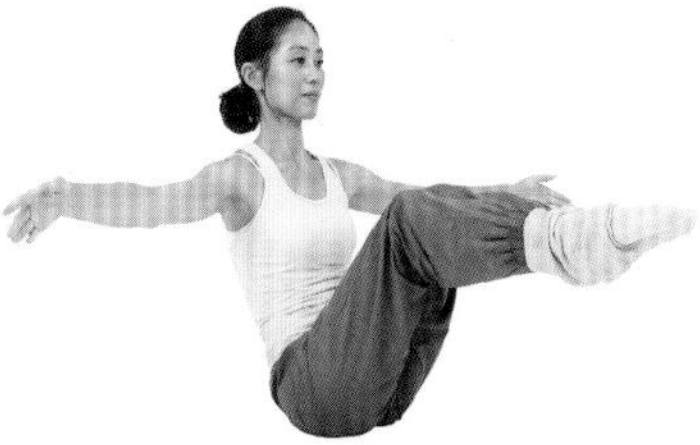

骨盤を後ろに倒して、背中を丸めます。両脚をそろえて上げ、反対側のZポジションへと移行しましょう。

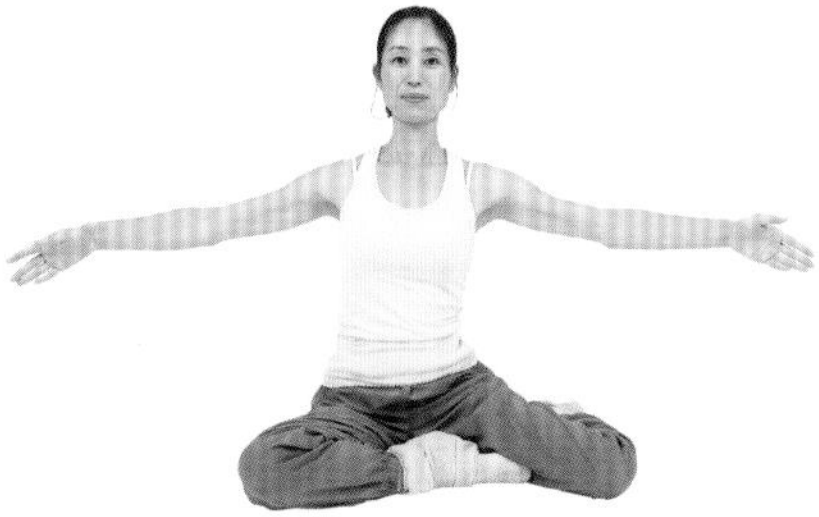

反対側のZポジションになりました。この後は58ページの❶につながります。反対側も同様に行います。

イメージ

首・肩の力を抜いてお辞儀しましょう

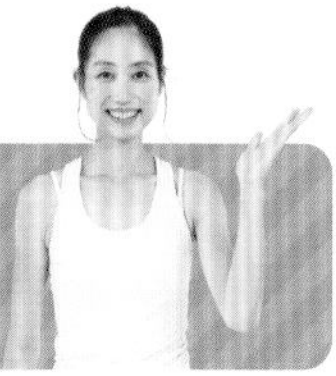

Column

ピラティスとは①

ジョセフ・ピラティス氏というドイツ人男性が考案

ピラティスとは、ジョセフ・ピラティス氏というドイツ人男性の名前に由来しています。病弱でいじめられっ子だった彼は幼少期からトレーニングを始め、14歳頃には解剖学書や絵画のモデルを務め、後にボクシング選手・指導者、サーカス団員など鍛えられた体を活かす、さまざまな仕事をするに至ります。83歳で亡くなる直前まで動ける身体だったそうです。ピラティスとは、そんな彼が自らの経験を通して編み出したトレーニング方法であり、健康法であり、そして哲学です。

第一次世界大戦の負傷兵のリハビリ指導に携わる

その誕生は、実は戦争と深い関係があります。ピラティス氏が仕事でイギリスに渡った2年後に第一次世界大戦が勃発。敵国人であったため抑留されてしまいますが、その間も自らのトレーニングを継続し、次第に他の抑留者にもエクササイズを教え、ついには負傷兵のリハビリ指導に携わるまでになりました。この経験がピラティスメソッドの原型といわれています。また収容所で彼のエクササイズを実践していた人々は、当時大流行したスペイン風邪に罹患しなかったという逸話もあります。

当初コントロロジーと名付けられた

アメリカへ亡命後の1930年以降、多くのダンサーたちが氏の指導でけがから早期復帰を果たしたことで、このメソッドの評判は広まります。当時彼はこのメソッドをコントロロジーContrology（-ologyとは学問を意味する接尾語）と名づけ、世界中の人々がコントロロジーを実践して自らの身体を大切に扱い自立すれば、平和な世の中になると信じていました。しかしそれが「ピラティス」として世界に広がったのは彼が亡くなった後のことでした。

（宮脇素子・整形外科医）

4章

肩こり・腰痛・疲れを楽にする

症状別ゆるピラ

ピラティス氏は、病弱だった自身の病気の克服のため、
そして第一次世界大戦で負傷した兵士のリハビリのため、
一連の理論を確立し運動を考案していきました。
痛みやコリなどの不調は、日常動作のクセで生じることもあります。
症状がひどい場合には、医療機関を受診し、治療を受けたり、
積極的に休息することも大切ですが、
もしこれらのエクササイズで少しでも症状が軽くなるのであれば、
ぜひ試してみてください。

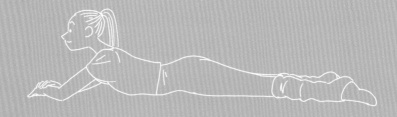

肩甲骨の動きを観察

肩甲骨の6つの動き

肩甲骨はさまざまな方向へと動かすことができます。ここで紹介する6つの動きをイメージしながら、実際に動かしてみましょう。

1 挙上(上げる)

肩を耳に近づけて、肩甲骨を上げます。自然な呼吸で行います。

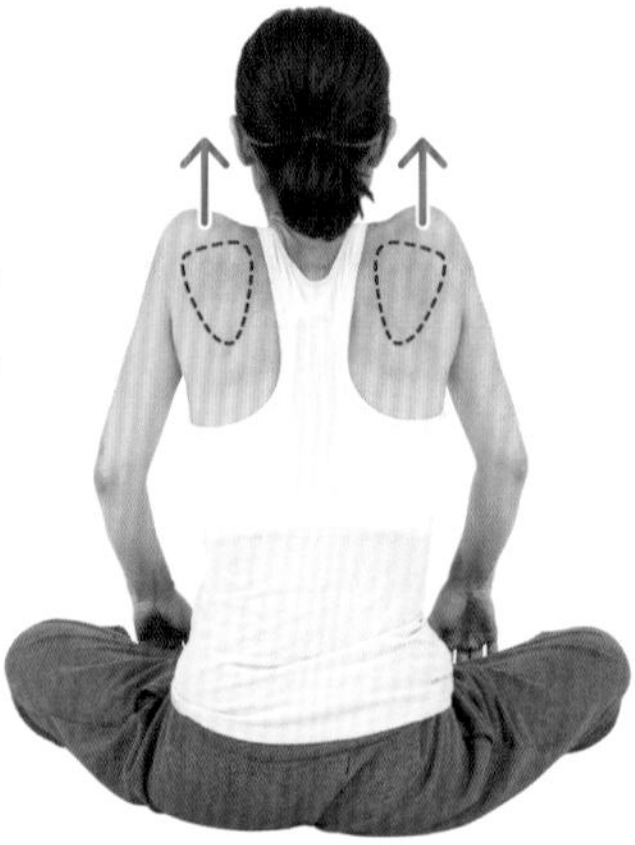

2 下制(下げる)

肩甲骨を下げます。

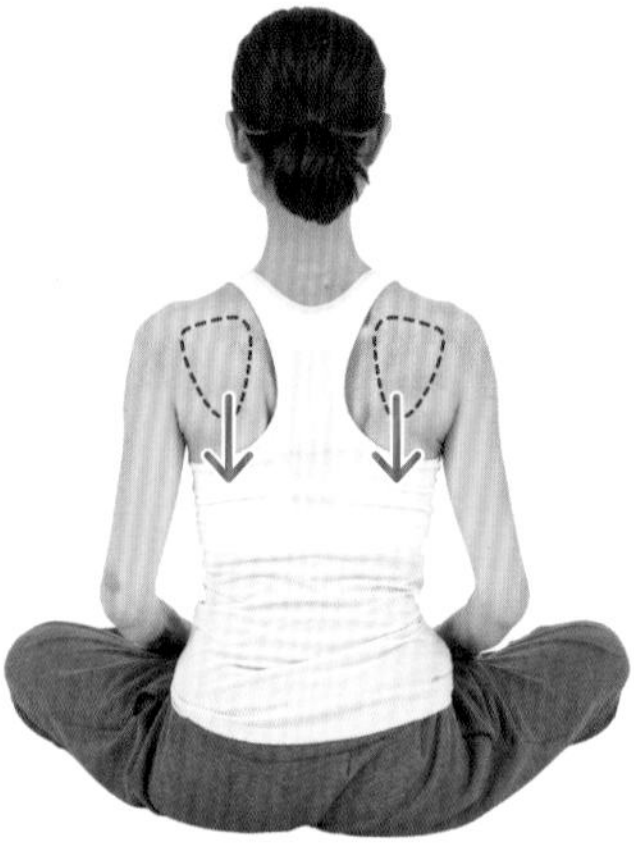

イメージ

ろっ骨の上を
自由にすべるように
肩甲骨を動かしましょう

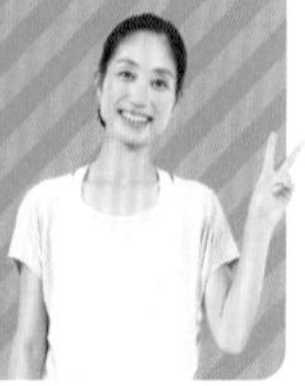

動画は
ここから

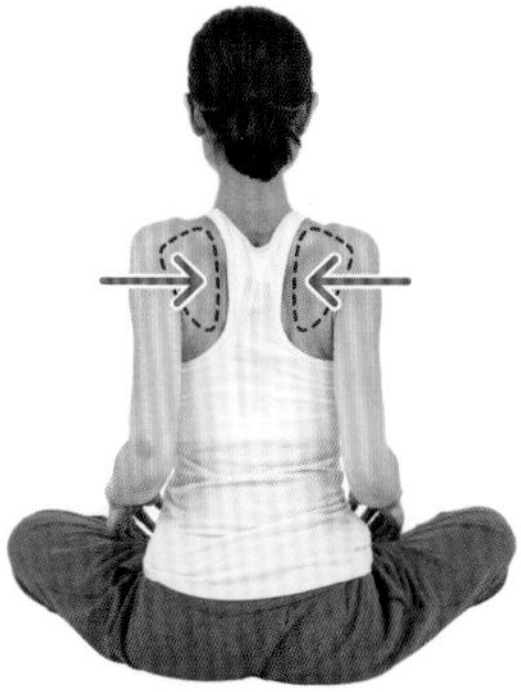

❸ 内転（寄せる）

ひじを後ろに引きながら、肩甲骨同士を寄せます。

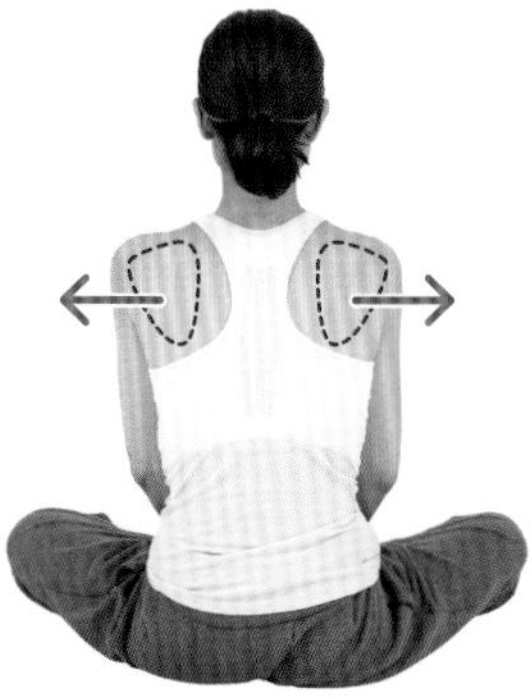

❹ 外転（離す）

軽く背中を広げるようにして、肩甲骨同士を離していきます。

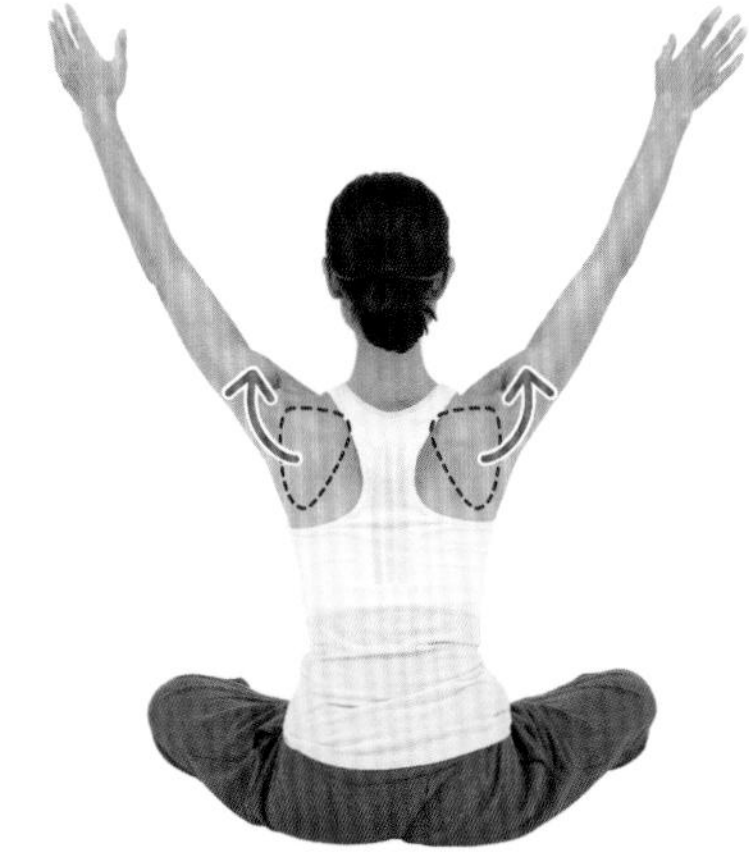

❺ 上方回旋

腕を体の横から頭上に上げていくとき、肩甲骨が上方回旋します。

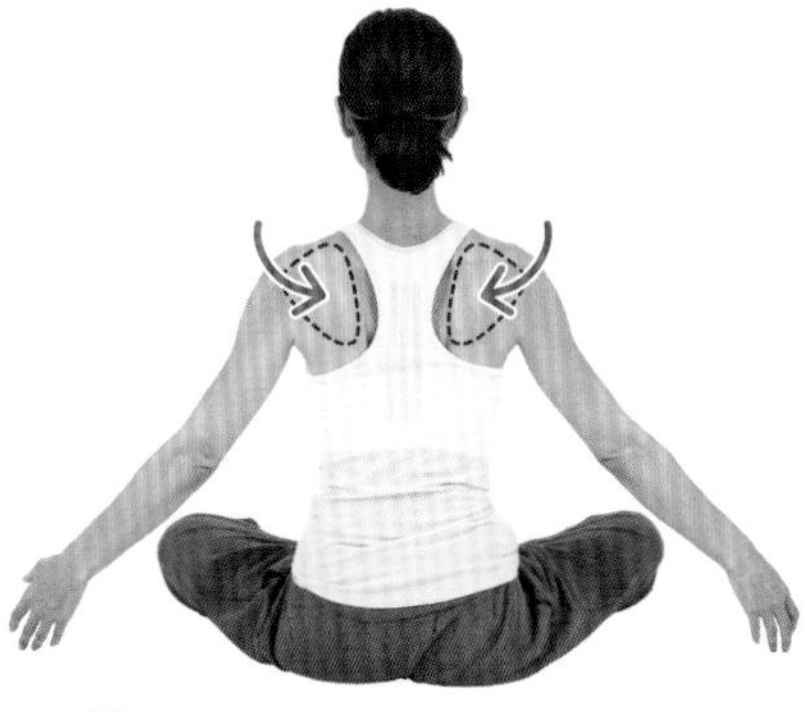

❻ 下方回旋

床のほうへ下ろしていくとき、肩甲骨が下方回旋します。

ゆるさ ★★

目的・効果 腸腰筋の強化、転倒予防

おしり歩き

脚を上げるときは腸腰筋を使いますが、衰えるとつまずきや転倒の原因になります。腸腰筋を強化して転倒を予防しましょう。

1 坐骨で歩く

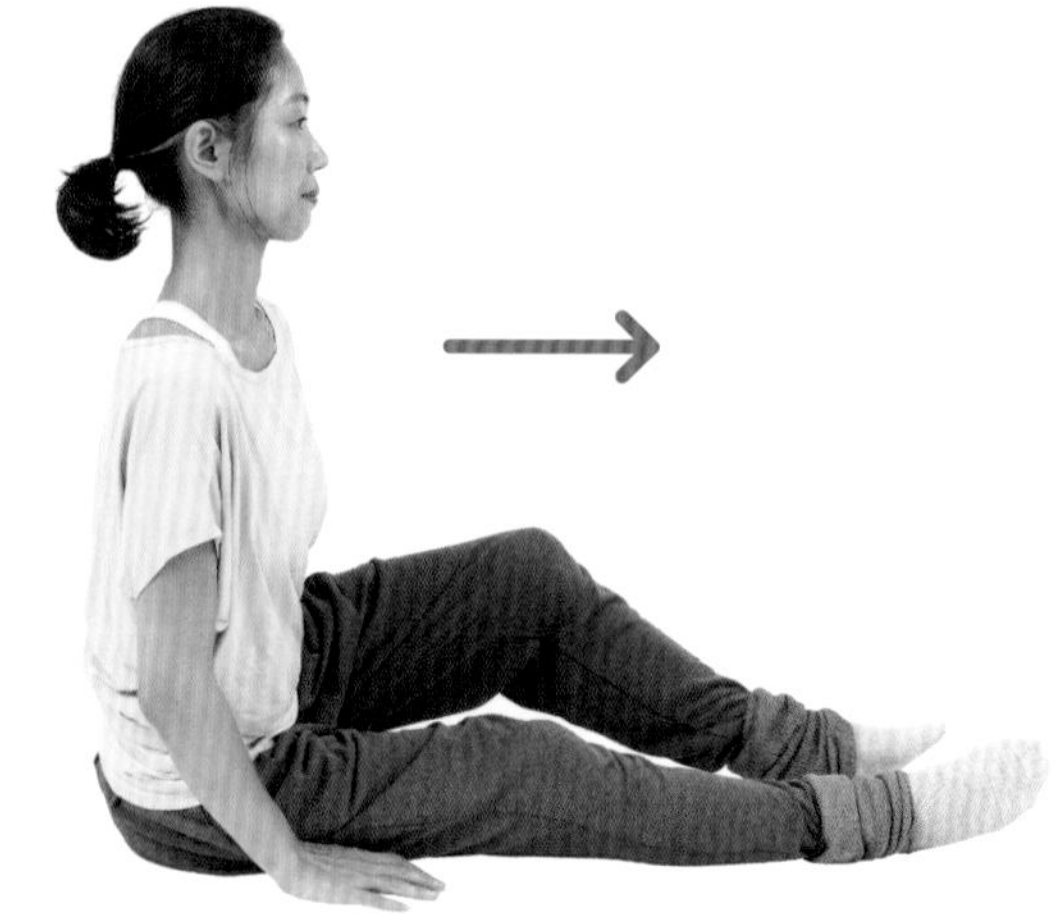

床に座り腰をまっすぐに立てます。ひざは軽く曲げます。そこから、床にふれている坐骨で、前のほうに「1、2」、「1、2」と歩いていきます。自然な呼吸で行いましょう。おしりの下に手をあてたときに、触れる骨が坐骨です。

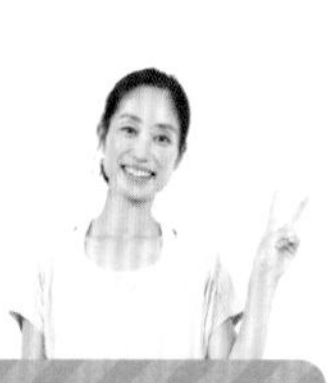

＼イメージ／

脚は脱力させたまま、
おしりの坐骨で歩きましょう

動画はここから

② 脚はできるだけ脱力させる

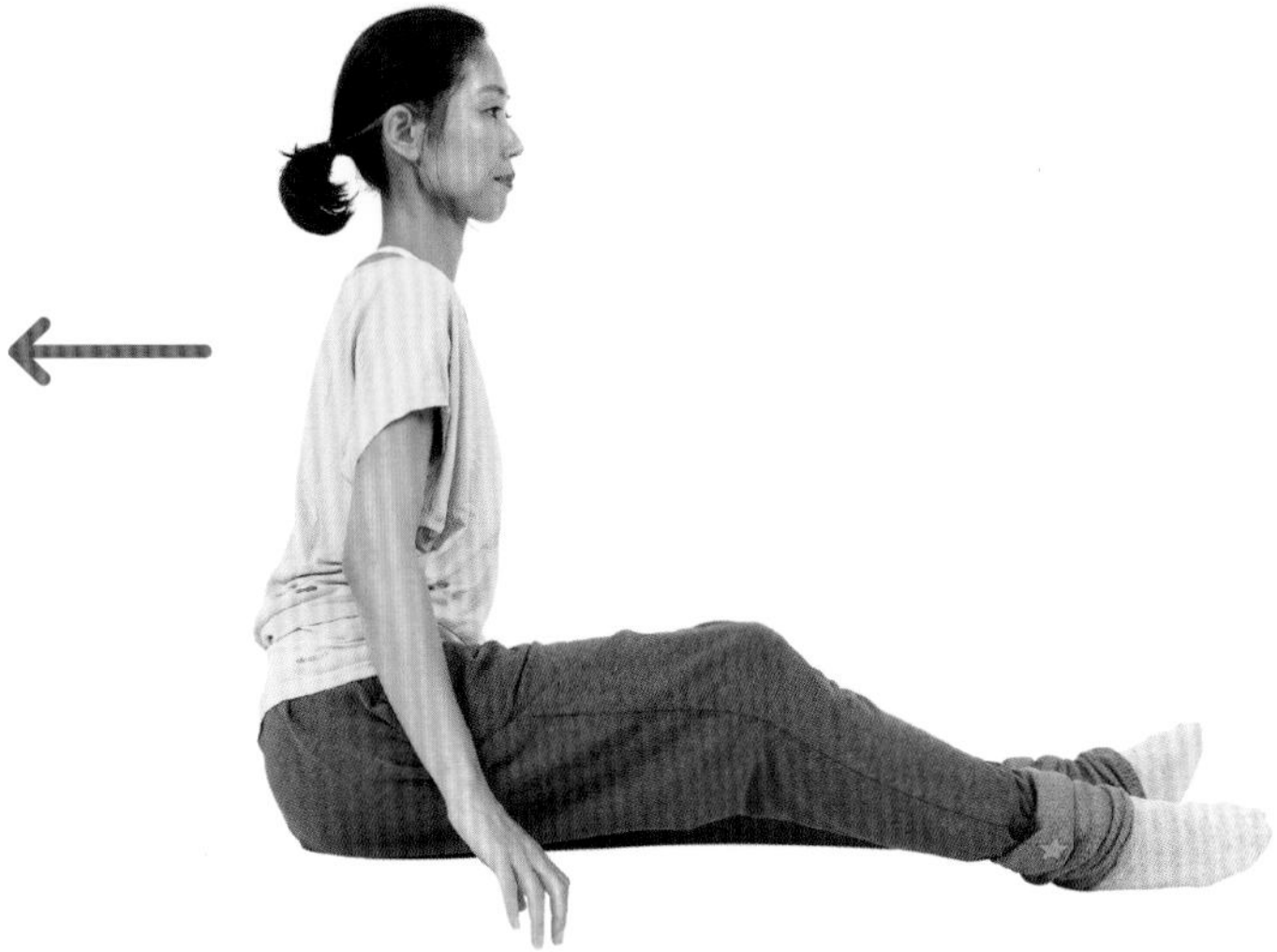

今度は、後ろのほうにおしりで歩きます。脚の力でおしりを運ぶのではなくて、脚はできるだけ脱力させたまま、おしりの力で進みます。背中が丸まらないように注意しましょう。

✕ 腰を曲げたり反らせたりしない

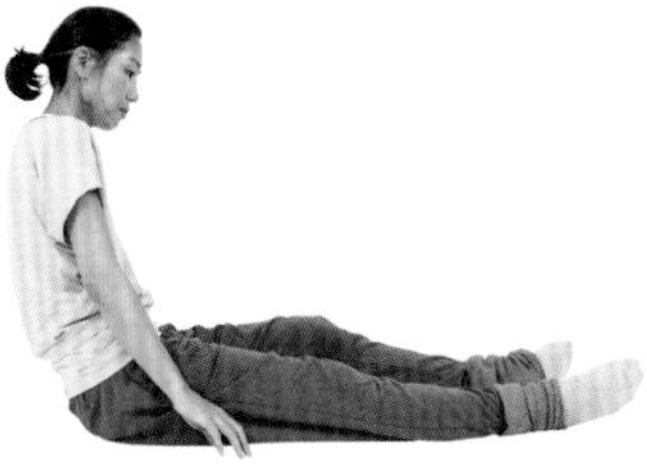

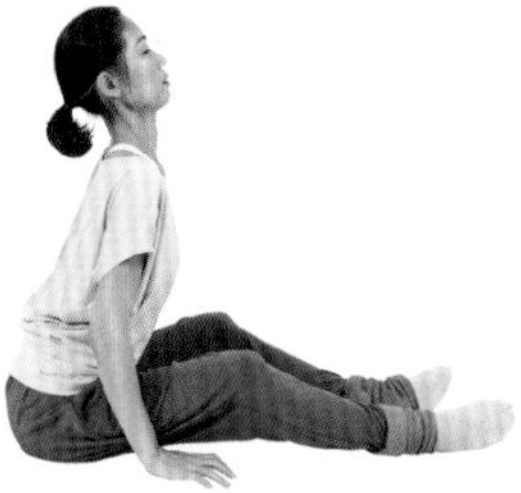

腰が曲がったり反ったりしないように、まっすぐな姿勢を保ったまま、おしりで歩きましょう。

ゆるさ★

目的・効果　骨盤底筋の強化、腰痛予防、尿漏れ予防

ロールオーバーprep《プレップ》（準備編）

ロールオーバー（108ページ）の準備段階のエクササイズです。腹筋周辺を鍛える運動ですが、腰痛予防にも効果的です。

1 腰を丸めて背中と床との空間をなくす

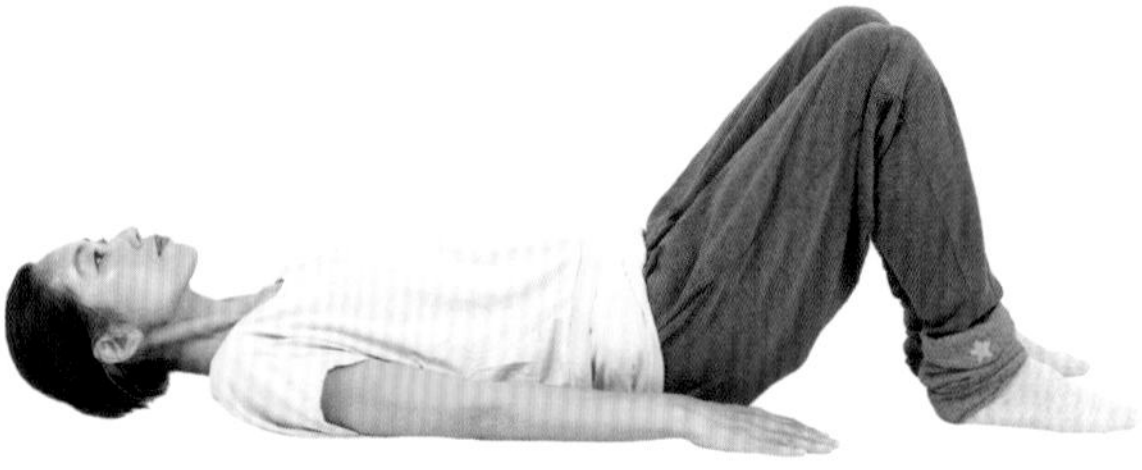

骨盤が平らなところからスタート。おなかをへこませて薄いおなかを作り、腰を丸めて（インプリント）背中と床との間に空間ができないようにします。

2 片脚ずつ上げる

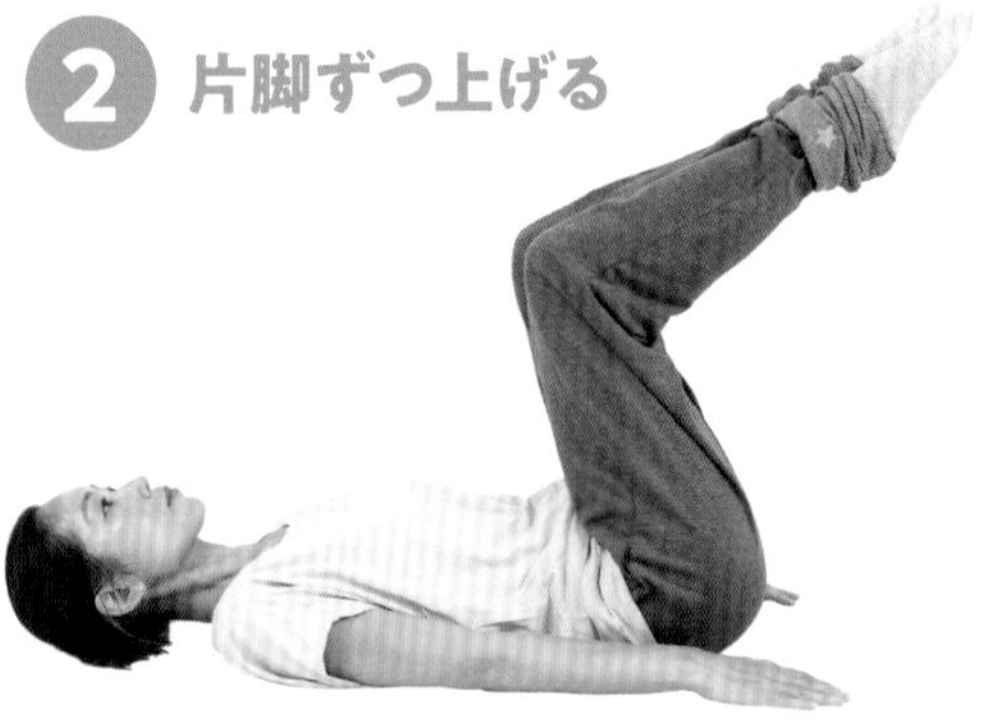

片脚ずつテーブルトップにします。この体勢が難しければ、ひざをおなかに近づけましょう。おなかが薄く作れるところを探してみてください。息を吸って準備。

＼イメージ／

頭と肩は床の上にリラックス。息を吐きながらおしりを巻き上げます

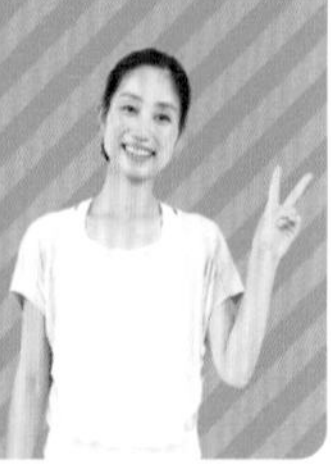

動画はここから

3 息を吐きながら おしりを巻き上げる

息を吐きながら、おしりを巻き上げていきます。最初は、勢いを使っても結構です。ただし肩や頭は浮かせません。頭と肩は床の上でリラックスさせ、おしりだけを巻き上げます。おしりの穴を少し締めながら上げていくと骨盤底筋のトレーニングになり、尿漏れ予防にもなります。

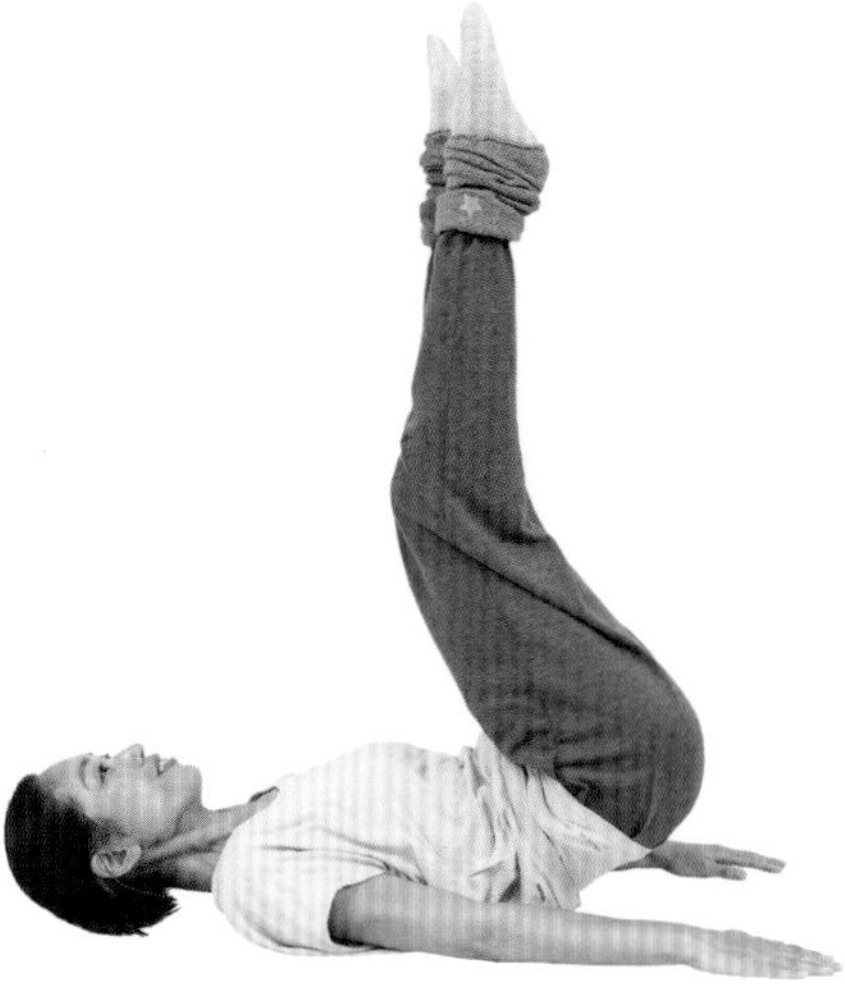

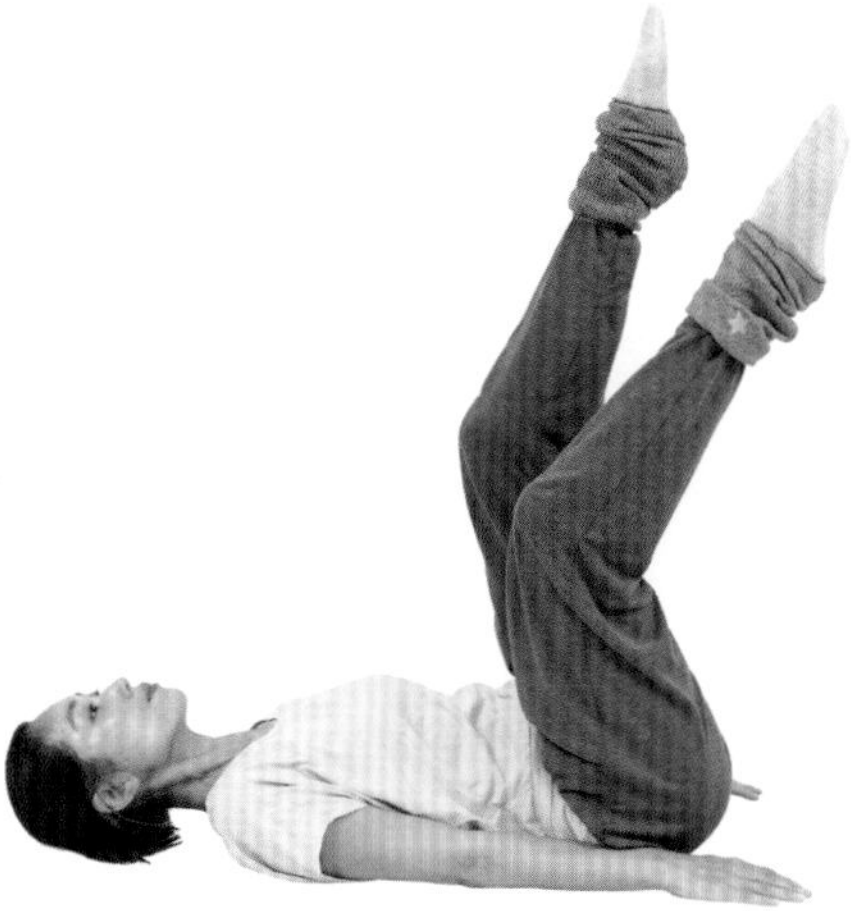

A

慣れてきたら 片方ずつおしりを上げる

足先を片方ずつ天井に向けて上げていきます。最終的には両方のおしりが浮きますが、片方ずつ上げる意識で行うと、腹斜筋を刺激します。

Aを別の角度から見ると

違う方向から見たとき、脚がクロスしないように注意しましょう。

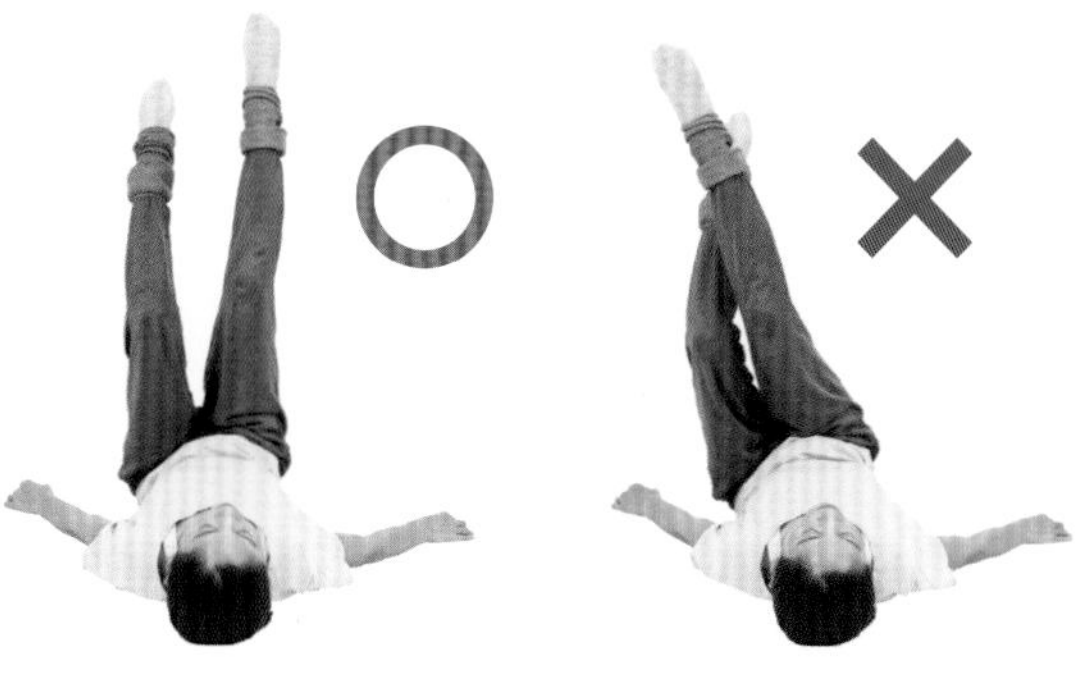

ゆるさ ★★★

目的・効果 背骨を動かす（屈曲・伸展）

平泳ぎとバタフライ（床上編）

平泳ぎとバタフライは、背骨をたくさん動かしていくエクササイズです。ここでは床の上で行う方法を紹介します。イスに座ったままでもできます（96ページ参照）。

1 両手を組んで前へ突き出す

スタートの姿勢です。両手を組んで前へ突き出します。自然な呼吸で行いましょう。

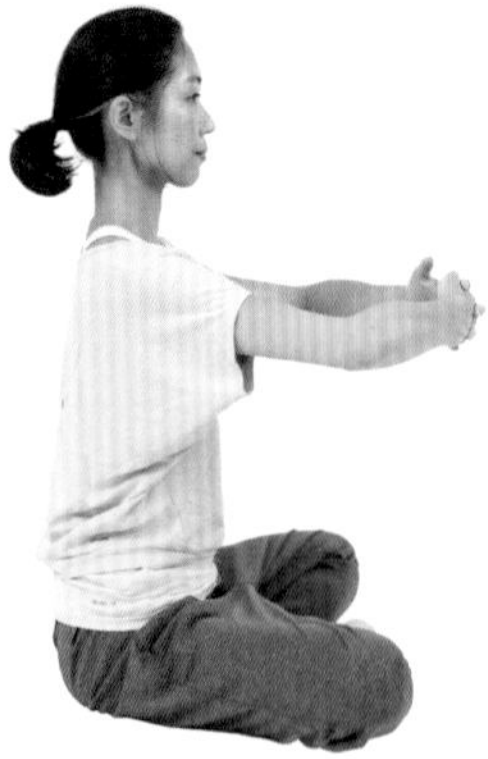

みぞおちと手を離し、耳が腕のラインに来るくらい背中を丸めます。

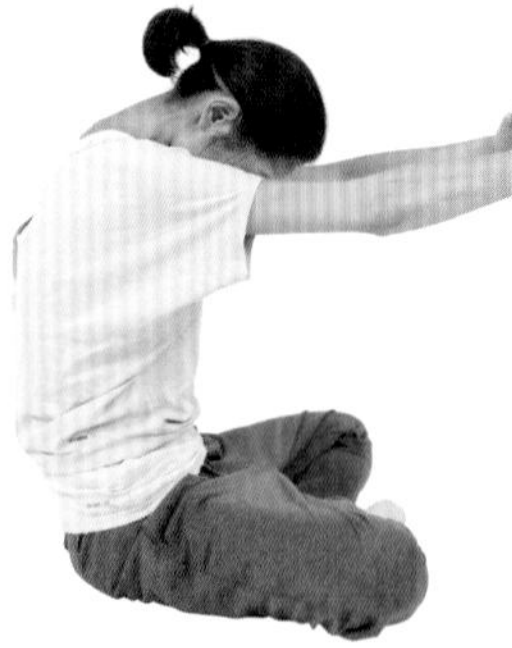

あぐらがキツい方は

おしりの下に、枕やクッションを敷いて、股関節が楽に座れるように調節しましょう。骨盤、背骨をまっすぐ立てるようにします。

＼イメージ／

平泳ぎの手で後ろへ
バタフライの手で前へ

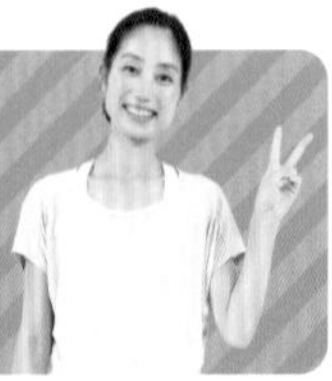

動画はここから

② 組んだ手を離して平泳ぎの手で後ろへ

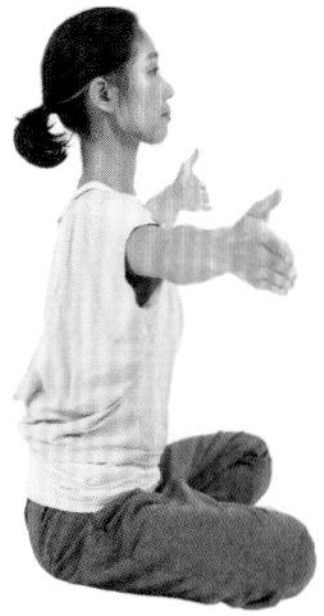

前で組んだ手を離して、平泳ぎのように手を後ろへ動かします。

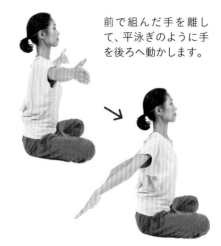

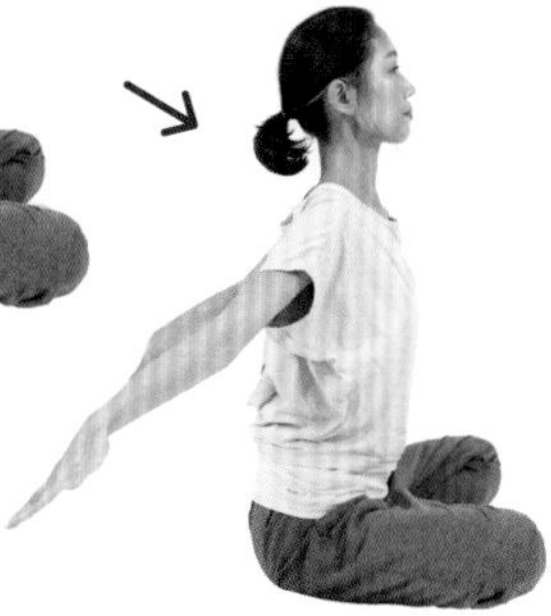

③ 胸の前を反らせる

背中の後ろで手を組み、その手を床について、胸の前を反らせます。胸のネクタイのような骨（胸骨）を斜め上に突き上げるようにして、肩を開きましょう。

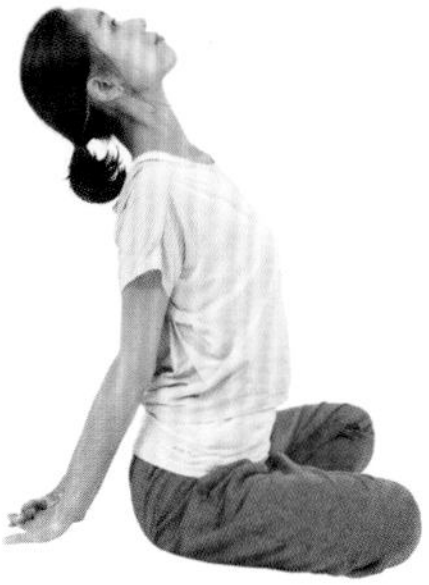

④ 組んだ手を離してバタフライの手で前へ

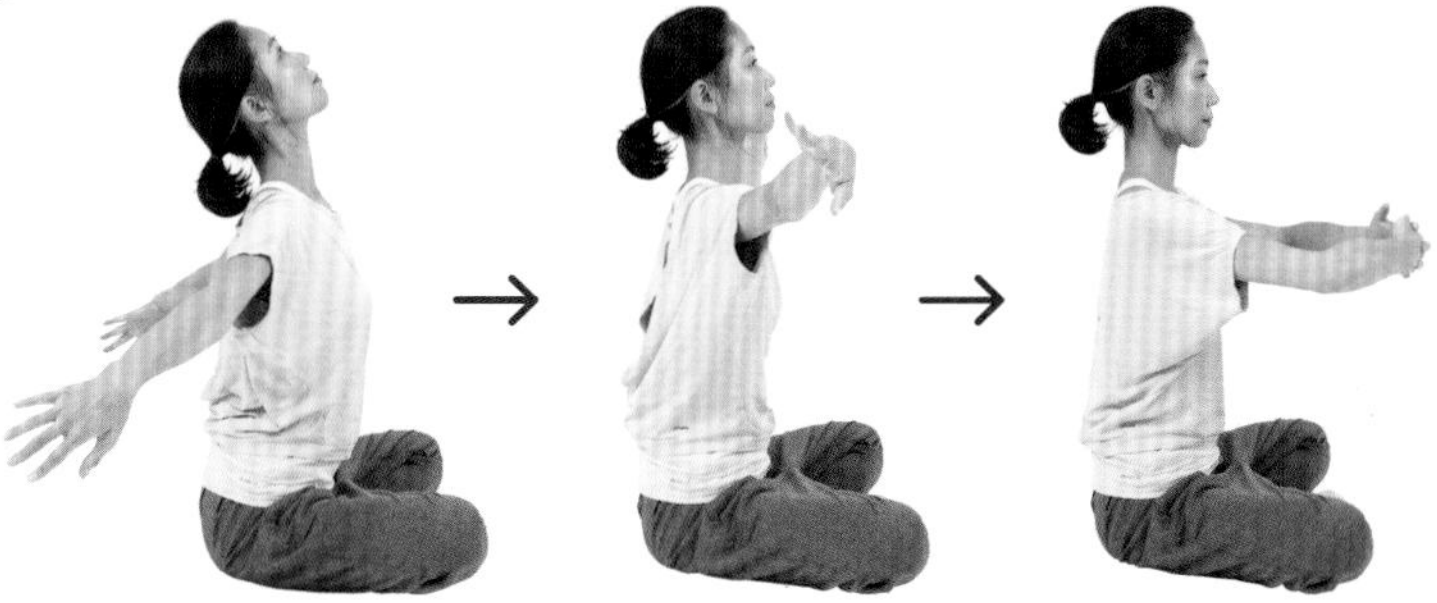

バタフライのように手を前方へ動かし、スタートの姿勢に戻ります。一連の動きを気持ちよくくり返しましょう。

呼吸を止めずにリラックスして

動きに合わせて自然な呼吸を選びましょう。軽くあごの力を抜いて、ちょっとだけ口角を上げて、おでこのしわを緩めながら、気持ちよく動いていきましょう。

ゆるさ ★★

目的・効果 背中を伸ばす、胸椎回旋

スレッドニードル

針の穴に糸を通すように、腕をわきの下にくぐらせます。胸椎を回旋させるエクササイズです。

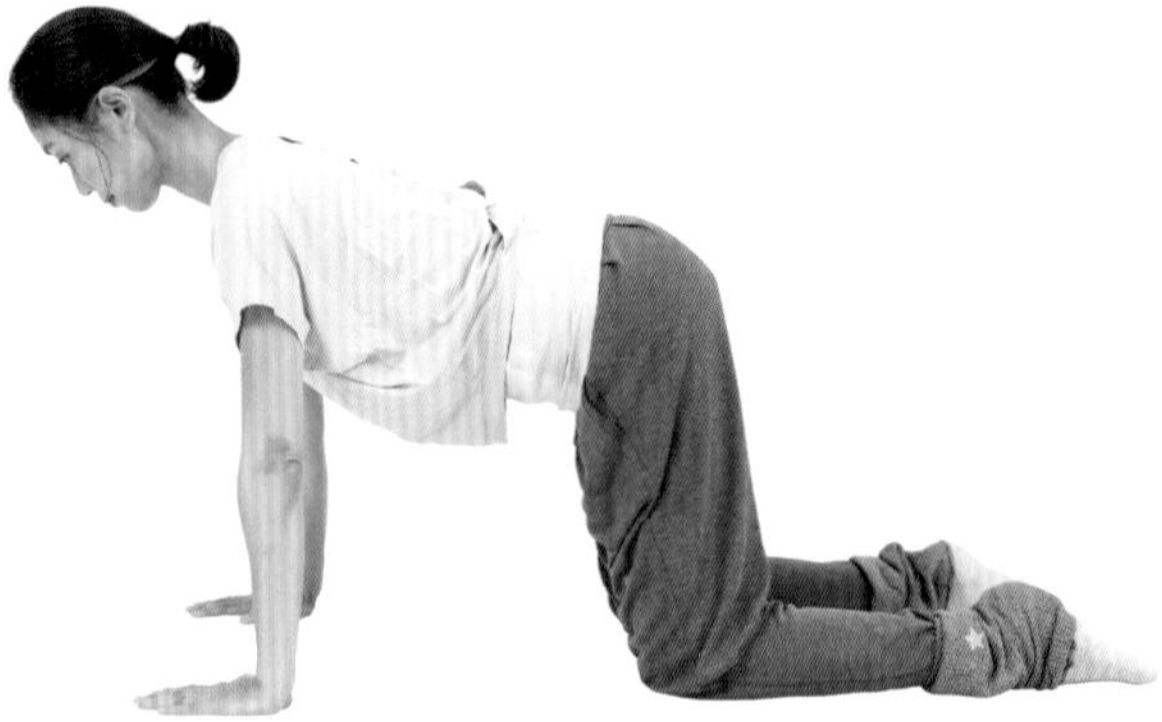

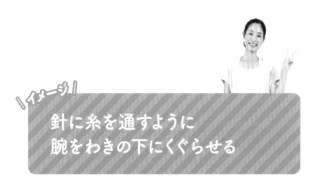

1 スタートポジション

手とひざをついた姿勢からスタートします。自然な呼吸で行います。

ねじったとき、
骨盤が横にシフトしないように

体をねじったとき、骨盤が横にずれないように、できれば床についた脚と脚の範囲に骨盤がとどまるようにして胸椎を回旋させましょう。

＼イメージ／

針に糸を通すように
腕をわきの下にくぐらせる

動画は
ここから

2 右腕を左のわきの下にくぐらせる

右腕を左わきの下にくぐらせて右肩甲骨の外側を床に近づけます。そしてスタートのポジションに戻ります。

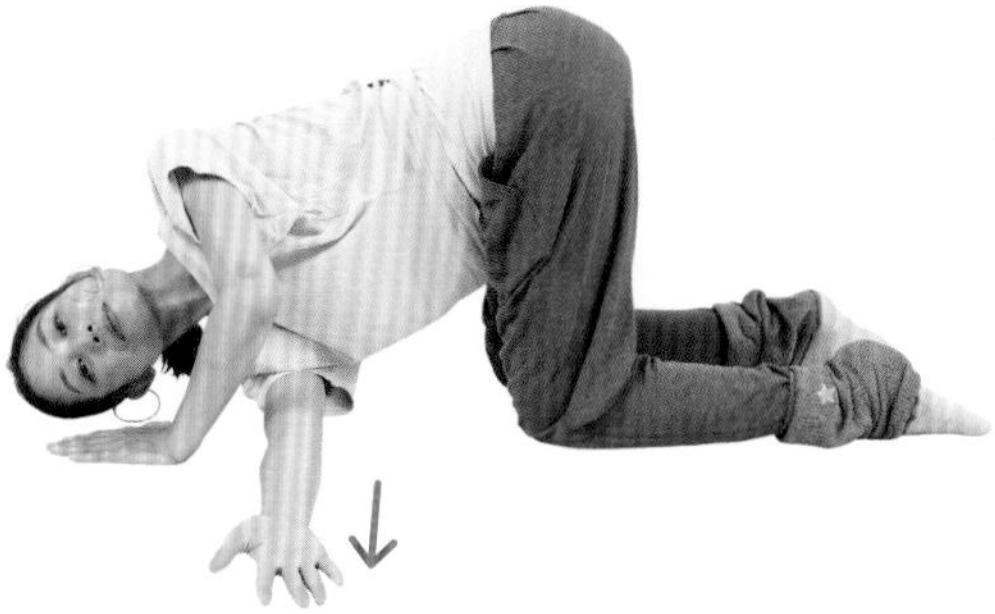

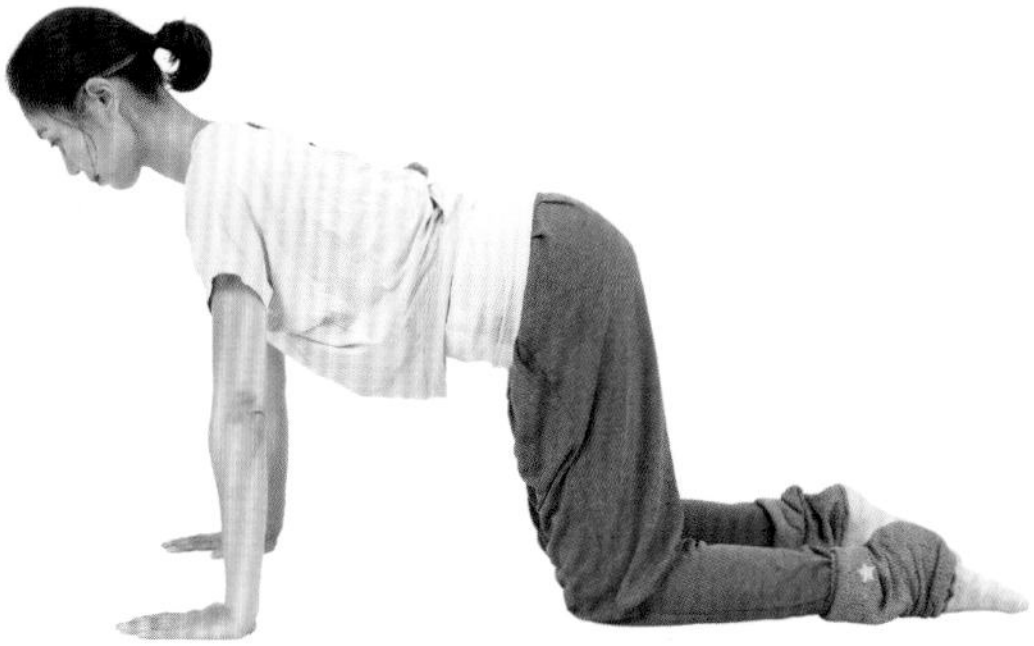

3 左腕を右のわきの下からくぐらせる

くぐらせた左手を進行方向に伸ばすほど、背中が気持ちよく伸びていきます。反対側も同様に行います。

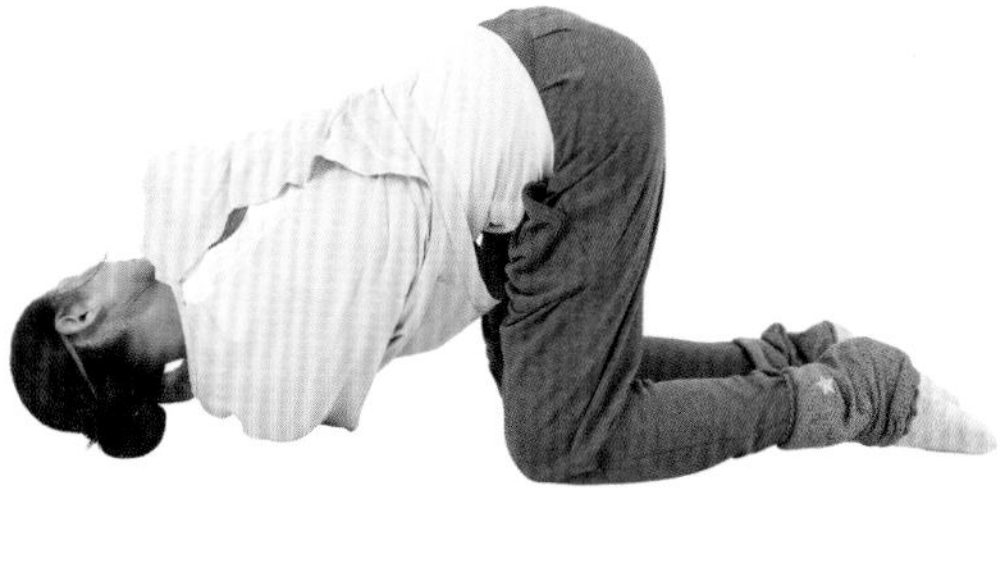

ゆるさ ★★★

目的・効果 胸椎回旋、胸のストレッチ

ブック・オープニング

床に寝て上半身を本のように開くエクササイズです。後ろに伸ばした手と上側のひざで引っ張り合うようにして、体をねじりましょう。

動画はここから

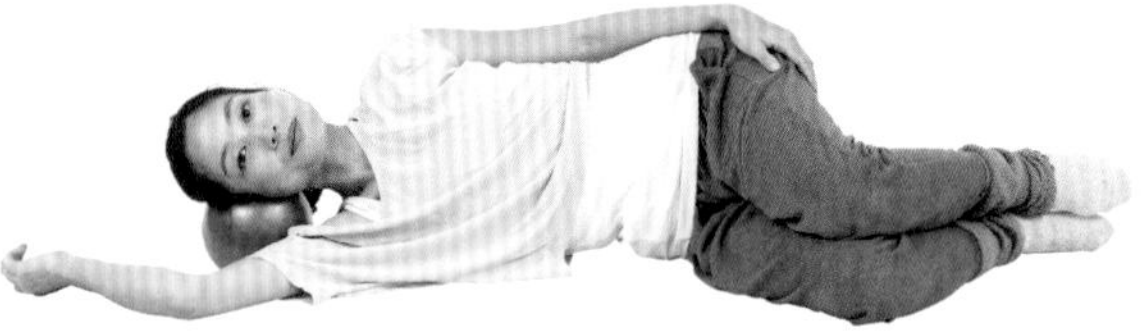

1 下のウエストのくびれをキープ

上のおしりを頭から遠く離し、横向きのニュートラルポジションになります。下のおしりの真上に上のおしりがくるように積み重ね、下のウエストのくびれをキープします。

イメージ

本を開くように

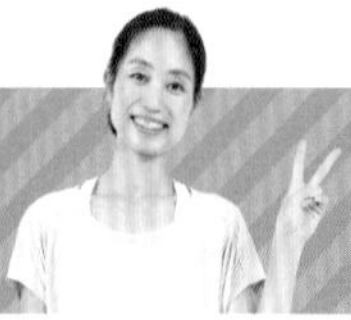

背骨をまっすぐにする

首が楽なように、枕やボールを使いましょう。ひじをたたんで枕にしても結構です。

後ろに手を伸ばしたまま、呼吸だけくり返す

❶から❹を何回か行った後のメニューです。手を後ろに伸ばしたまま、呼吸だけをくり返しましょう。息を吐くたびに、ねじれを深めましょう。

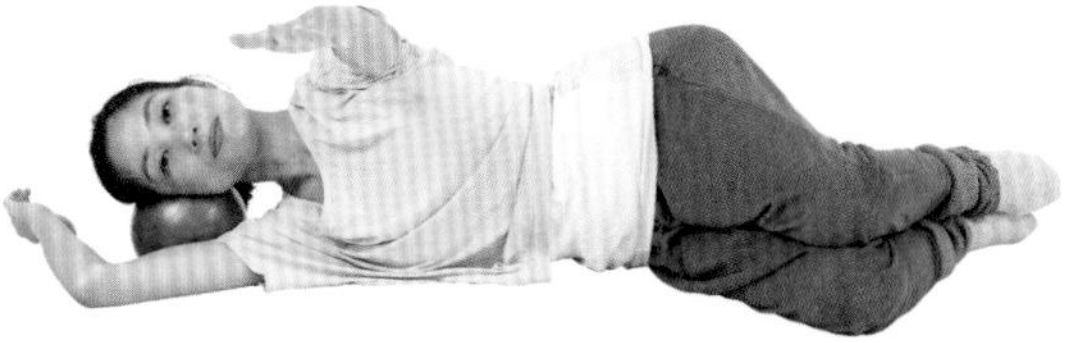

❷ 上側の腕で前へならえ

上側の腕を前へならえに伸ばし、息を吸って準備します。

❸ 腕を天井へと上げていく

息を吐きながら、前へならえから天井へと腕を上げていきます。目線は指先を見続けます。できるだけ指先を遠くに引っ張るようにして、後ろに腕を伸ばしましょう。

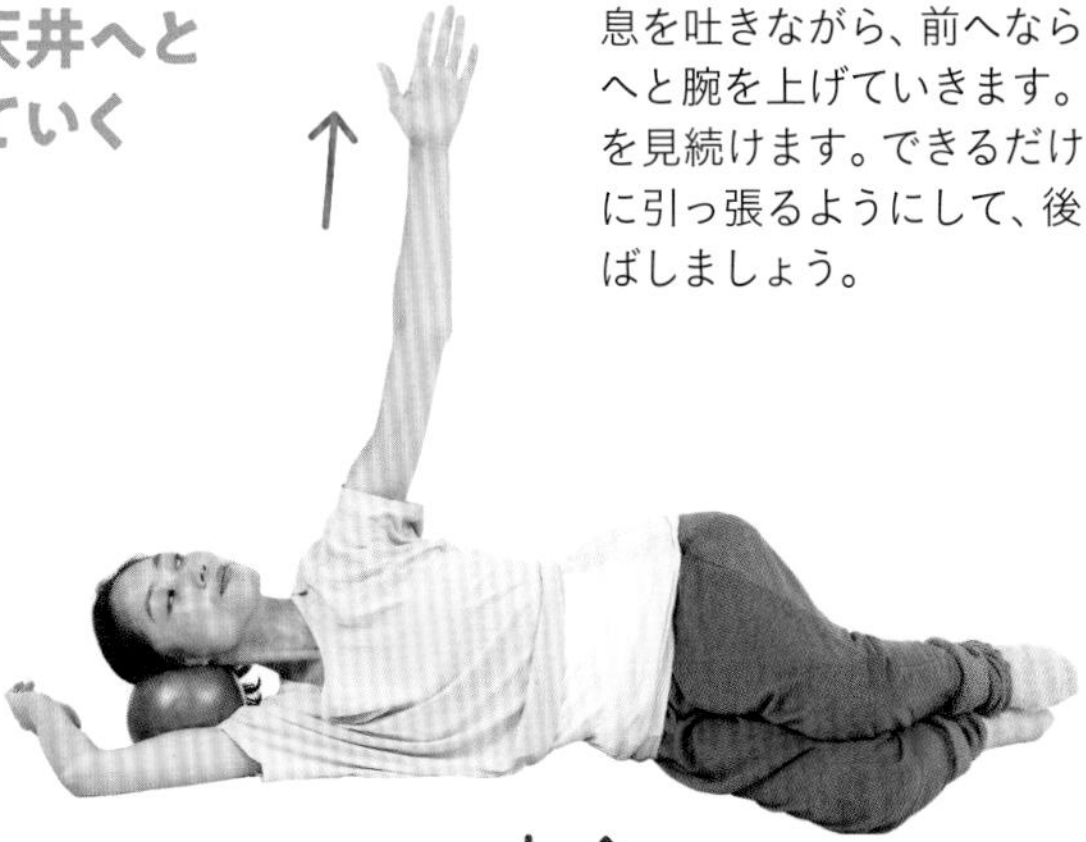

❹ 後ろに腕を伸ばして体をねじる

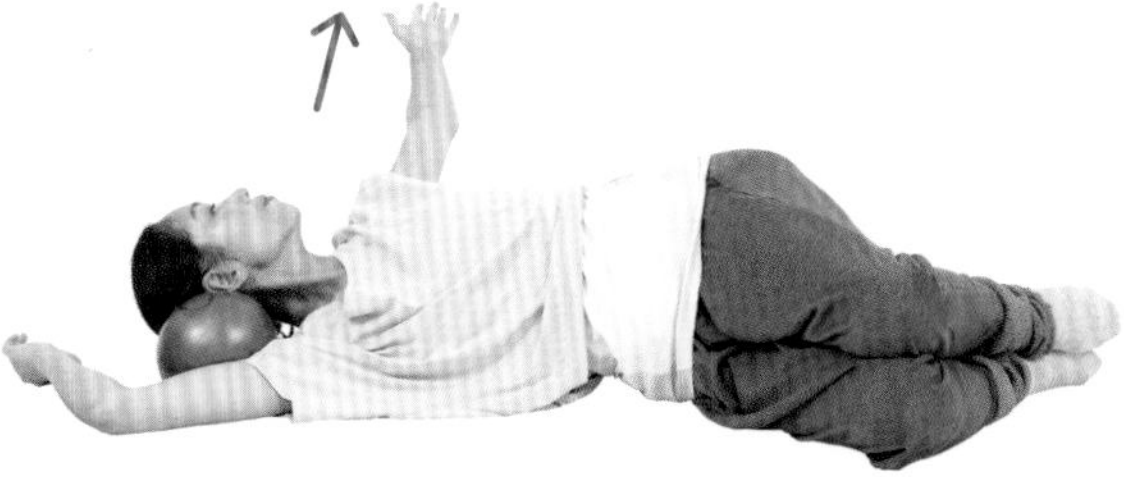

後ろに伸ばした腕と上側のひざを引っ張り合い、上半身をねじります。腕を遠くに開いたところで息を吸い、息を吐きながらゆっくりと戻ります。鼻先を上の腕に向け動かしましょう。反対側も同様に行います。

ゆるさ ★★★

目的・効果 姿勢をよくする、背筋強化

猫背を改善するエクササイズ

背骨が丸まった猫背が定着してしまうと、呼吸が浅くなってしまいます。
猫背の改善には、うつ伏せで行う背筋のエクササイズが有効です。

動画はここから

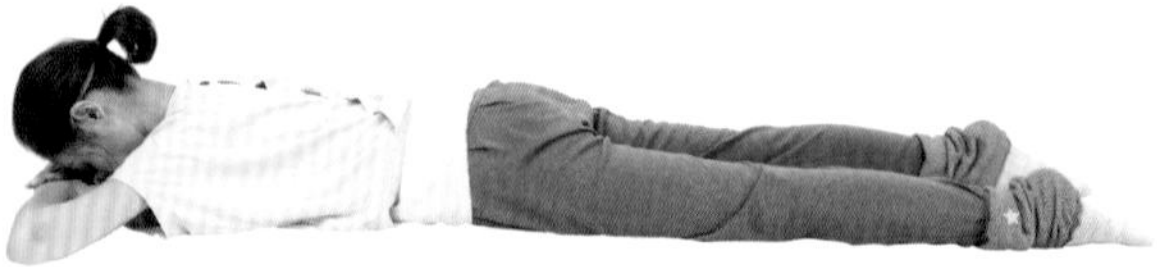

1 うつ伏せでおしりを振ってリラックス

床の上に両手を重ねて置き、その上におでこをのせます。このスタートの姿勢から、頭を天井方向に上げていくエクササイズです。

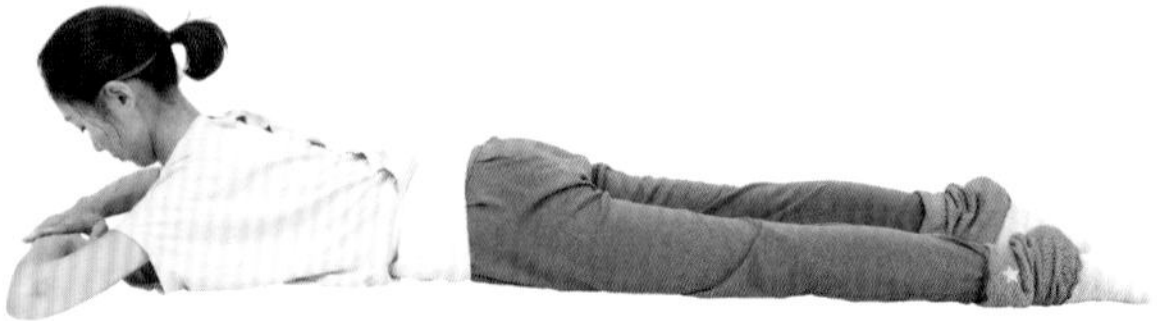

2 目線は床へ向けたまま後頭部を押し上げる

息を吐きながら、後頭部で空気を押し上げていくイメージで、頭を持ち上げます。少し二重あごにしましょう。ここで息を吸います。

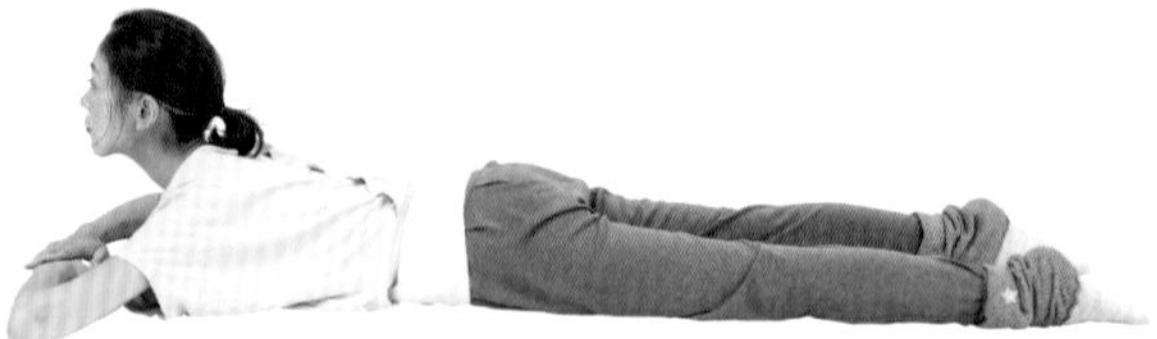

3 鼻先でビー玉をころんと転がすように鼻先を上げる

吐きながら、鼻先にあるビー玉を前方へ転がすように、ゆっくりと鼻先を上げます。ビー玉の先にいるアリが壁を上がるのを眺めるように、鼻先と一緒に目線も動かしていきます。

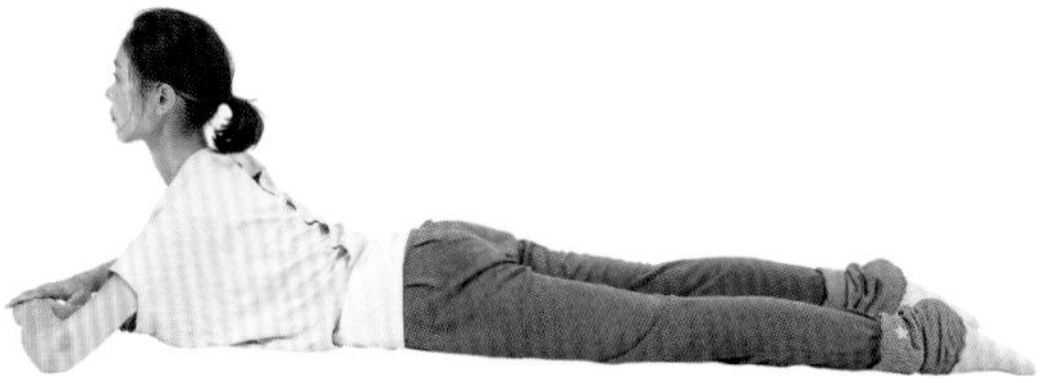

A -1

おなかをへこませてさらに上半身を上げる

ろっ骨の下のほうは床についたまま、吐きながら、胸骨（ネクタイのような骨）を斜め前方に向けるように上げていき、息を吸います。吐きながら、ゆっくりと下ろしていきます。おしりの力は抜き、恥骨をマットに下ろして、おなかをへこませてください。

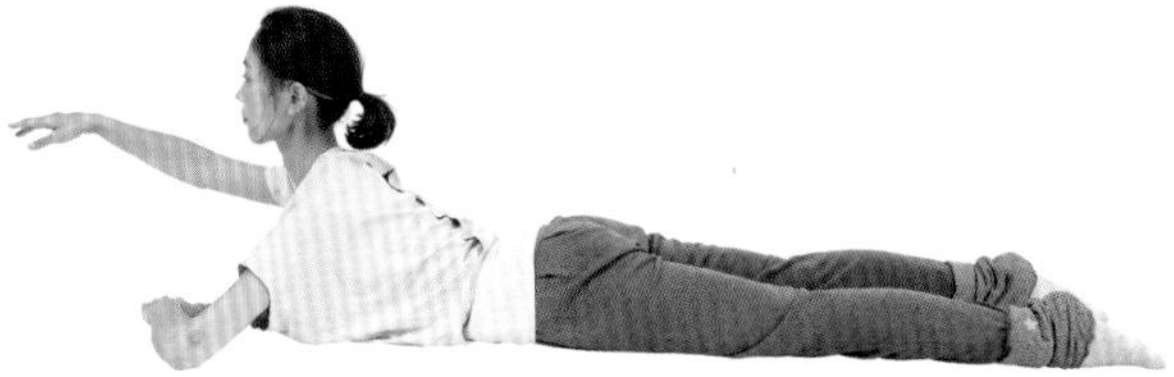

A -2

ふわっと片手を上げる

A-1の上体を起こしたところから息を吸って準備、息を吐きながら、おなかのコルセットを締め、ふわっと手を上げて、ゆっくりと下ろします。肩は下げた状態で、わきの下から手が伸びているイメージで手を長く伸ばしましょう。首の後ろにしわが寄らないように、首の後ろは長く、耳と肩の距離はしっかりととっておきます。反対側も同様に。

4 背中を伸ばす

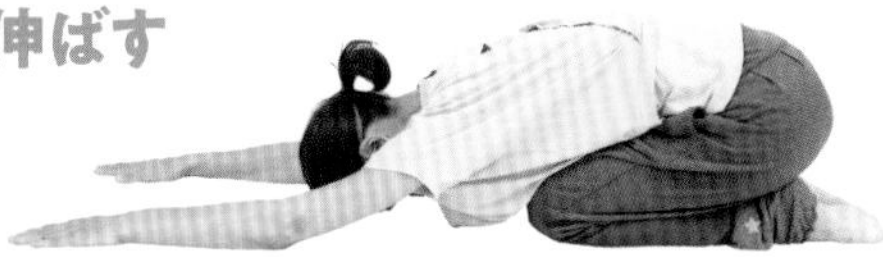

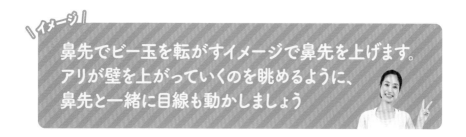

一連のエクササイズが終わったら、両手を前に出して背中を伸ばしましょう。

＼イメージ／

鼻先でビー玉を転がすイメージで鼻先を上げます。アリが壁を上がっていくのを眺めるように、鼻先と一緒に目線も動かしましょう

ゆるさ ★★★

目的・効果 肩周囲の機能改善

四十肩・五十肩予防 肩関節の組織化①

腕と肩甲骨を連携させて動かすことを本書では「組織化」と表現しています。これにより肩周りの機能改善につながります。

動画はここから

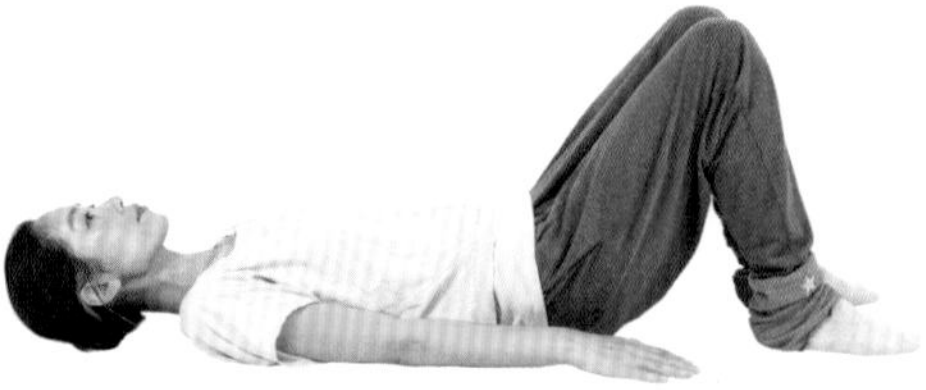

1 ひざを曲げて床に仰向けになる

スタートの姿勢です。自然な呼吸で行いましょう。

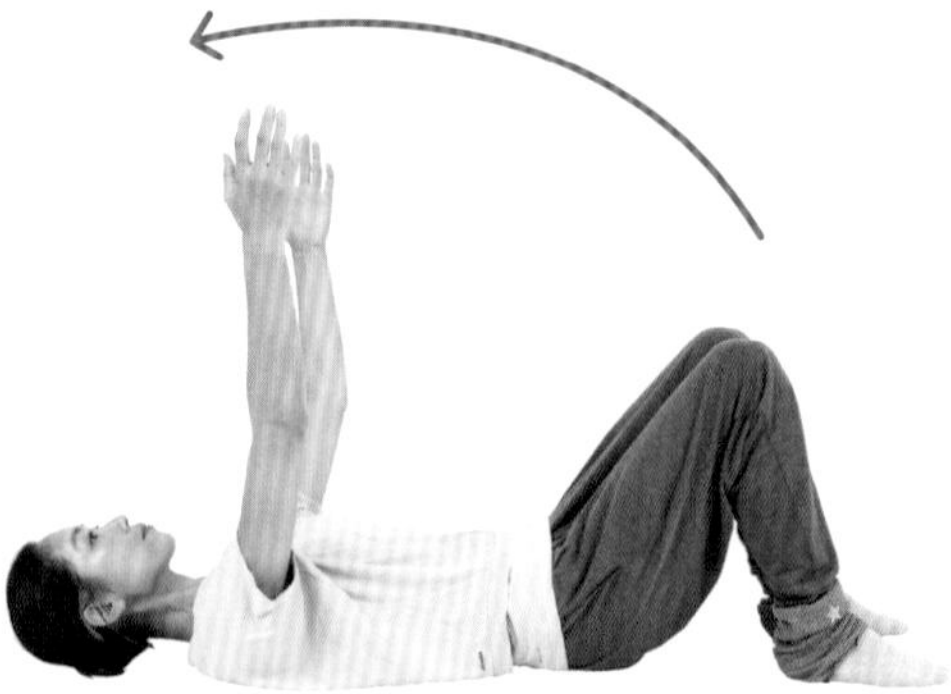

2 肩をしっかりと開いたままで前へならえからバンザイへ

肩をしっかりと開いた状態で、両腕を上げます。

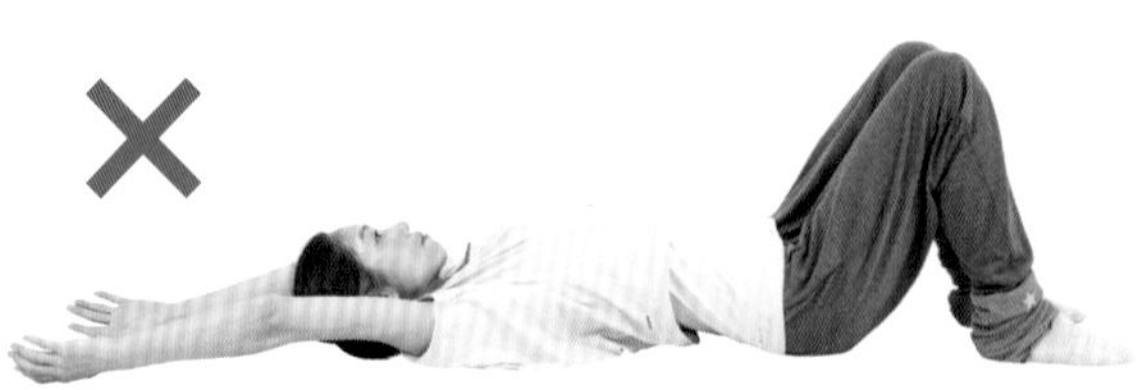

バンザイのときも肩が上がらないように、腰が反らないように注意

耳と肩の距離をしっかり保ちましょう。

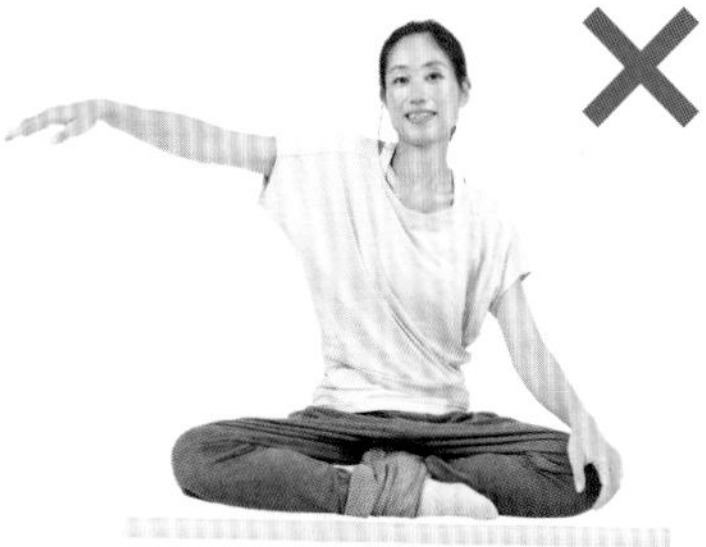

腕の付け根と手の先を一緒に上げる

肩の使い方を改善していきましょう。

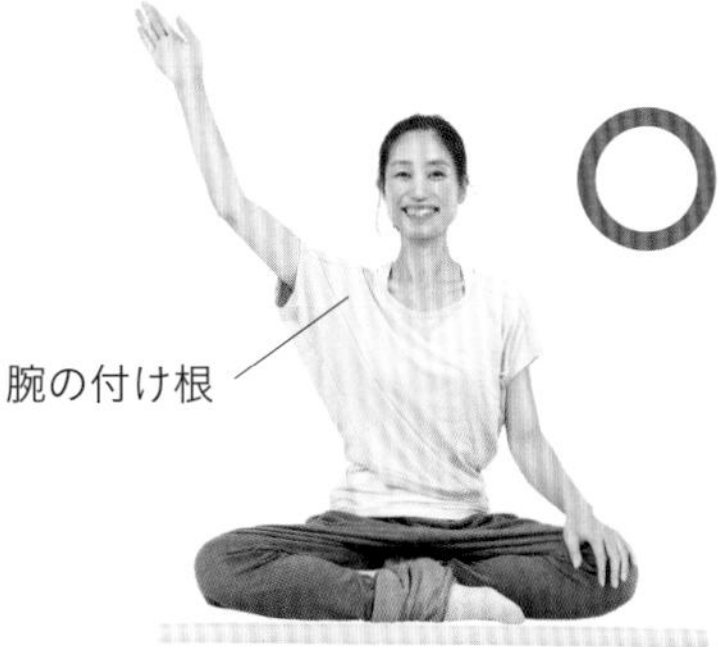

わきの下の筋肉が使われている

腕の付け根が下がるから手先が上がるイメージで手を上げます。わきの下の筋肉が使われるのを感じましょう。

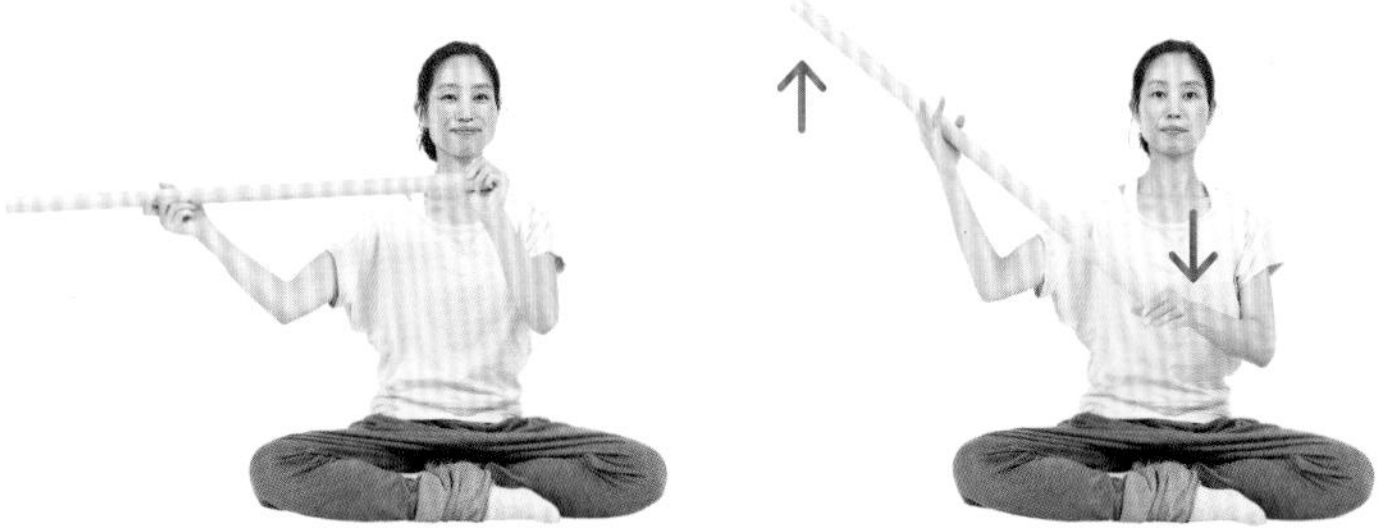

てこの原理で手先が上がるイメージで

付け根が下がるから先が上がる、というイメージをもちながら、手を上げてみてください。てこの原理で先が上がるイメージです。

わきの下の前鋸筋などでも腕を支えよう

僧帽筋などの大きな筋肉のみに頼らず、わきの下の前鋸筋などでも腕を支えていきましょう。他の小さな筋肉も共同して働くと、肩にかかる負担が分散されるといわれています。

＼イメージ／

腕を上げるときは腕の付け根が下がるから手先が上がるイメージで

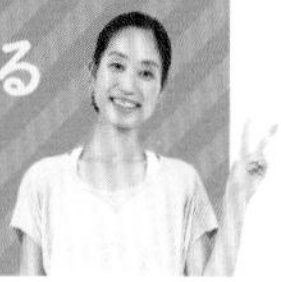

ゆるさ ★★★

目的・効果 肩周囲の機能改善

四十肩・五十肩予防 肩関節の組織化②

肩関節の組織化①（78ページ）に続き、肩周りの機能改善のエクササイズです。壁を掌底《しょうてい》（手のひらの付け根部分）の小指側で押し、わきの下の筋肉を感じてみましょう。

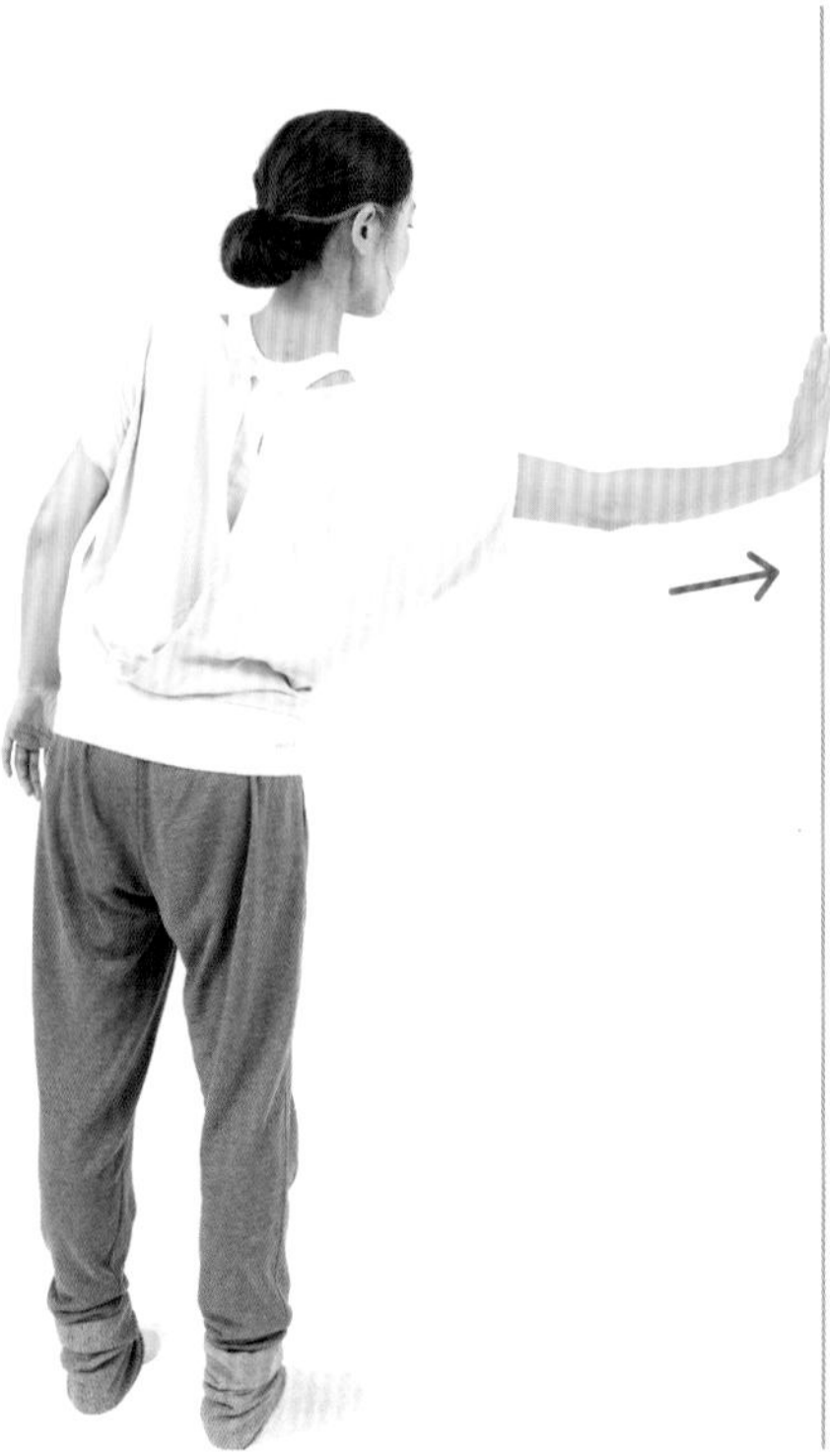

1 手を壁について押す

肩甲骨をおしりのポケットに滑り下ろすイメージで、しっかりと下げながら壁を押します。肩をしっかりと下げます。

＼イメージ／

肩甲骨をおしりのポケットに
滑り下ろすイメージで
肩を下げながら
壁を押しましょう

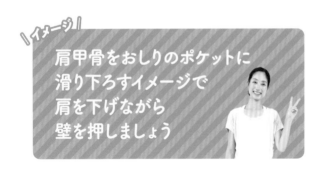

動画はここから

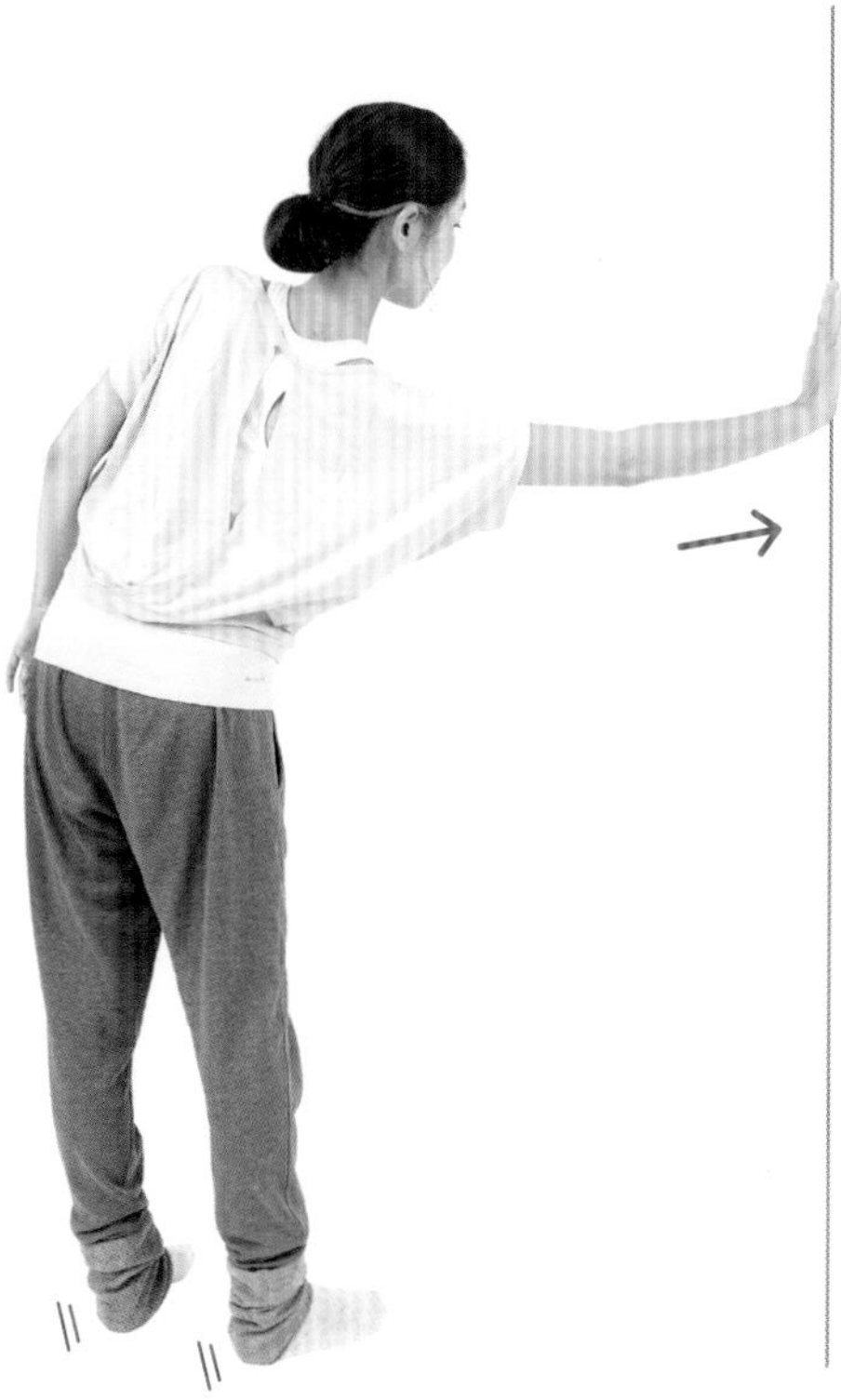

2

元の姿勢に戻って、もう一度

もう一度、掌底の小指側で、壁を押しながら壁から離れていきます。わきの下にある前鋸筋に力が入ります。無理なくできて安全な範囲で壁から離れていきます。

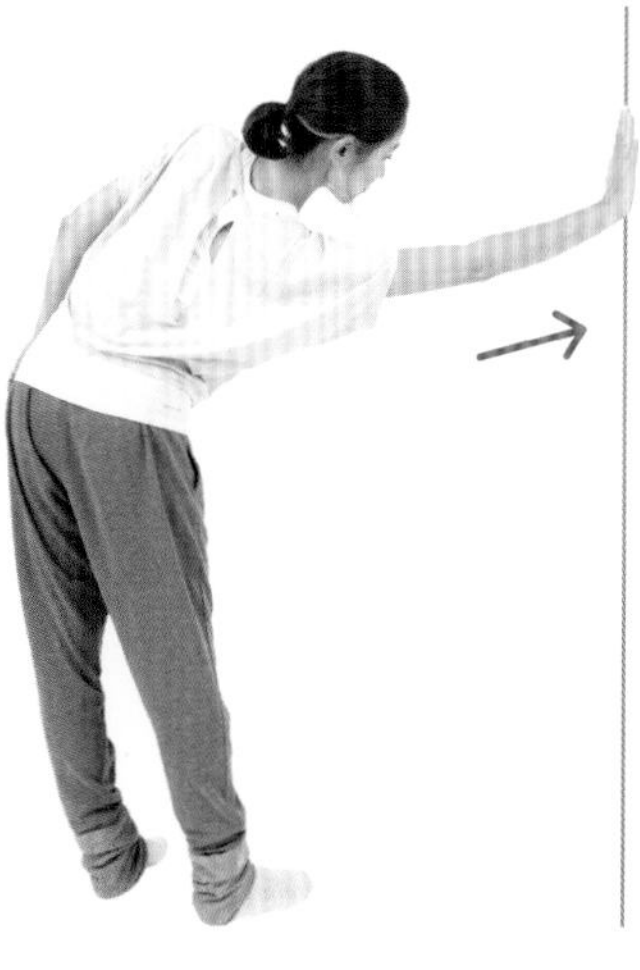

わきの下の筋肉を感じにくいときは…

体の角度をやや壁向きにかえてみましょう。わきの下側の筋肉は、おなかの筋肉につながっています。わきの下とおなかで壁を押せるように、角度を調整してください。

ゆるさ ★★

目的・効果 肩と股関節の機能改善

肩関節・股関節の分離運動

肩や股関節の機能改善に効果的なエクササイズです。腕と体幹・脚と体幹を、それぞれ分離して個別に動かすことを、ピラティスでは肩関節・股関節の分離といいます。

1 スタートの姿勢を正しく作る

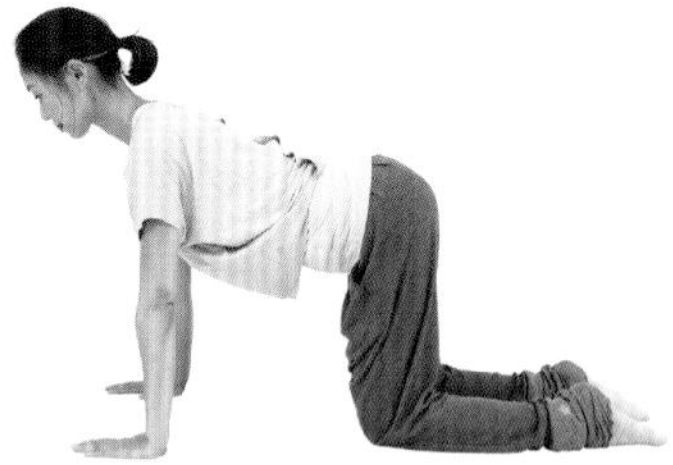

肩の真下に手首、腰の真下にひざがくるようにします。
おしりの穴とつむじが、1本のライン上に位置するように、頭からおしりまで、背骨を長く伸ばしましょう。自然な呼吸で動いていきます。

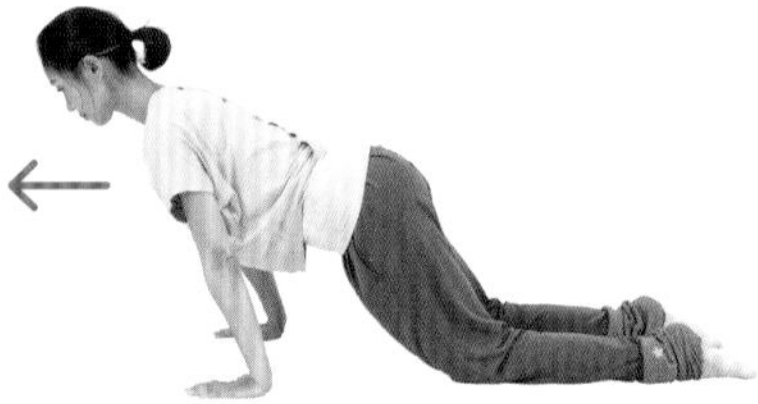

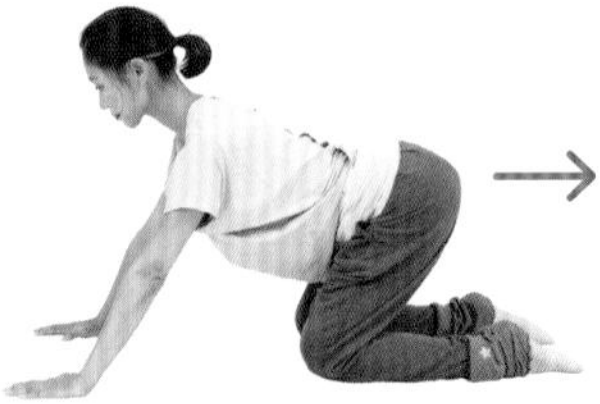

2 体を縦方向、前後に動かす

背骨をまっすぐに保ち、“体幹の四角いマッチ箱”をキープしたまま前後に体を動かします。前方へ行ったときは肩が上がったり沈み込んだりしやすくなるので注意しましょう。動かすスピードは、ご自分のタイミングで調節してください。

＼イメージ／

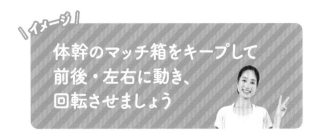

体幹のマッチ箱をキープして
前後・左右に動き、
回転させましょう

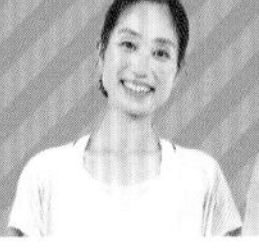

動画は
ここから

3 体を横方向、左右に動かす

次は、“体幹の四角いマッチ箱”をキープしたまま、体を横方向へ動かします。

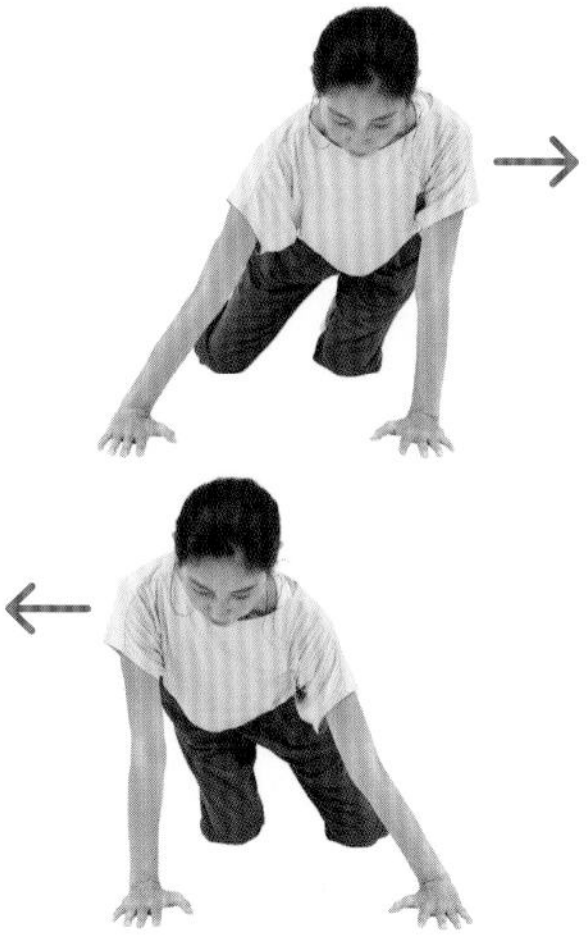

胸郭や骨盤だけを先行させない

胸郭だけ先行させたり（写真）、骨盤だけ先行させたりしないように注意しましょう。

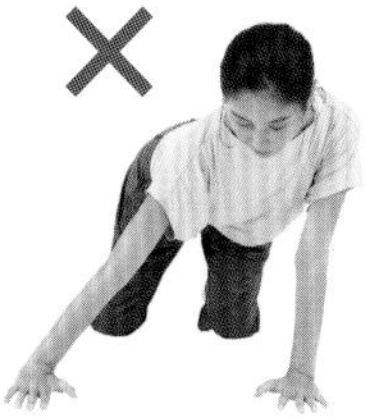

4 右回転、左回転する

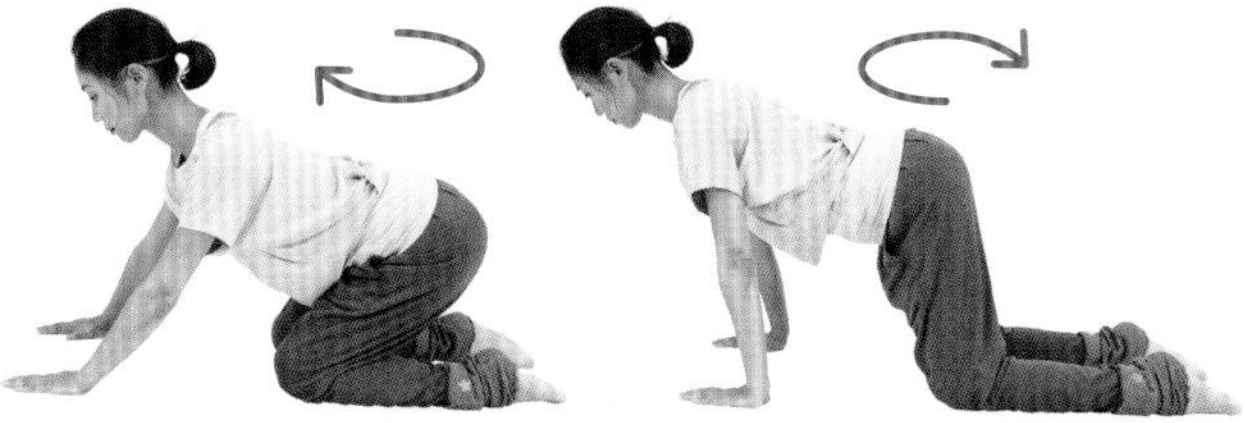

今度は円を描きます。体幹のマッチ箱をキープしたまま、グルグルと円を描きます。体幹のマッチ箱が崩れない範囲で、できるだけ大きな円を描きましょう。反対回しも同様に行い、スタートのポジションに戻ります。

肩関節・股関節を分離して動かそう

胴体と腕、脚と骨盤が一緒に動いてしまい、分離して動かせないことがあります（×印）。すると四十肩・五十肩や、歩くときに股関節に痛みが出るなど、さまざまなトラブルを誘発するおそれがあります。肩関節・股関節を、それぞれ分離して動かしましょう（〇印）。

肩関節

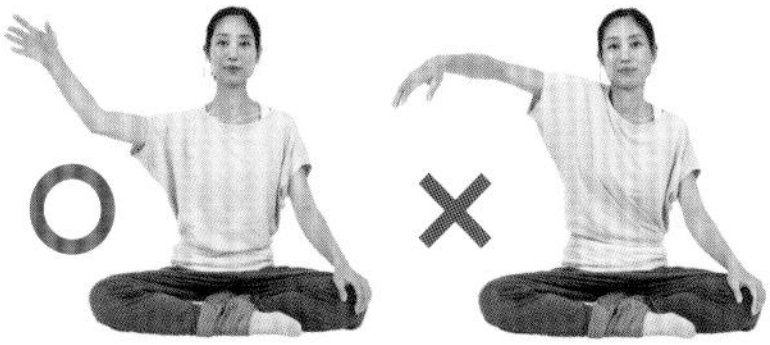

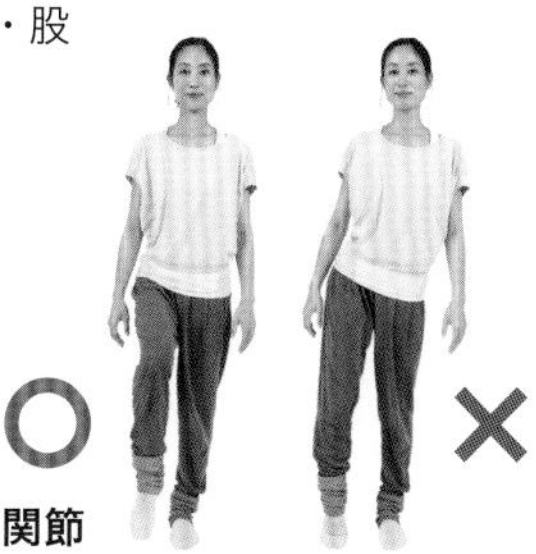

股関節

ゆるさ ★★★

目的・効果 ニュートラルの感覚をつかむ

骨盤の位置をつかむエクササイズ

ピラティスの基本であるニュートラルの感覚を覚え、骨盤を安定させましょう。

動画はここから

ニュートラル

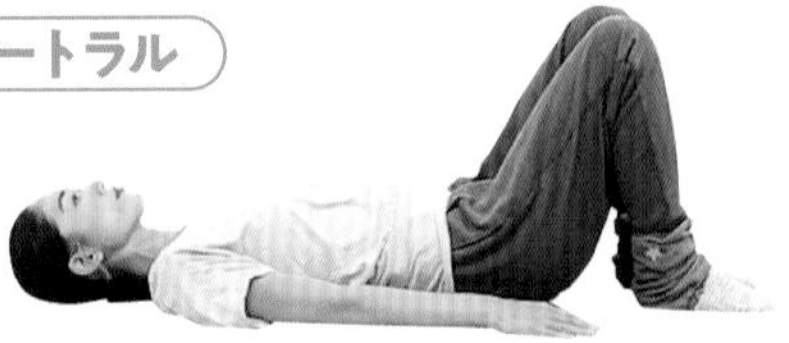

自分だけのニュートラルの場所を探す

仰向けになり、床に対して骨盤をなるべく平らにします。この状態をピラティスでは"ニュートラル"といいます。腰の後ろと首の後ろにわずかにスペースができます。

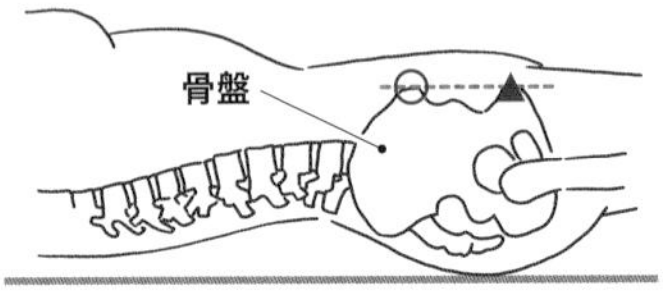

インプリント

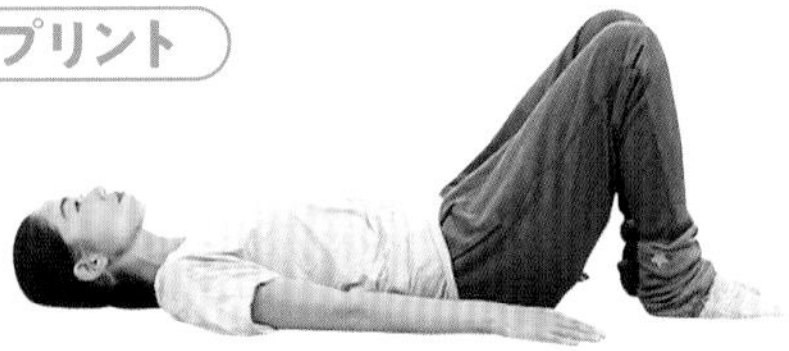

腰を丸めて背中の後ろのスペースをなくす

ニュートラルのポジションから、おなかはへこませて薄くなり、背中の後ろにスペースがなくなった状態を "インプリント"と呼びます。

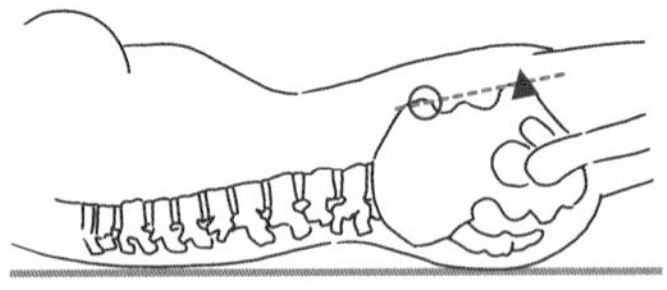

イメージ

ニュートラルとインプリントをくり返しましょう

※動きの詳細は動画でご確認ください。

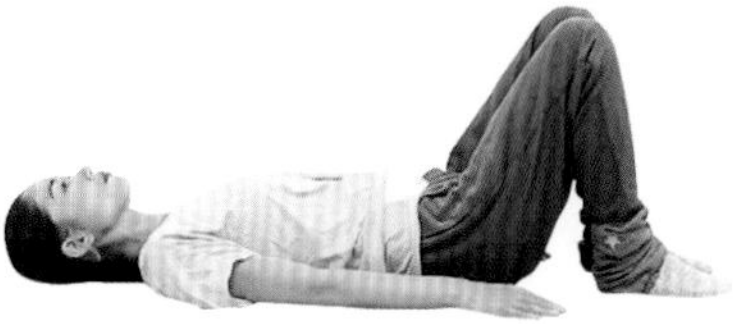

A-1 おしりを浮かせたニュートラル

太もも裏に薄っすらと力が入る程度におしりを少しだけ浮かせます。

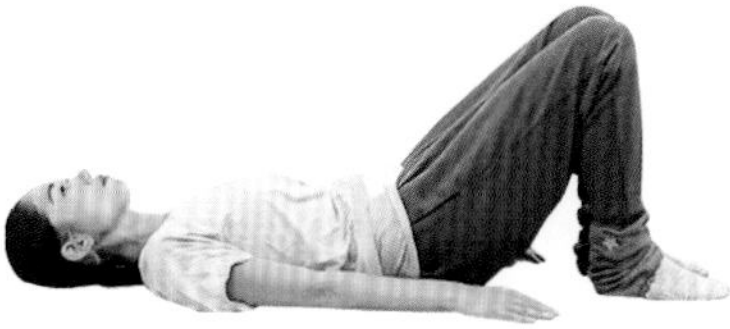

A-2 おしりを浮かせたインプリント

息を吐きながら腰を丸めると、太ももの裏側がさらに硬くなっていきます。さらにおなかが薄くなっていくのを感じながらA-1、2をくり返します。

B 手と膝をついた姿勢のニュートラル

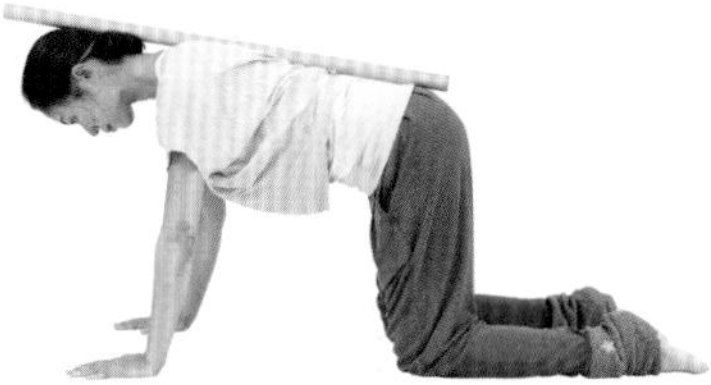

手とひざをついて床上のニュートラルの姿勢を作ります。仰向けのときと同様に、腰の後ろと首の後ろはわずかに前にカーブし、胸椎はわずかに後ろに膨らみます。

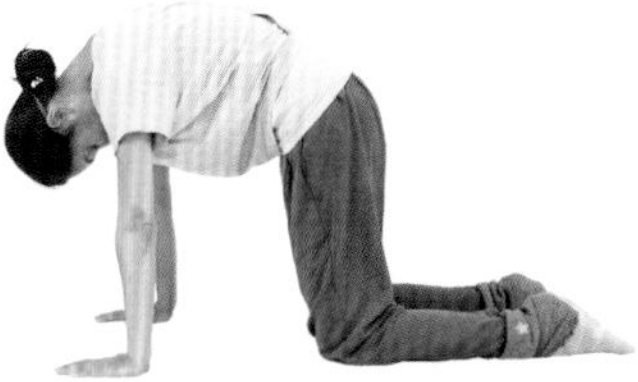

背骨を丸めて怒った猫のような姿勢になります。この動作をくり返しましょう。

※Bは20ページのキャットストレッチと全く一緒です。

C Bのチャレンジ ひざを浮かせて背中を丸める

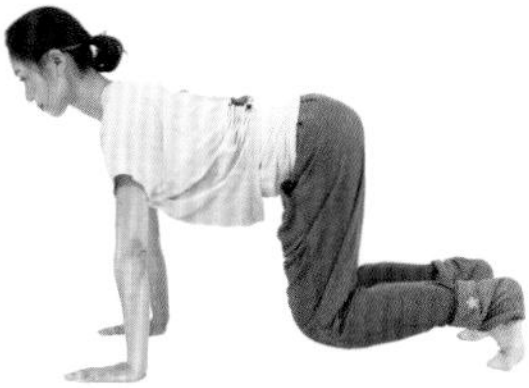

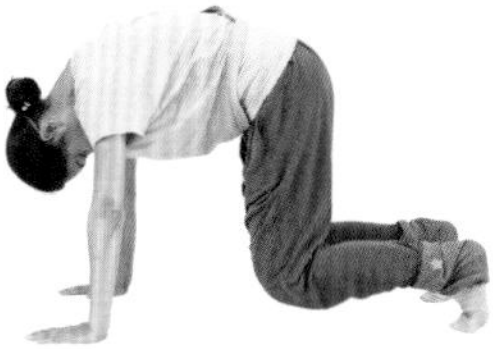

Bができたらチャレンジとして、手のひらが1枚入る程度ひざを浮かせてて行います。1回ごとに休みましょう。

ゆるさ ★★★

目的・効果 転倒予防

転倒予防① 中殿筋強化のエクササイズ

中殿筋が弱ると歩行時の重心が左右にぶれて転倒しやすくなります。中殿筋を強化して、スムーズな歩行を目指しましょう。

動画は ここから

1 横向きのニュートラルでスタート

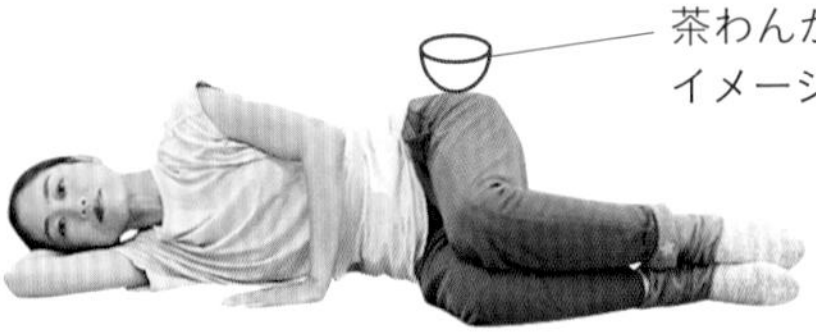

茶わんがのっているイメージで

背骨をまっすぐにするように、上側の骨盤を頭から遠くにすることを意識します。

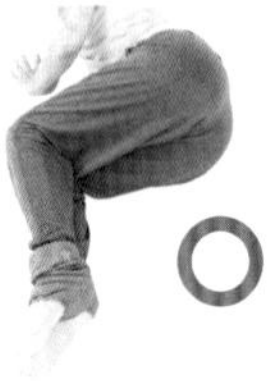

ひざを前方に置きます。

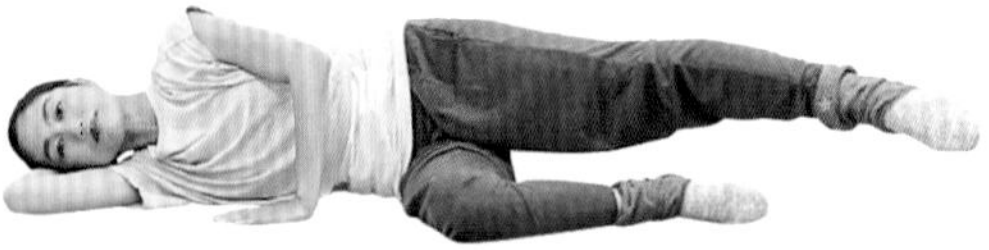

脚を腰の高さのままで、遠くへ伸ばしましょう。腰は反らさず、自然な呼吸で行います。

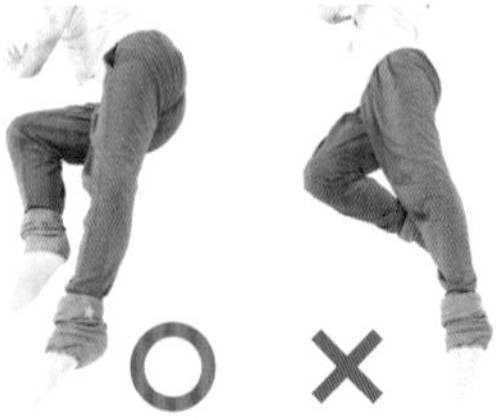

腰を反らさないために、脚は少し前側に伸ばしましょう。

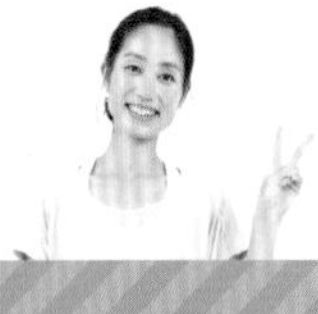

イメージ

熱々のお茶がたっぷり入った茶碗を骨盤に乗せてこぼさないように

A 片脚を伸ばしたところから

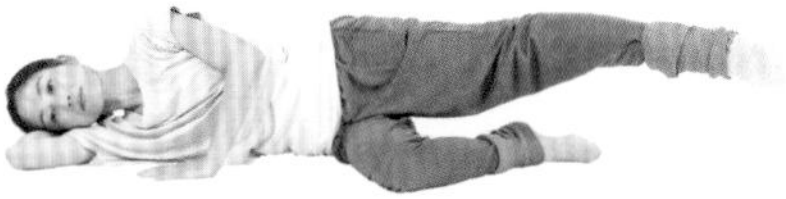

脚をゆっくりと上げ、ゆっくりと下ろします。

↓

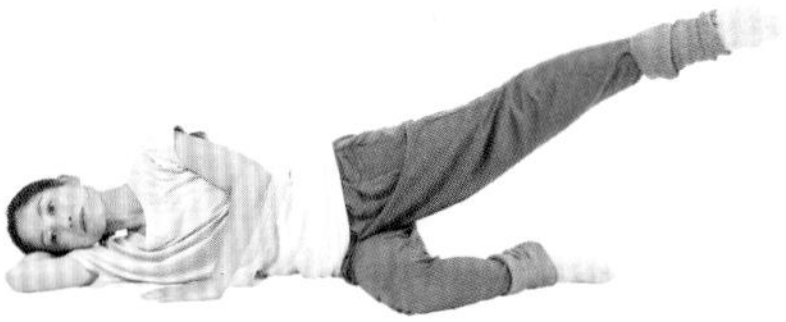

おしりの横、股関節の付け根の部位が疲れてくれば正しい動きです。

B 両脚を伸ばしたところから

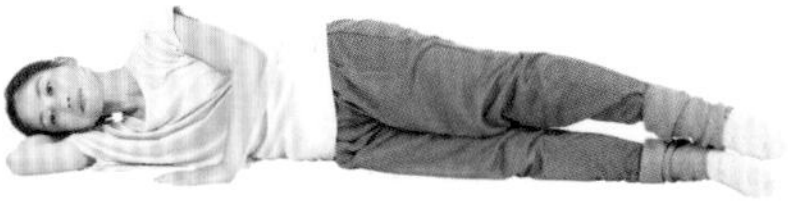

Aができた方は、下の脚を伸ばしたままで、行ってみましょう。

↓

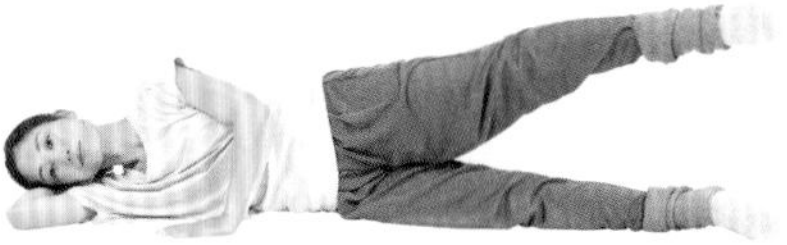

腰のくびれを作ったまま、脚を上げ、下ろします。

両脚を伸ばしたバージョンが一番難しく、下の脚の中殿筋のエクササイズにもなります。

歩き方をチェックしてみよう

おしりの横の筋肉、中殿筋が弱いと、おしりが左右に大きく揺れる歩き方になります。歩き方を鏡でチェックしてみましょう。

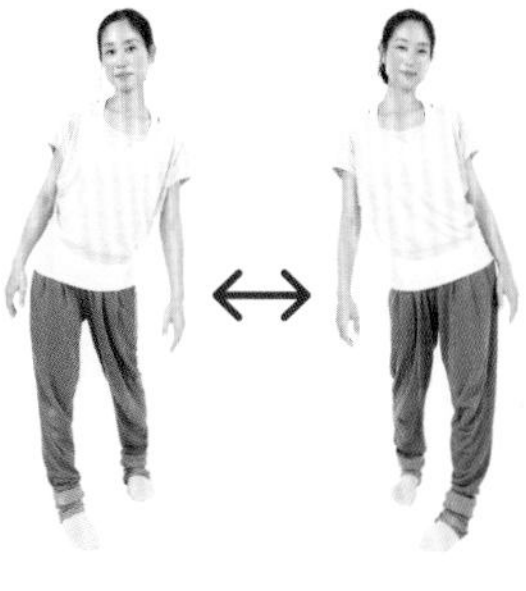

ゆるさ ★★★

目的・効果 中殿筋強化、転倒予防

転倒予防② パジャマウォークとボールエクササイズ

「パジャマウォーク」は、パジャマやジャージなどを中途半端にはいて横歩きします。パジャマなどの腰ゴムの張力を使って中殿筋を強化します。トライしてみませんか？

動画はここから

A

パジャマウォーク

腰ゴムの入ったパジャマなどを用意

パジャマやジャージなど、腰ゴムの入ったズボンを用意します。

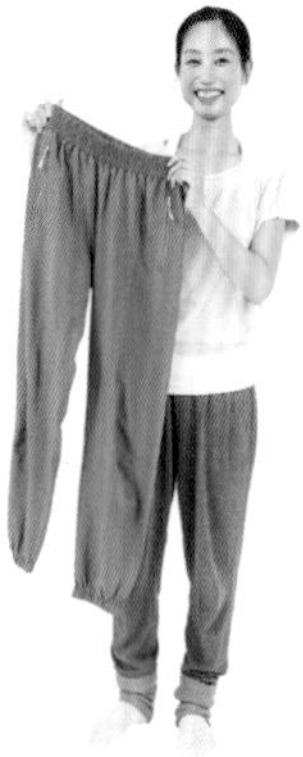

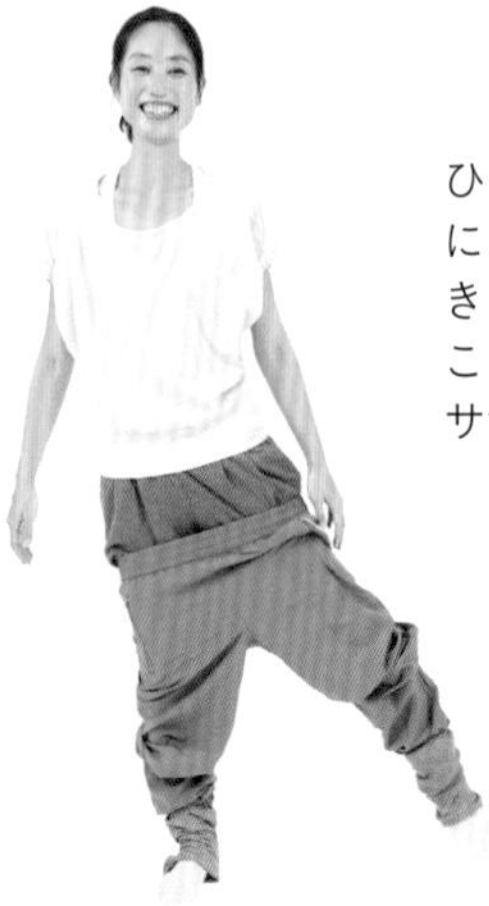

ひざと股関節の間ぐらいに中途半端にはいて横歩きします。おしりの横のところ、中殿筋に効くエクササイズです。

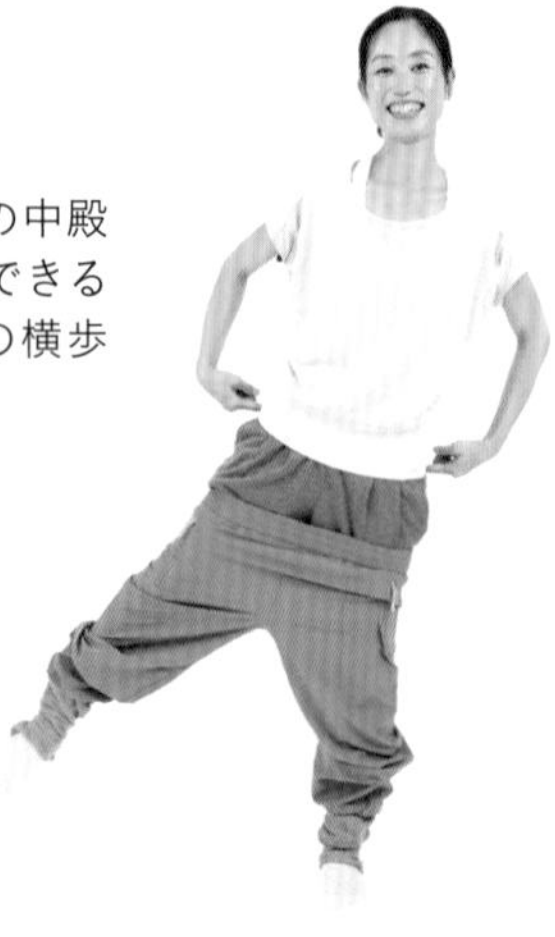

軸足のおしりの横の中殿筋にくぼみが少しできるようにして、左右の横歩きをくり返します。

B ボールエクササイズ

ボールと壁を使って中殿筋を強化

このようなボールを用意します。

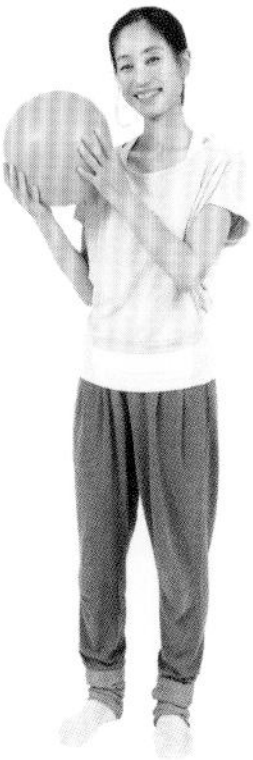

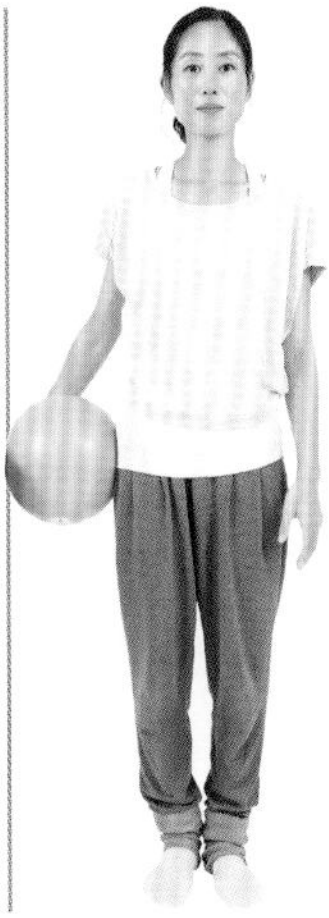

→

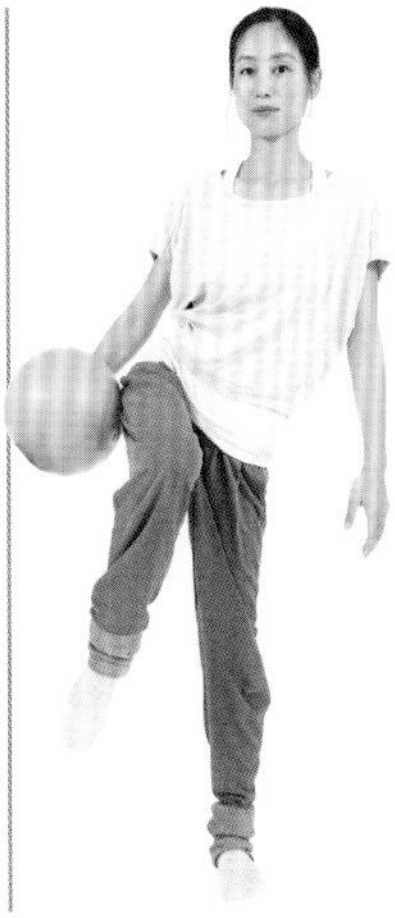

おしりの横と壁でボールを挟んで、まっすぐに立ちます。

ボールをつぶしながら、壁側のおしりを持ち上げます。横に並んだおしりを、縦に並べるくらい持ち上げます。自然な呼吸で、動作をくり返しましょう。おしりを上げるほど、軸脚のおしりの横にくぼみができて、きつく感じます。ボールがないときは、ただおしりを上げるだけでも結構です。

イメージ

パジャマを中途半端にはいて横歩きします
（パジャマウォーク）

ボールをつぶしておしりを上げましょう
（ボールエクササイズ）

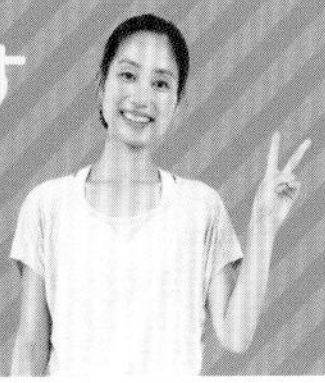

ゆるさ ★

目的・効果 股関節分離、体幹強化

バンドで脚とおなかの運動

バンドを足の裏にかけ、ある程度張った状態からスタートします。
84ページを元にした股関節分離のエクササイズです。

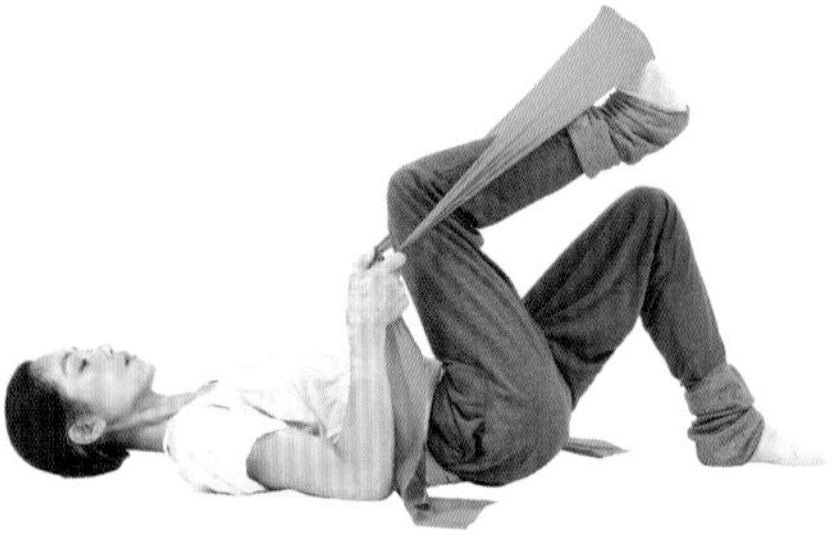

A 片脚の曲げ伸ばし

床に仰向けになり、ひざを曲げて、片足の裏にバンドをかけます。ひじは床の上に下ろしましょう。その姿勢から、腰を丸めて（インプリント）背骨をすべて床の上に下ろし、ひざを曲げたままで片脚をテーブルトップ（股関節の上にひざがきて、すねは床と平行の高さ）に上げていきます。

↓

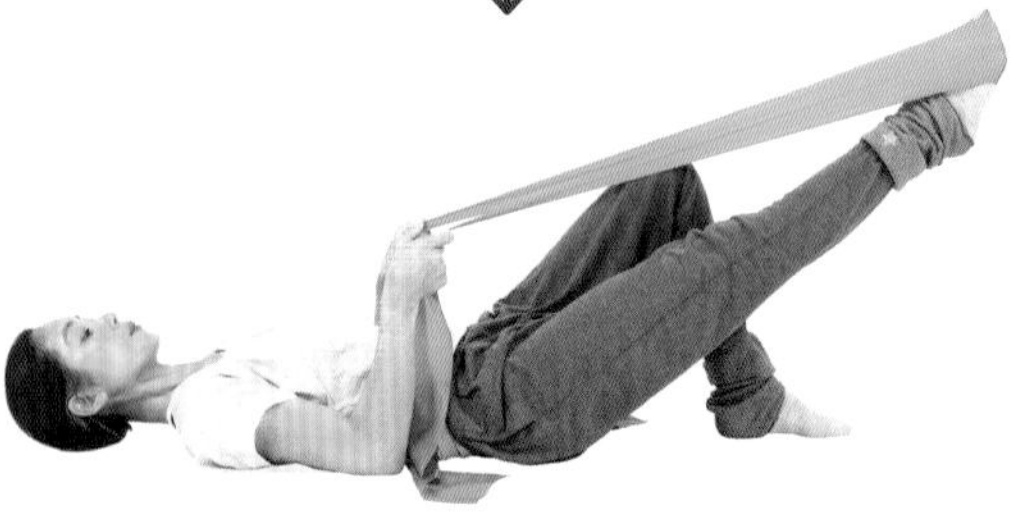

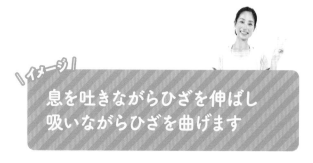

息を吸って準備。吐きながらひざを伸ばし、吸いながら一息で戻します。反対の脚も行います。余裕がある方は、つま先や足の甲も動かして曲げ伸ばしにトライしましょう。おなかを背骨のほうにへこませ、薄いおなかで行いましょう。

＼イメージ／

息を吐きながらひざを伸ばし
吸いながらひざを曲げます

動画は
ここから

B 両脚の曲げ伸ばし

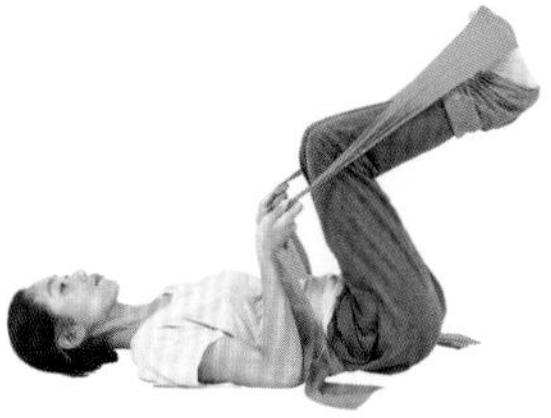

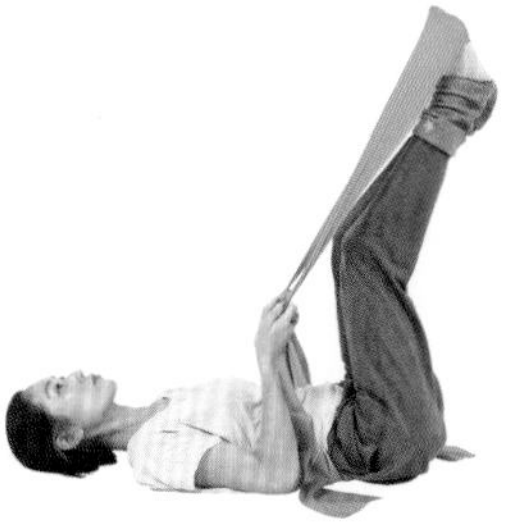

両脚をそろえた状態で、Aと同様の動作を行います。息を吐いて伸ばし、吸って曲げます。

おなかの表層の筋肉がポコッと出すぎないように、おなかを背中のほうへ引き込みながら行いましょう。
※腰が反らないよう注意。

C 片脚の上げ下げ

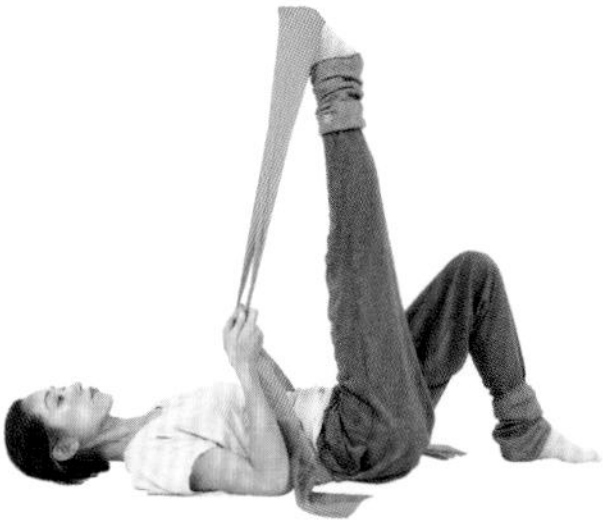

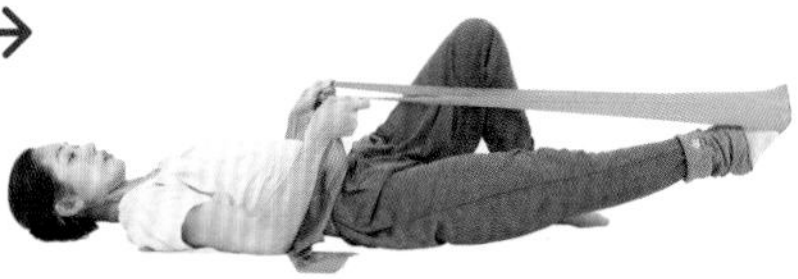

脚の上げ下げをしていきます。ひざを伸ばしたところから息を吸いながら脚を上げていき、吐きながら下げていきます。

上げていったときにおしりが浮いてしまわないように注意しましょう。ももの裏側がきつい方は、ひざを軽く曲げましょう。

D 両脚の上げ下げ

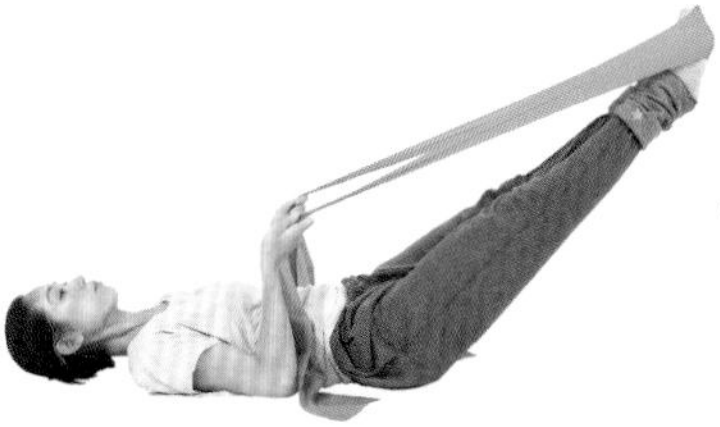

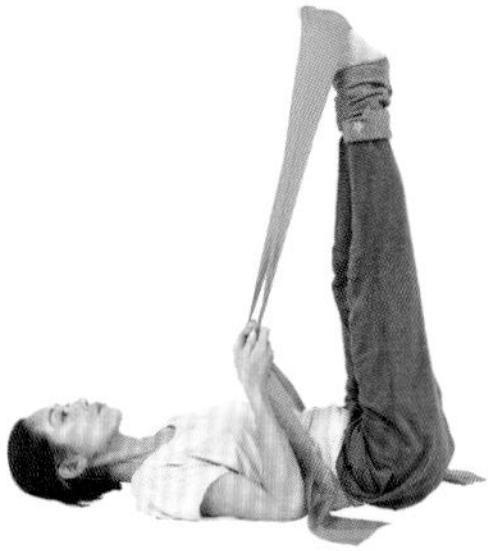

チャレンジしたい方は両脚で、息を吸いながら上げて、吐きながら下ろしてみましょう。股関節の付け根に鉛筆を挟むようにして準備します。

息を吸って脚を上げ、吐いて下ろしていきます。脚を上げるときは、ももの裏側が伸びるのを感じ、下げるときは、ももの裏側が縮むのを感じてみましょう。
※腰が反らないよう注意。

Column

ピラティスとは②

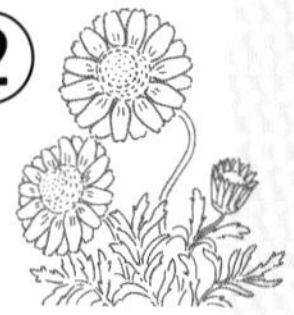

特に呼吸と脊椎を重要視

自然をこよなく愛し、子どもの頃から解剖学書が大好きだったというピラティス氏の考えたエクササイズは、自然法則と解剖学を基に考えられたシンプルかつ機能的・効果的なエクササイズで、特に呼吸と脊椎〜骨盤を重要視しています。

体のコアをピラティス氏はパワーハウスと呼んだ

呼吸は、脊椎〜骨盤が解剖学的に良好な位置関係であるニュートラルポジションにあり、肋骨がスムーズに動くことのできる、ふんわり動く胸郭のもとで行われると、深く安定したものになります。またピラティスでは、効率的な呼吸を行うための「コア」をとても大事なものとしてとらえています。

一般にコアとは体の中心の腹部〜骨盤部を指します。天井部の横隔膜・底部の骨盤底筋・後方で背骨を支える多裂筋・背骨の両側からコルセットのように肋骨と骨盤の間をぐるっと取り囲む腹横筋が主な構成要素です（それ以外の体幹〜骨盤〜股関節周囲の筋肉を含むこともあります）。コアが十分に機能すると、脊椎に安定感としなやかさ、さらに重力に抗する背が高くなるような身体の使い方である「エロンゲーション elongation」が促されます。この状態下では体に軸ができ、腕や脚も動かしやすくなります。このようにコアは身体の動きに対し発電機のような役割をしていることから、ピラティス氏は当時「パワーハウス powerhouse*」と呼んでいました。

機能障害からくる痛みにも効果的

与えられた身体の機能を最大限に活かすように考えられた「ピラティス」は、機能障害からくる痛みにも効果的で、美しい姿勢や自分の身体を大切に扱うことにもつながります。年代や性別を問わず、多くの方にピラティスを実践していただけたら嬉しいです。

（宮脇素子・整形外科医）

* ただしピラティス氏は具体的な筋肉名は明言していません。

5章

イスに座ってできる
ゆるピラ

バンドやポールを使う
ゆるピラ

「運動」と聞くと心身共に準備を整え、
一生懸命やらなくてはいけないというイメージもありますが、
TVを見ながらとか、仕事の合間にとか、風呂を洗いながら、
階段を上がりながら、トイレの中で、フッと気が向いたときに、
骨や筋肉に意識を向けて動かすだけでも立派な運動です。
この章では、どなたでも、暮らしの中でいつでも気軽に取り組める
バラエティに富んだエクササイズを集めました。
「運動しなきゃ!」「でも自分にはできない」などと構えず、
まずは気軽にお試しください。

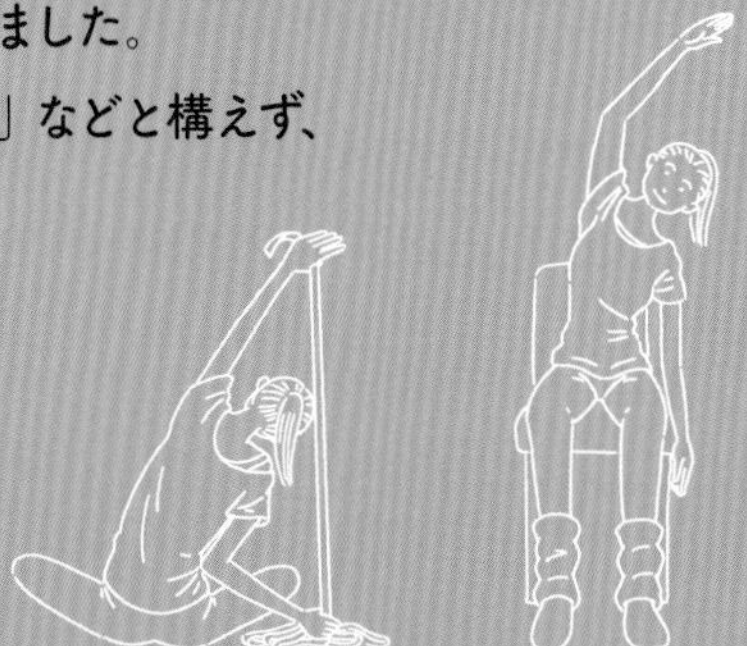

みなさんにクイズです

どうやってイスから立ち上がってる？

突然ですがみなさんにクイズです。イスからの立ち上がり方を思い出してください。どこの骨を、どの方向に動かして、イスから立ち上がっているのでしょうか？

動画は
ここから

クイズ　どこの骨を、どの方向に動かして、立ち上がるのでしょうか？

その動作を実演してみます。答えがわかったら下の解答をお読みください。

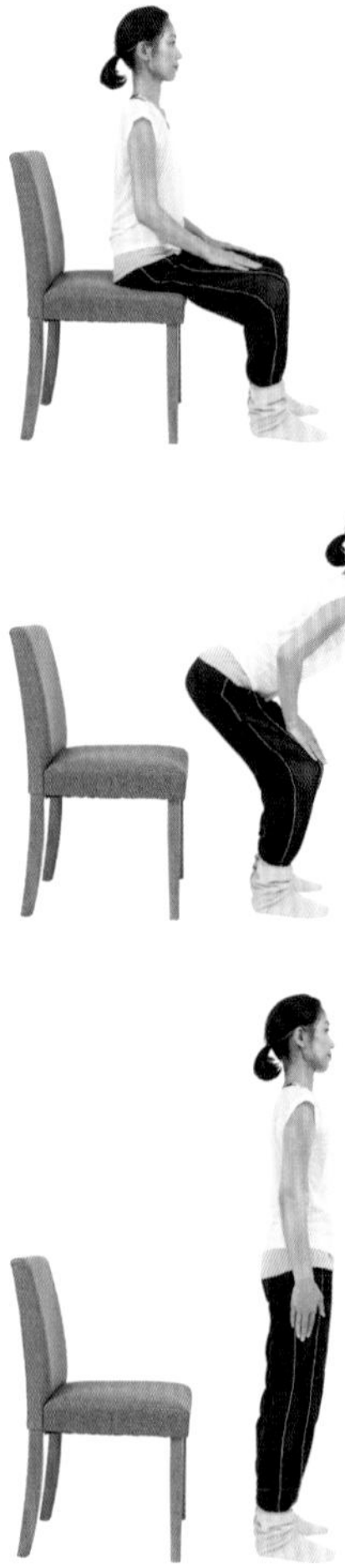

クイズの解答

正解は「骨盤を前方に倒して立ち上がる」です。股関節を折りたたむようにして、骨盤を前方に倒していかないと、うまく立ち上がれません。

○ 股関節を折りたたむと階段が楽に上がれる

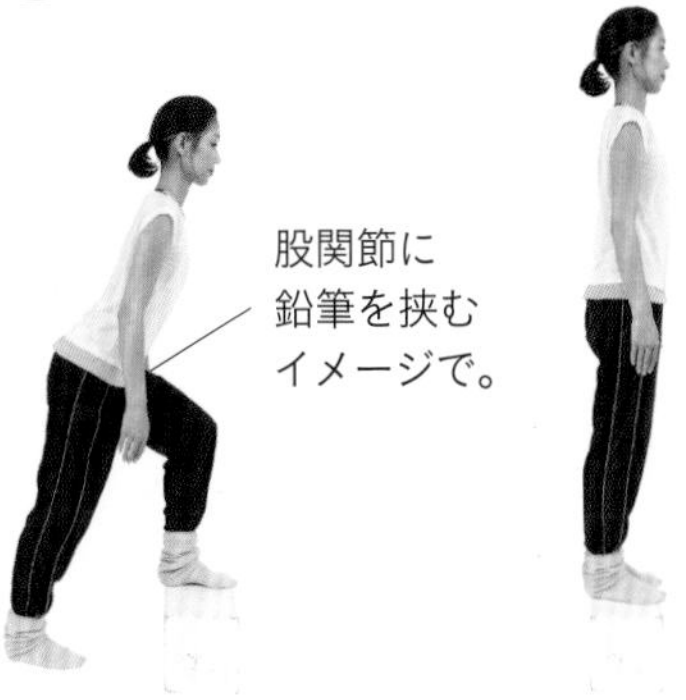

階段を上るとき、足を1歩出したときに、骨盤をしっかり前方に倒しましょう。足にしっかりと体重がのって次のステップに移りやすくなり、階段が楽に上がれます。

× 股関節を折りたたまないと体重移動が大変に…

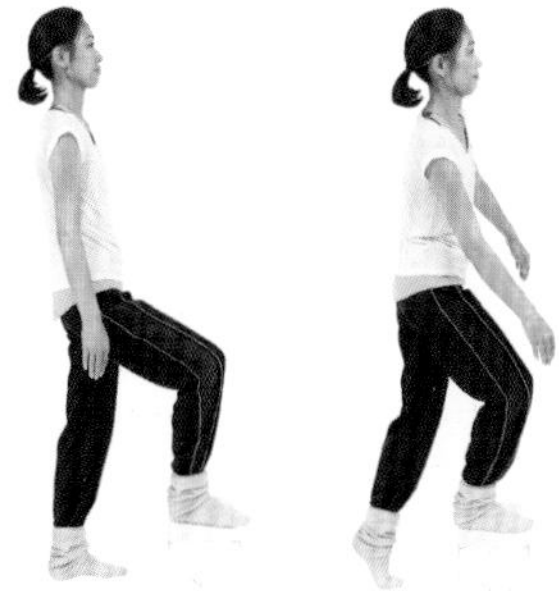

おしりが後ろにあるような状態だと、体重移動が大変になります。

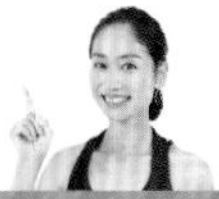

＼イメージ／

曲げた股関節に鉛筆などを挟むイメージで

× 股関節を折りたたまないと、おしりに重心が残ってうまく立てない

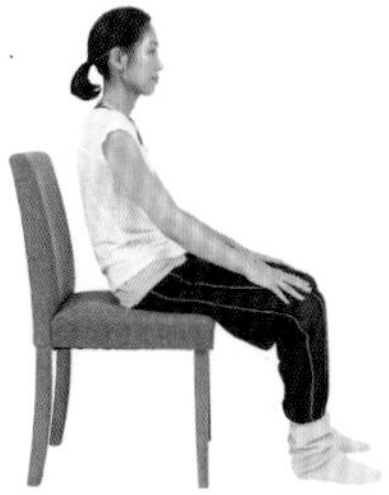

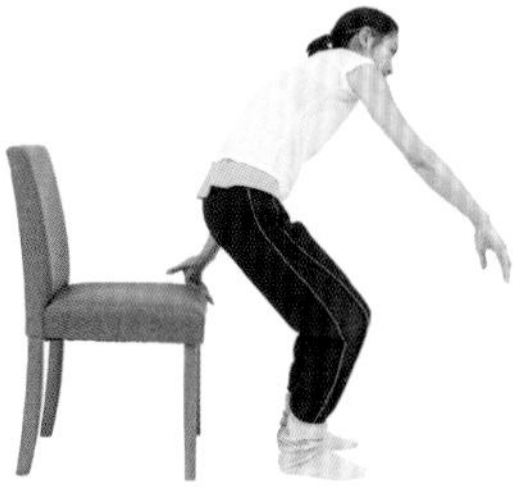

手をついたり、何かをつかんで引っ張ったりして「よっこらしょっ」と、無駄なエネルギーを使って立つことになります。まずは股関節をきちんと折りたたむ動作が非常に重要です。おしりをプリッと突き出して、曲げた股関節に鉛筆などを挟むイメージです。

「今日は階段を使ってみよう」という日は

股関節をきちんと折りたたみ、おしりをプリッと突き出すようにして骨盤を前に倒すことを意識しましょう。階段の多い場所に出かけるのが楽しくなるといいですね。

ゆるさ ★★★

目的・効果 背骨を動かす、体調を整える、呼吸が楽になる

イスに座って平泳ぎとバタフライ

平泳ぎとバタフライは、背骨をたくさん動かすエクササイズです。背中を丸めたり胸を反らせたりの運動をくり返し、たっぷり呼吸しましょう。

1 両手を組んで背中を丸める

イスに座って準備します。

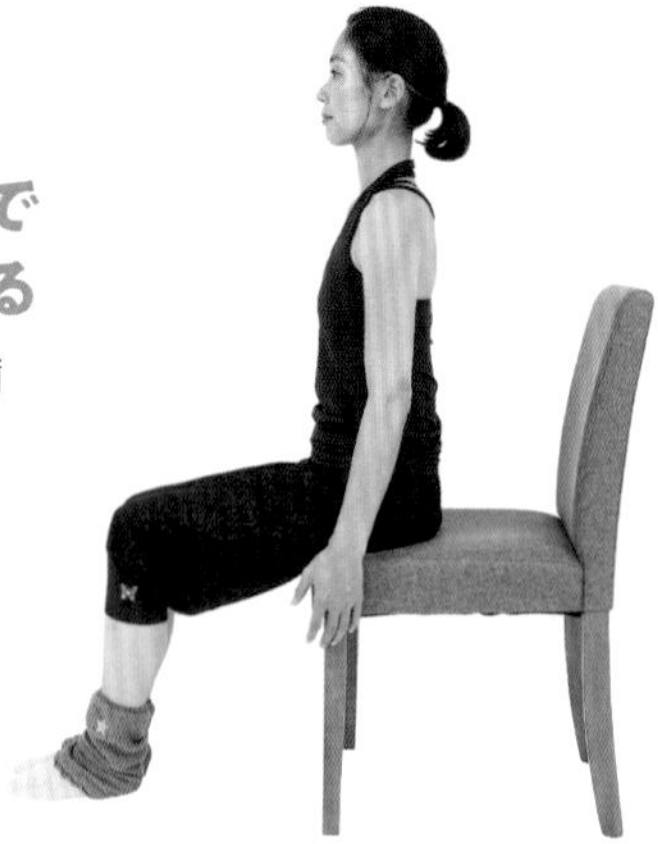

胸の前で両手を組みます。

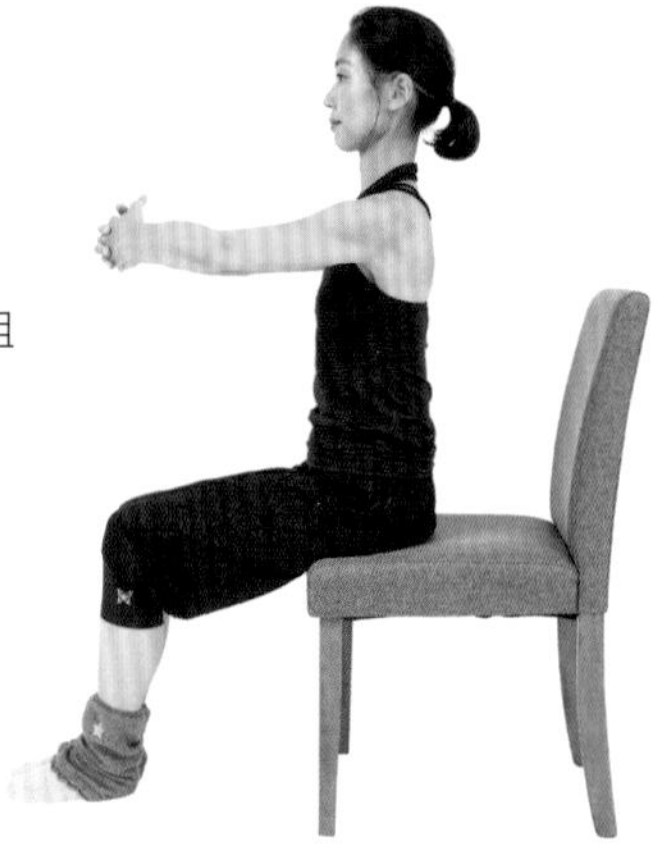

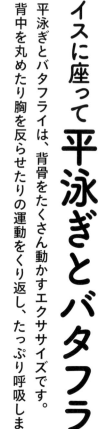

手と手の間に耳が入っていくようにして、息を吐きながら背中を丸めます。

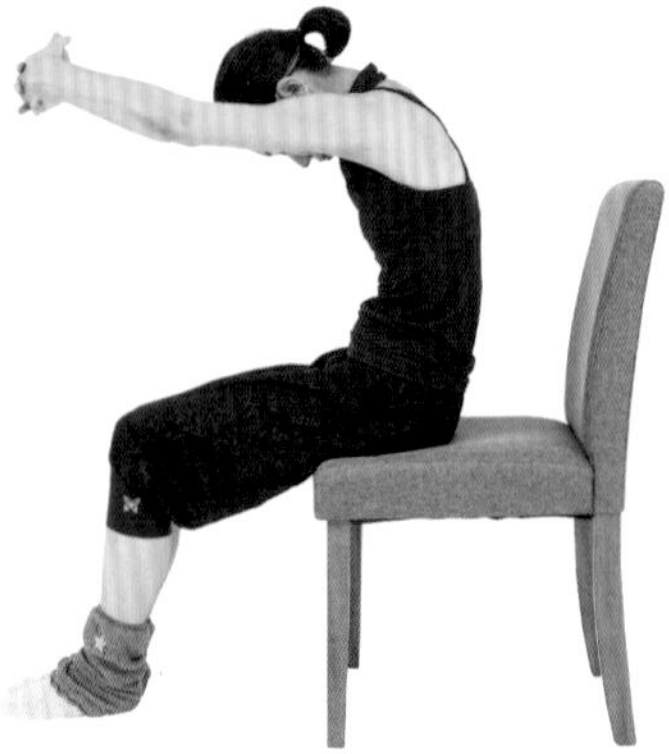

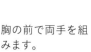

動画は
ここから

2 平泳ぎの手で後ろへ

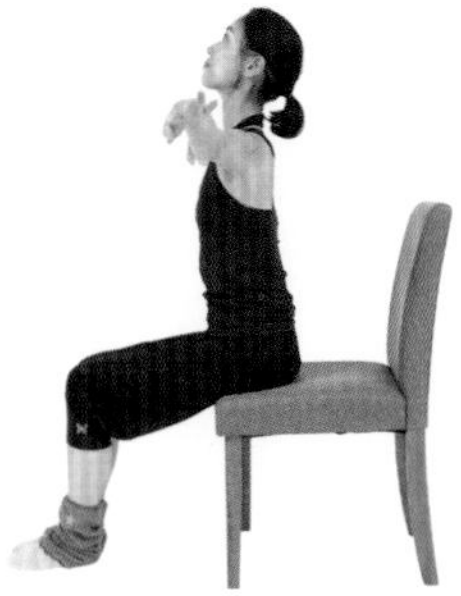

平泳ぎをするように、手を横から開きます。

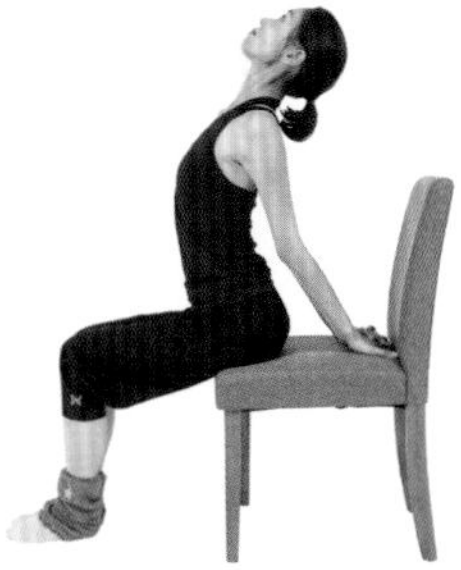

体の後ろで手を組み、手のひらを下向きにしてイスの上につけます。息を吐きながら、胸を少し反らせます。おなかが押し出されないように、胸骨を斜め上に突き上げるようにしましょう。鎖骨を横に伸ばし、しっかりと胸を開きます。

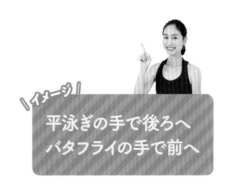

3 バタフライの手で前へ

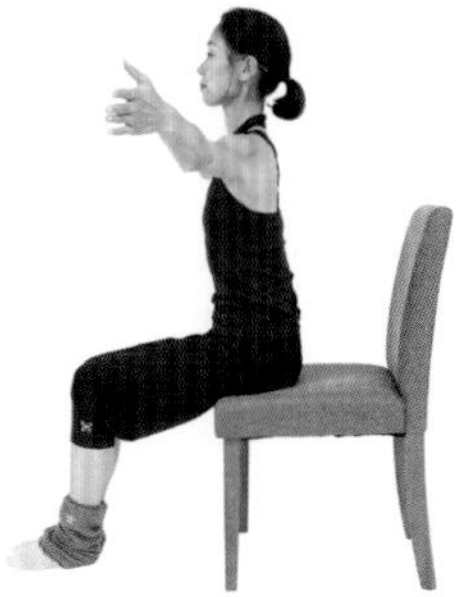

体の後方から、バタフライの手で前に戻ります。

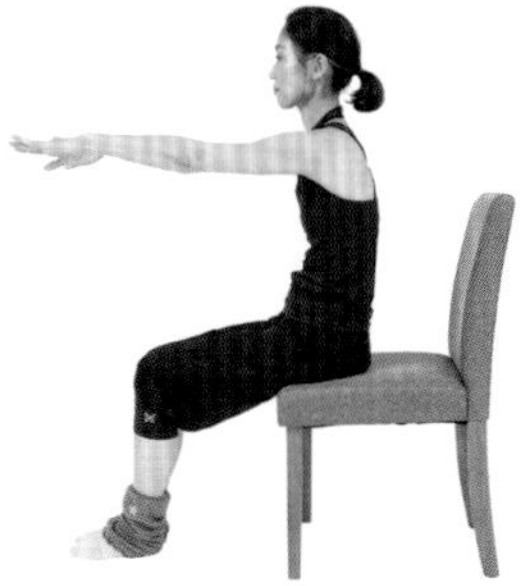

両手をしっかりと前方へ出しましょう。

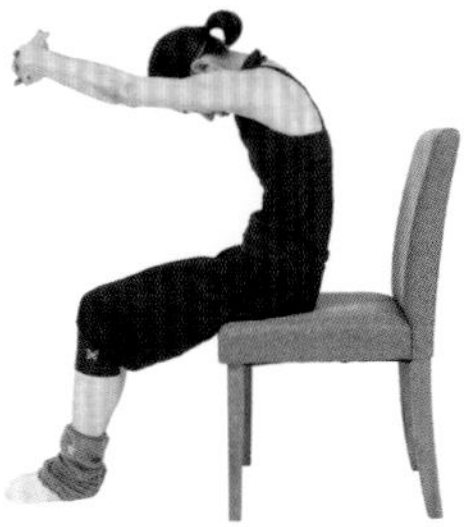

両手を組んで前方に押し出し、みぞおちを自分のほうに引き込みます。息を吐きながら両手を引っ張り合い、背中を丸めます。

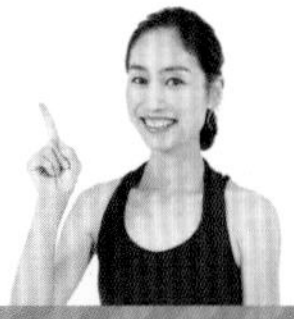

イメージ

平泳ぎの手で後ろへ
バタフライの手で前へ

ゆるさ ★★★

目的・効果 胸郭を広げる、呼吸が楽になる

イスに座ってマーメイド

マーメイドをイスに座ったままで行います。ろっ骨のアコーディオンを開きましょう。体を左右に倒す動作をくり返したら、体をねじって呼吸する動作を加えてみましょう。

1 スタートポジション

両方の座骨に均等に体重をのせ、イスに座ります。背を高く保ちます。

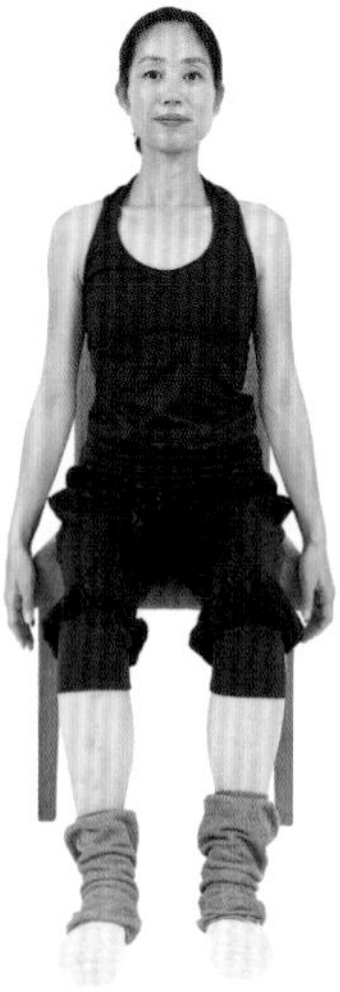

息を吸いながら右手をふわっと上げていきます。

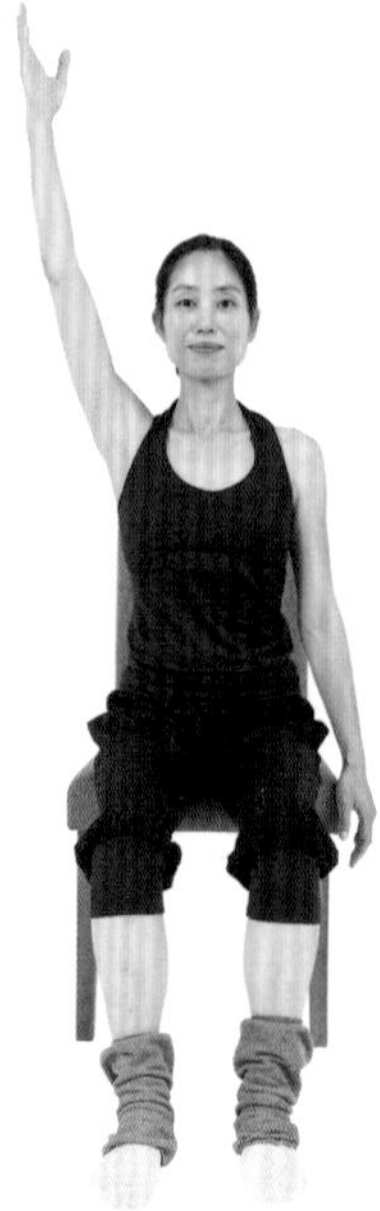

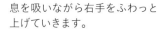

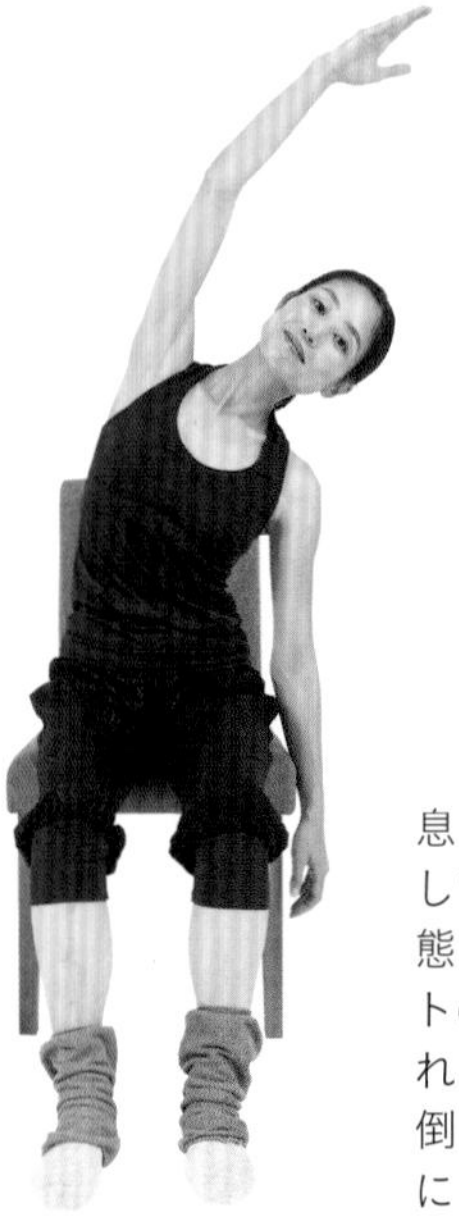

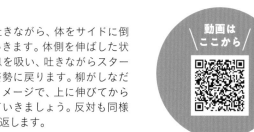

息を吐きながら、体をサイドに倒していきます。体側を伸ばした状態で息を吸い、吐きながらスタートの姿勢に戻ります。柳がしなだれるイメージで、上に伸びてから倒していきましょう。反対も同様にくり返します。

動画は ここから

② 体側を伸ばした後、胸骨を下に向ける

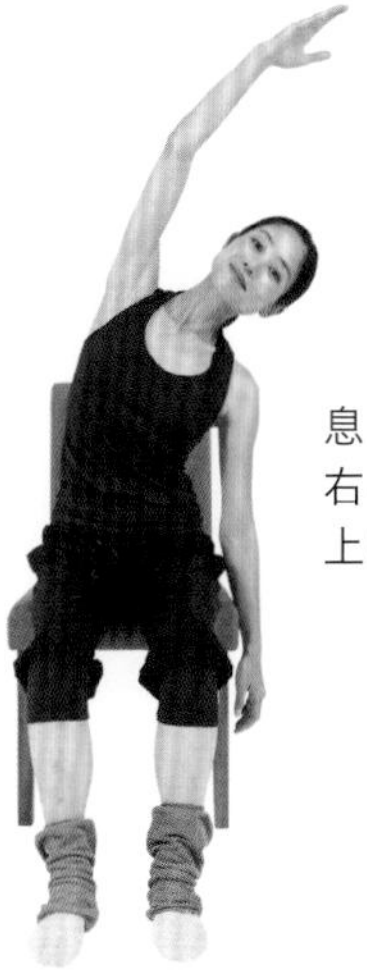

息を吸いながら
右手をふわっと
上げます。

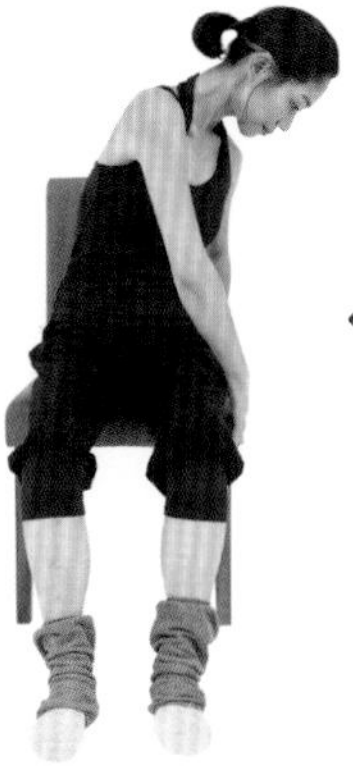

上げた手を反対のひざの横におき、息を吐きながら、体をねじります。胸骨を下に向け、おへそをのぞきこむようにして背中を丸めます。自然な呼吸で動きましょう。

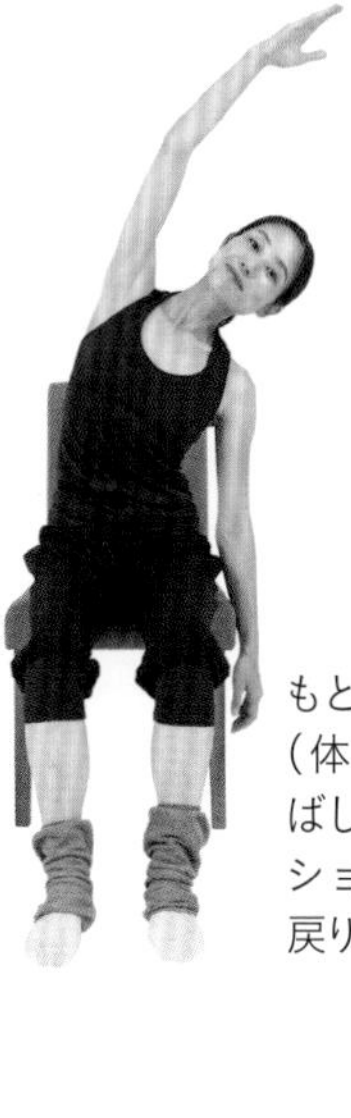

もと来た道（体側を伸ばしたポジション）に戻ります。

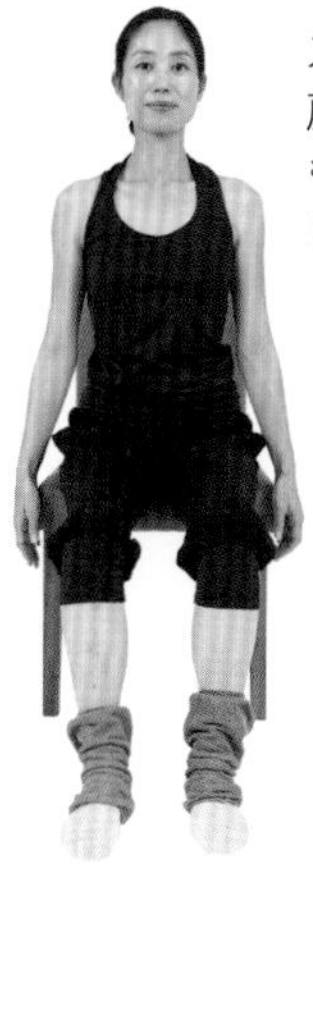

スタートの姿勢に戻ったら、反対側も同様に行いましょう。

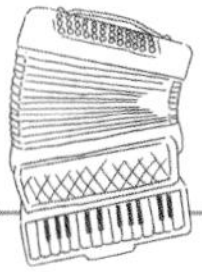

アコーディオンを開くように

例えるなら、上の手側のろっ骨のアコーディオンを開いていくようにして、体をサイドに倒し、気持ちよく伸びていきましょう。

＼イメージ／

柳がしなだれるように体を倒し
ろっ骨のアコーディオンを開きましょう

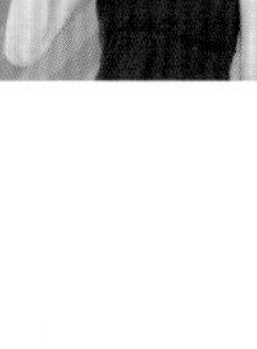

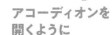

ゆるさ ★★★

目的・効果 体側・内もものストレッチ

イスに座ってわきを伸ばすエクササイズ

上下・左右に両手を引っ張り合うようにして、気持ちよくわきを伸ばしましょう。

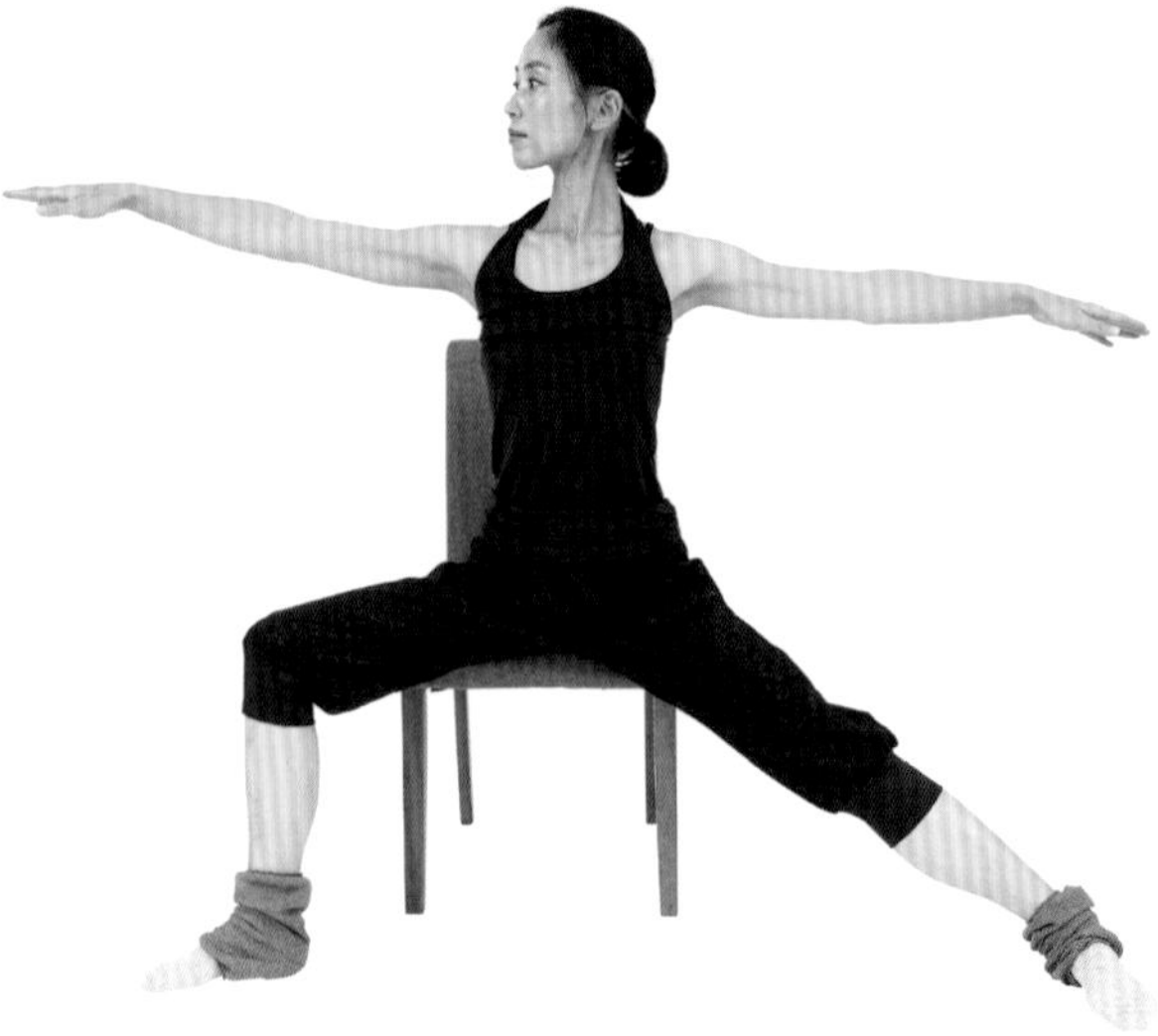

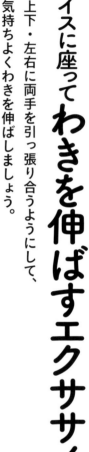

1 イスに浅く座って手を前後に開く

軽く浅めに腰かけ、脚を前後に開きます。前側のひざを曲げ、後ろのひざは伸ばした状態で、脚は少し前方に出しましょう。つま先を正面に向け、足ゆびの全部を床につけます。ここから手を前後に開きます。おへそは正面向きで、目線だけ前方の手に向けます。

イスに座る効果

床の上でこのエクササイズを行うと、太ももに負荷がかかってぐらつくことがありますが、イスに座って行うことで安全にわきを伸ばすことができます。手と手を引っ張り合い、わきを伸ばしながら、たっぷりと呼吸しましょう。徐々にろっ骨の間が少しずつ広がり、呼吸が楽になるのが実感できるでしょう。

動画は
ここから

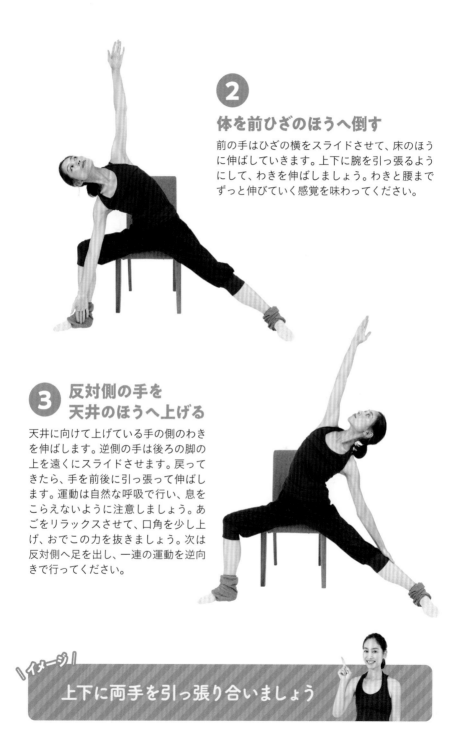

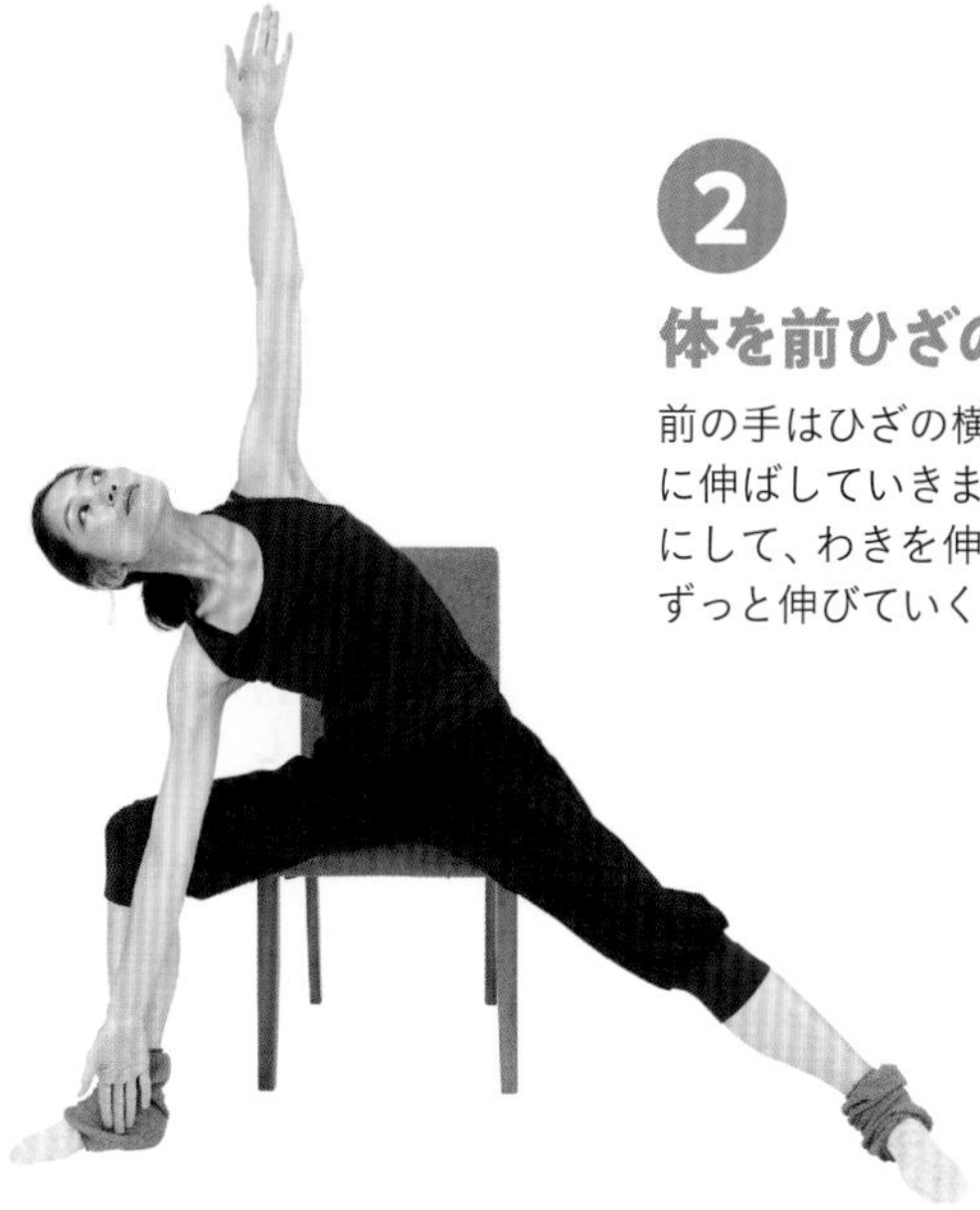

②体を前ひざのほうへ倒す

前の手はひざの横をスライドさせて、床のほうに伸ばしていきます。上下に腕を引っ張るようにして、わきを伸ばしましょう。わきと腰までずっと伸びていく感覚を味わってください。

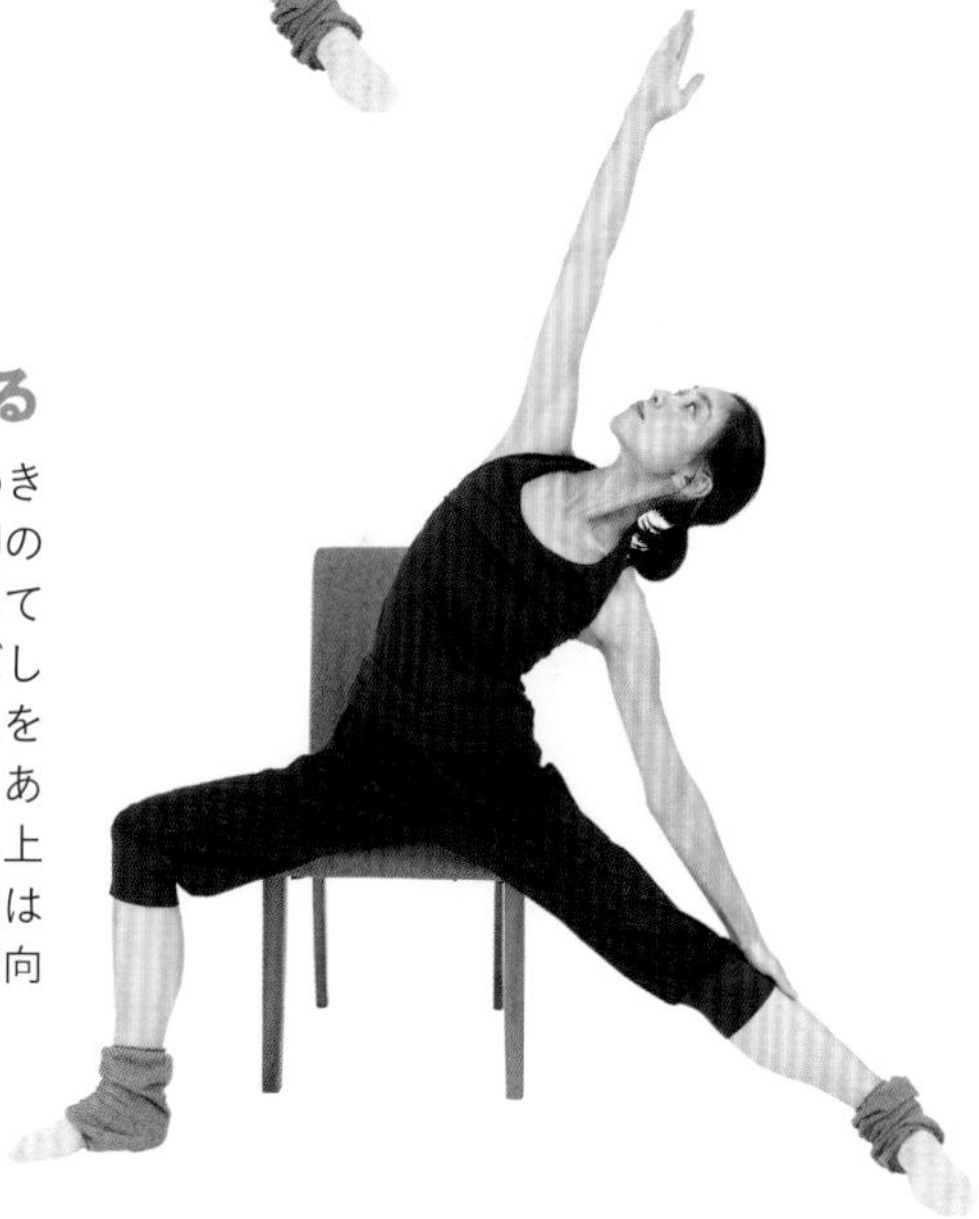

③反対側の手を天井のほうへ上げる

天井に向けて上げている手の側のわきを伸ばします。逆側の手は後ろの脚の上を遠くにスライドさせます。戻ってきたら、手を前後に引っ張って伸ばします。運動は自然な呼吸で行い、息をこらえないように注意しましょう。あごをリラックスさせて、口角を少し上げ、おでこの力を抜きましょう。次は反対側へ足を出し、一連の運動を逆向きで行ってください。

イメージ

上下に両手を引っ張り合いましょう

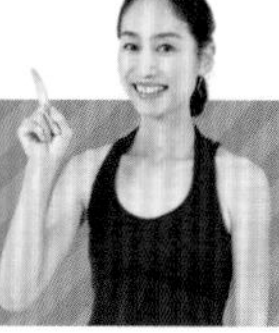

ゆるさ ★★★

目的・効果 体側を伸ばす、呼吸が楽になる

バンドで体側のストレッチ

バンドを使った体側のストレッチです。体の側面を気持ちよく伸ばしましょう。

体を横に倒しながらバンドを下へ引っ張り、ひじが骨盤に軽く触れたら戻ります。

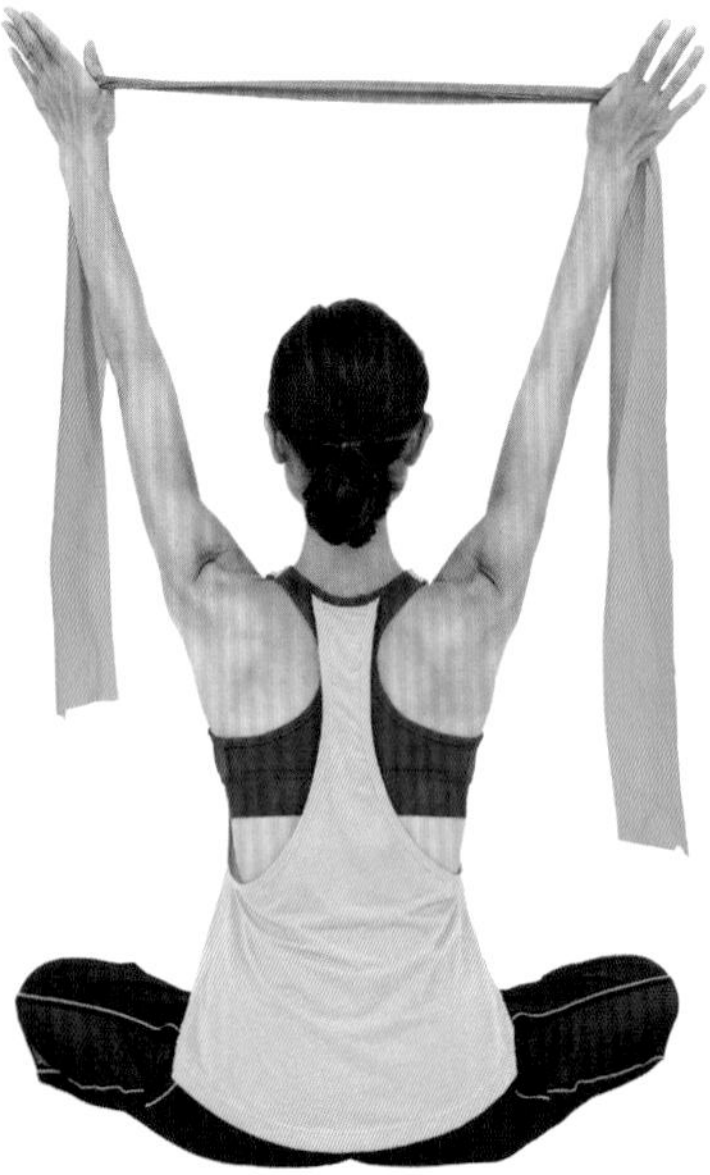

1 両手でバンドを持ってバンザイ

息をこらえず、自然な呼吸で行いましょう。イスに座っても行えます。

＼イメージ／

バンドを伸ばしながら体を倒します

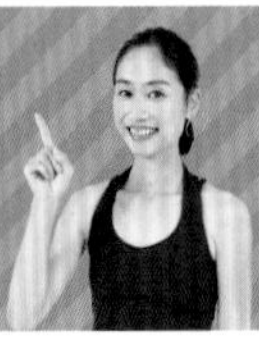

ゆるピラの友、バンド

バンドは、ゴムの張力で筋肉が自然に伸ばされるのでおすすめです。痛いのを我慢して行うよりも、気持ちよい、心地よい強度のバンドを使いましょう。両手の幅はお好みで調節できます。お子さんのいる家庭は事故を防ぐために、使い終わったら、子どもの手が届かないところへ保管しましょう。

＼動画はここから／

2

バンドを引っ張り ひじで骨盤にふれる

体を横に倒していきます。下側の手のひじを曲げてバンドを下へ引っ張り、ひじで骨盤に触れてから戻ります。反対側の手は、天井に向けて思い切り突き上げます。突き上げたほうの体側が伸びます。

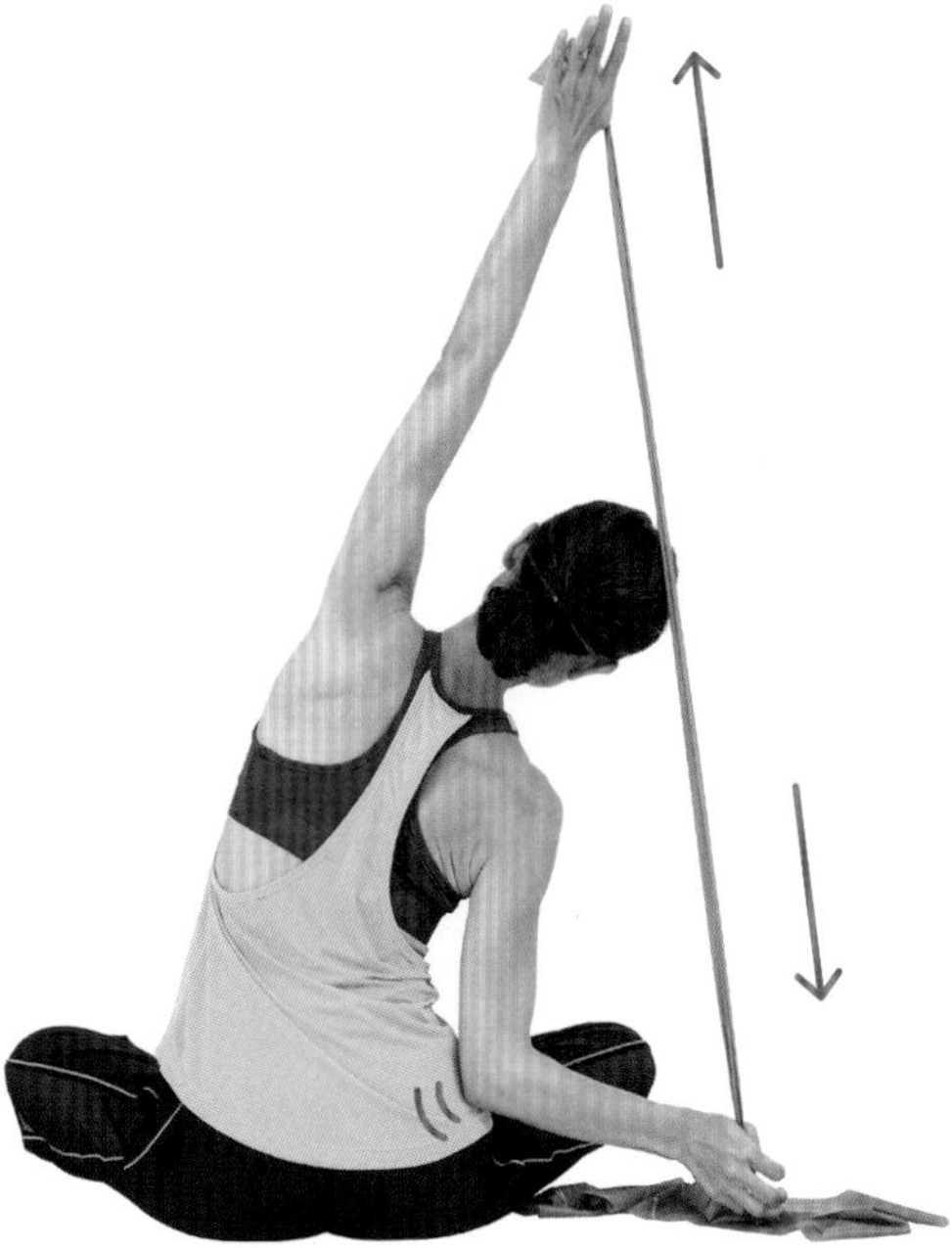

体側のストレッチ 別バージョン

おしりの下にバンドを敷きます。敷いた側の手にバンドを持って準備します。ここからバンドを伸ばしながら、逆側へと体を倒します。バンドを持った側の体側を最大限に伸ばしましょう。イスに座っても行えます。

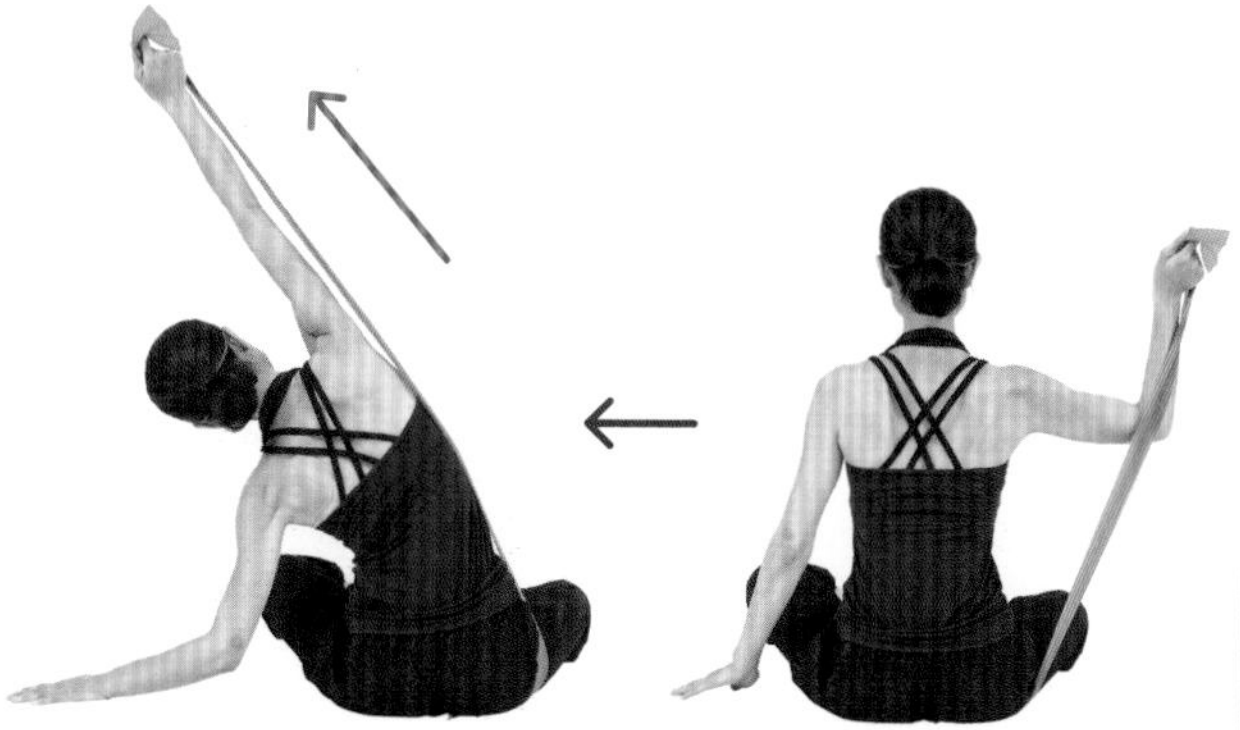

動画は
ここから

ゆるさ ★★★

目的・効果 姿勢がよくなる、呼吸が楽になる

バンドで胸・肩・わき・肩甲骨の運動

バンドを使った上半身の運動を紹介します。ちょうどよい強さのものを使いましょう。姿勢がよくなり、呼吸が楽になります。体もポカポカ温まります。

A

わきの下の前鋸筋を感じながら鍛える

バンドを背中に回して、両手でつかみます。自然な呼吸で行います。

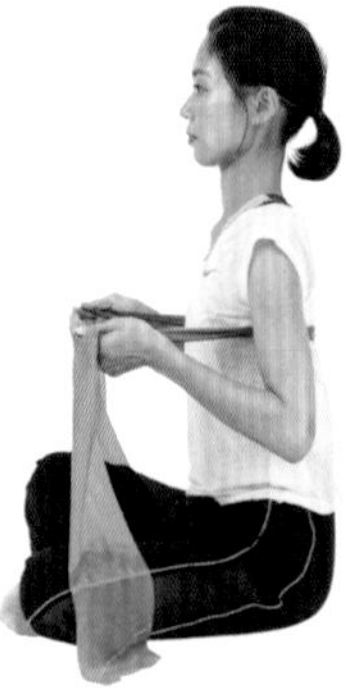

手を肩の高さに上げ、鎖骨を広く保ったまま、前へならえをしましょう。

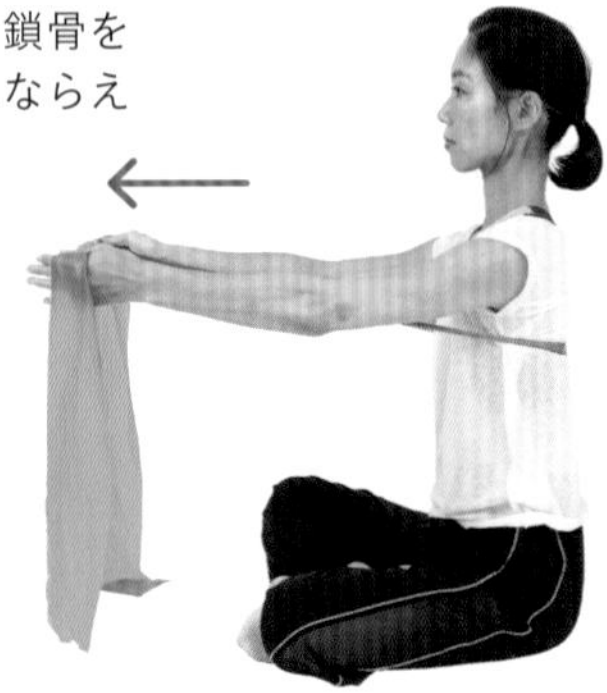

動画はここから

＼イメージ／

- 鎖骨を広く保って前へならえ
- バンザイから背中側へ下ろす
- Wの字からTの字へ

前鋸筋を鍛えて肩をスムーズに動かそう

前鋸筋を鍛えると、体幹が安定し、肩をスムーズに動かせるようになります。肩甲骨同士をできるだけ離して前方に突き出しましょう。しかし、わきの下に効いていない、胸側の鎖骨の下（大胸筋）のあたりを使っていると感じる場合があります。そんなときは、前方に伸ばした腕を外側に回旋させて、ひじを床方向に向け、小指側を前方に伸ばしてみましょう。

B バンドで胸をストレッチ

動画は
ここから

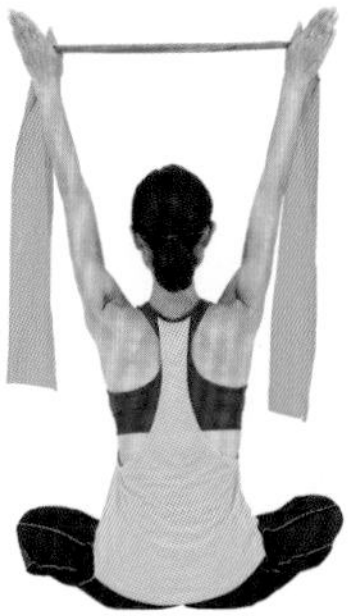

肩幅より広めに
持ちます。

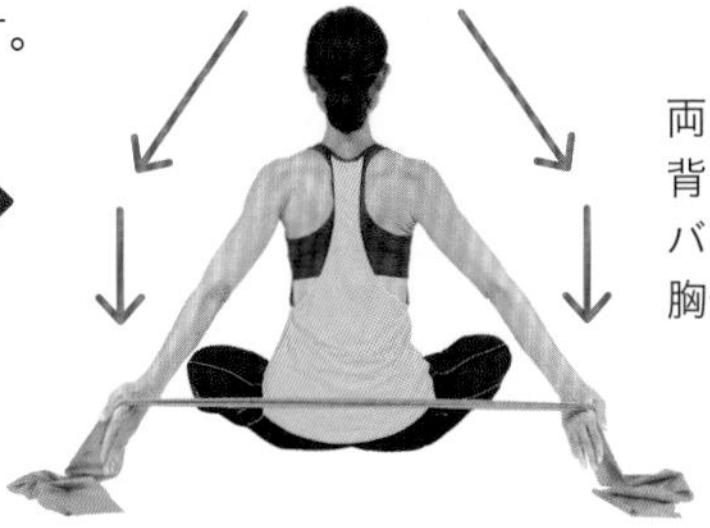

両手をバンザイから
背中のほうへ回し、
バンザイを経てから
胸側へ回しましょう。

C -1　ひじを左右に引っ張りながら下ろす

動画は
ここから

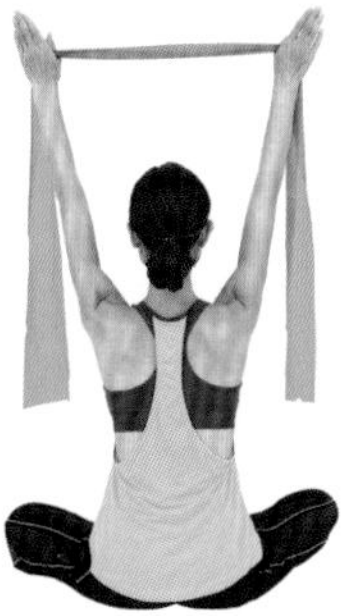

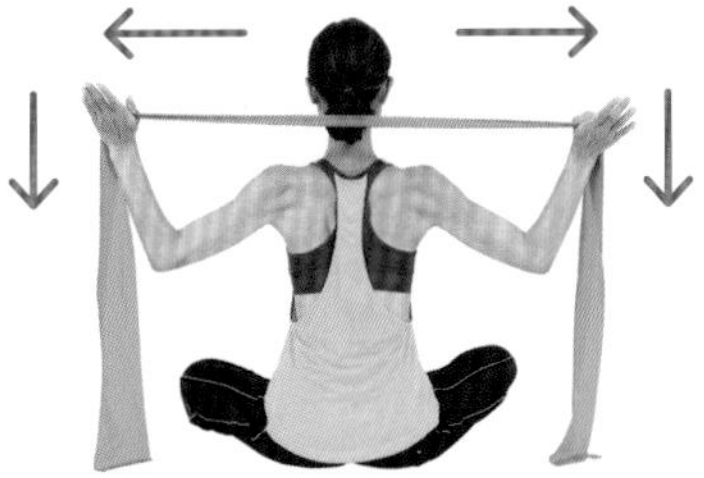

肩幅で持ちバンザイします。ここからスタートです。

ひじを左右に引っ張るように軽く曲げながら、Wのような腕の形にします。バンドのゴムの張力でバンザイに戻ります。腕を下ろすとき、腰が反らない範囲で肩甲骨同士を少しだけ寄せます。戻していくときに肩が上がらないように注意しましょう。

C -2　Wの字からTの字に伸ばす

何度かC-1の運動をくり返したら、Wの字からTの字になるように、ひじを遠くに伸ばしましょう。腰が反ったり、肩が上がったりしないように注意します。常に背を高く保ち続ける意識で行いましょう。

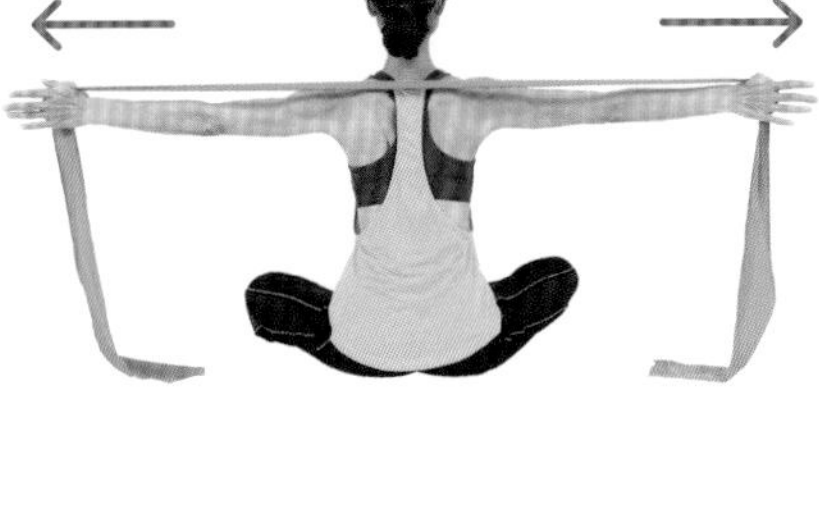

ゆるさ★

目的・効果 ヒップアップ、殿筋&もも裏強化

ヒップロールズ・ウィズ・ポール

ヒップロールズの基本エクササイズ（22ページ）のチャレンジバージョンです。ポールを使います。無理をせず運動強度を加減しながら行いましょう。

1 ポールに足の裏をのせる

肩が内巻きになりやすい方は、手のひらを上向きにしましょう。吸って準備。

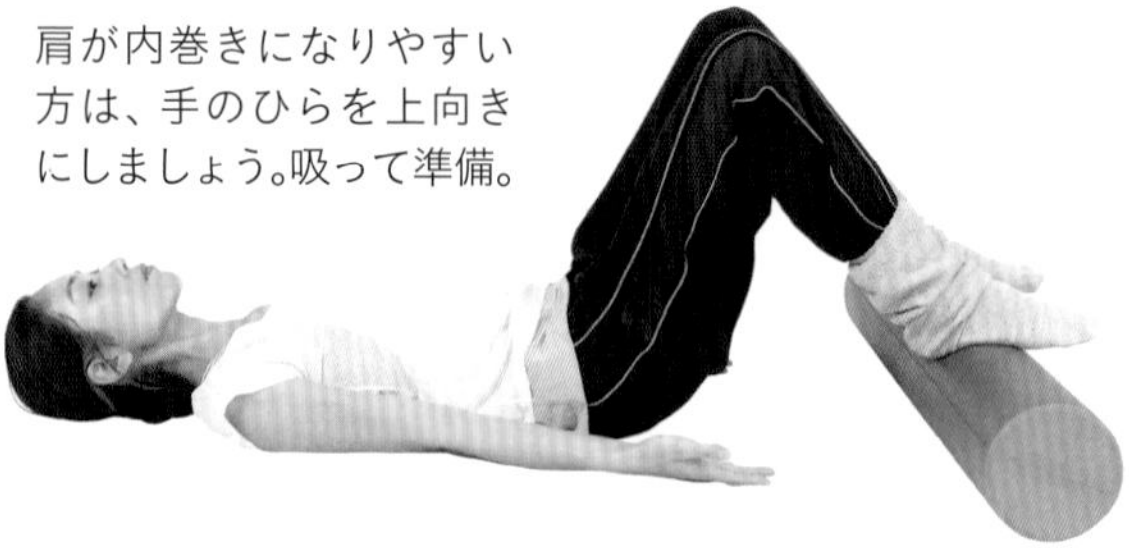

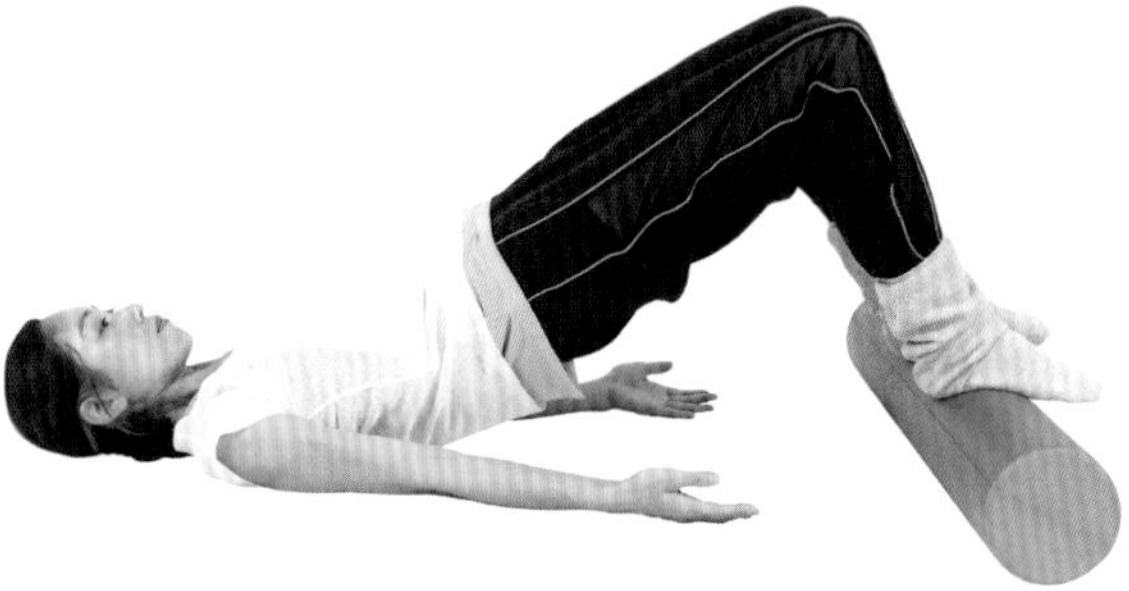

口から息を吐きながら腰を丸め、ひざから肩が一直線になるところに、おしりを上げていきます。ひざから流した冷やしそうめんが、口につるんと入るような、きれいな坂道を作りましょう。たっぷりと息を吸い込んだら、息を吐きながら背骨を1個ずつゆっくりとマットに下ろしていき、スタートポジションに戻ります。

レベルアップ1

脚を片方ずつ羽のようにフワリと上げる

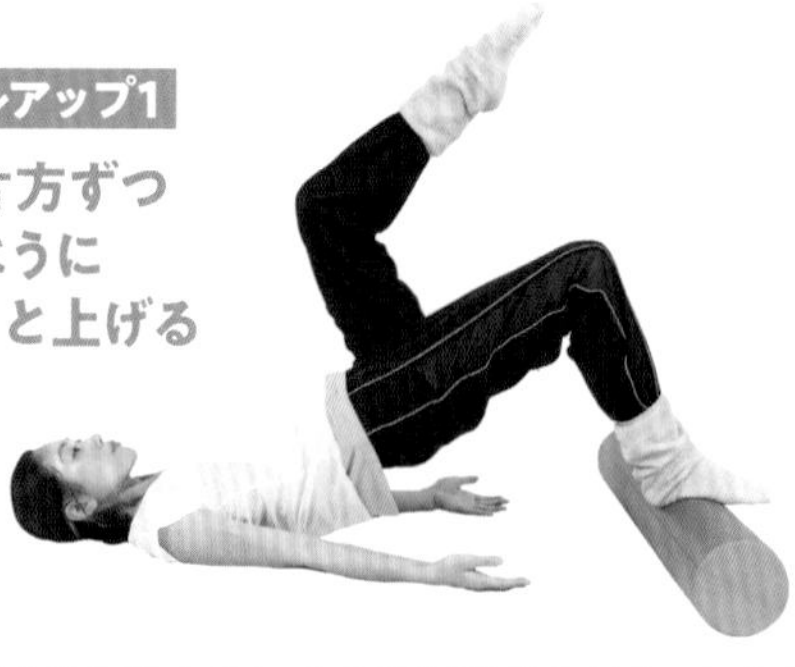

骨盤が1ミリも動かないように見張りながら、おなかを引き上げ、もも裏を意識します。軸足を踏み込み、反対側の脚を上げます。

動画はここから

レベルアップ2

ポールを
両脚で引き寄せる

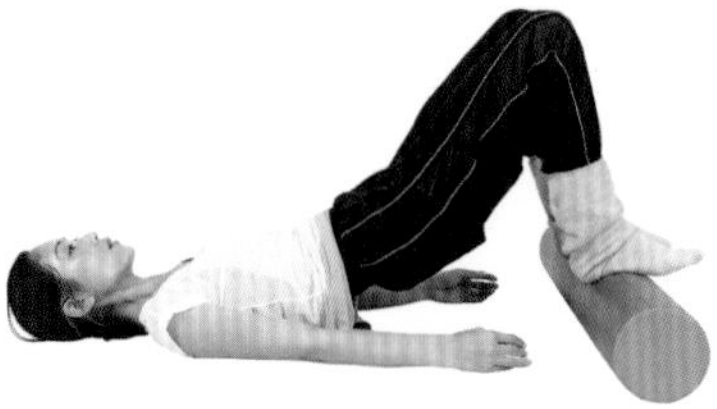

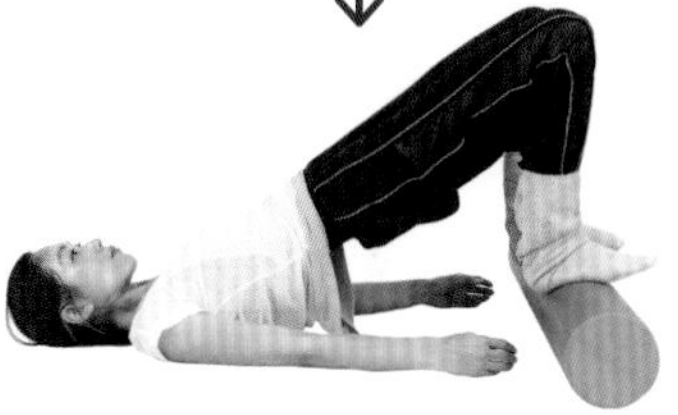

おしりを上げたところから、かかとをおしりに近づけることで太ももをしっかりと使います。

レベルアップ3

片脚での引き寄せに挑戦!

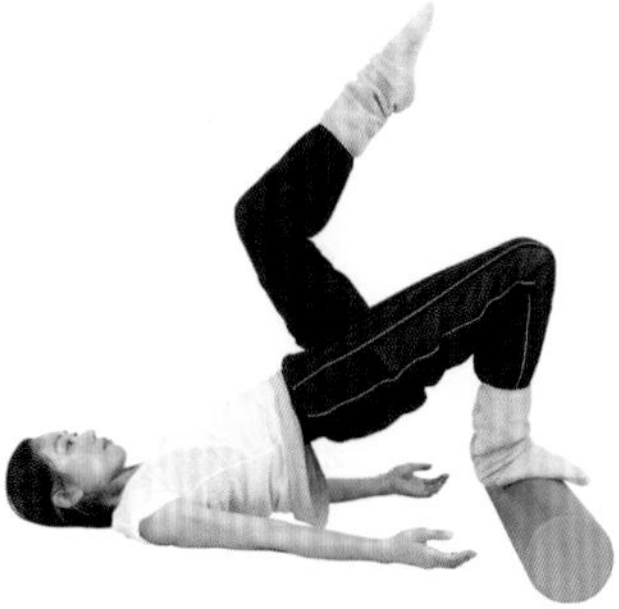

レベルアップ2を両脚でできたら、片脚に挑戦しましょう。運動していて脚がつりそうになったら必ず中断して、痛い場所をじんわりとストレッチしましょう。

2 両脚を抱えておしりを左右にフリフリ

ポールから下り、両脚を抱えて今使ったもも裏を伸ばします。その姿勢のまま、おしりを左右にフリフリして休憩です。よく頑張りました!

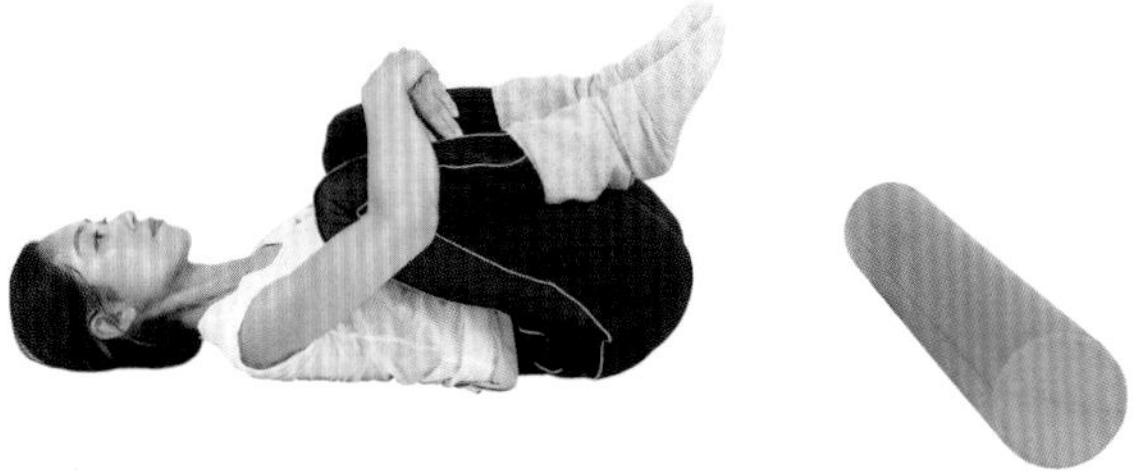

＼イメージ／

ひざから流した冷やしそうめんが
口につるんと入るような
きれいな坂道を作りましょう

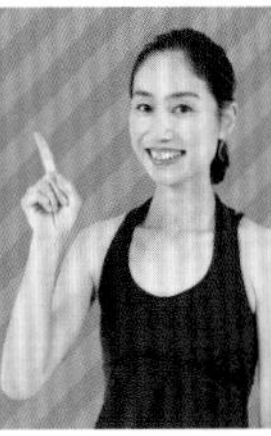

ゆるさ★

目的・効果　全身を整える、背骨の動きをよくする

ロールオーバー（チャレンジ編）

ロールオーバー（68ページ）のチャレンジ編です。脊椎疾患、骨粗鬆症、高血圧などがある方はリスクを伴います。主治医に確認しましょう。

動画はここから

1 スタートポジション

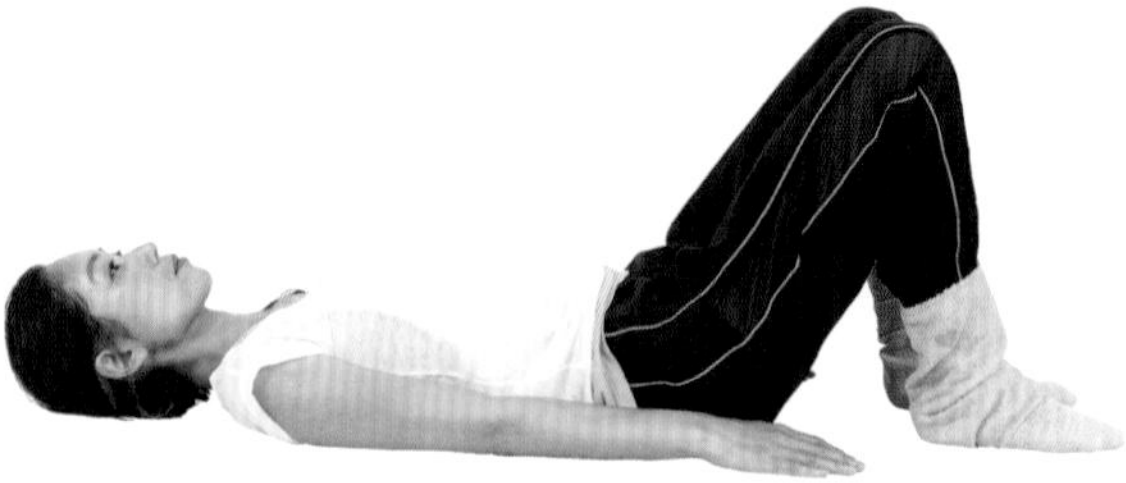

スタートの姿勢です。仰向けになってひざを曲げます。息を吸って準備します。

2 テーブルトップポジション

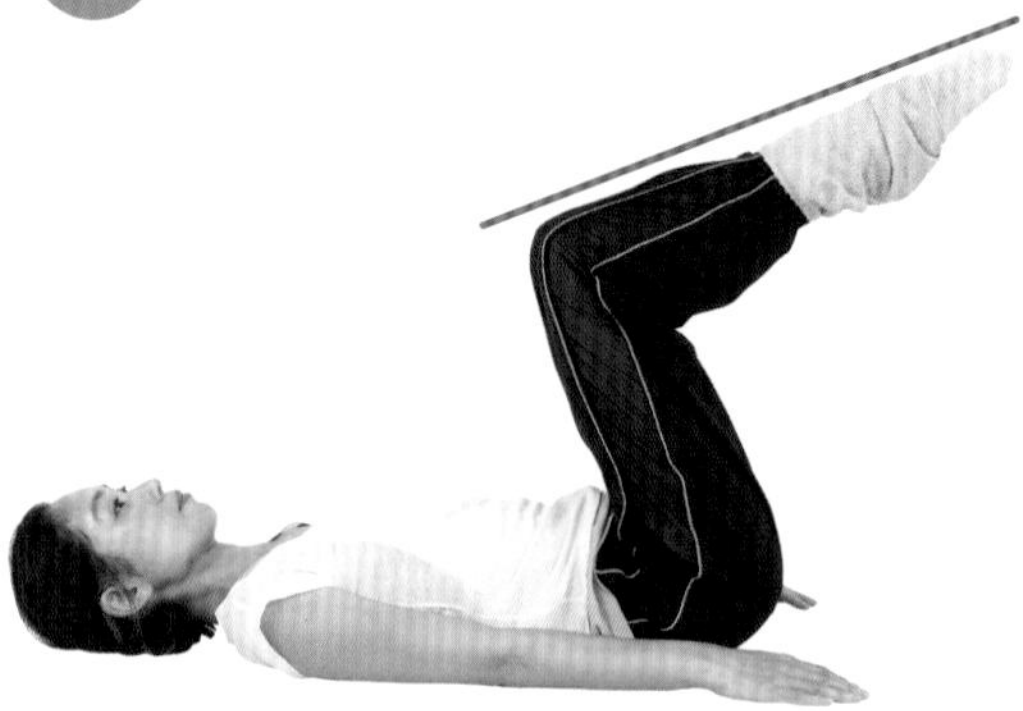

息を吐きながら、写真のテーブルトップポジションに片脚ずつ脚を上げていきます。息を吸って準備。

❸ おしりを巻き上げる

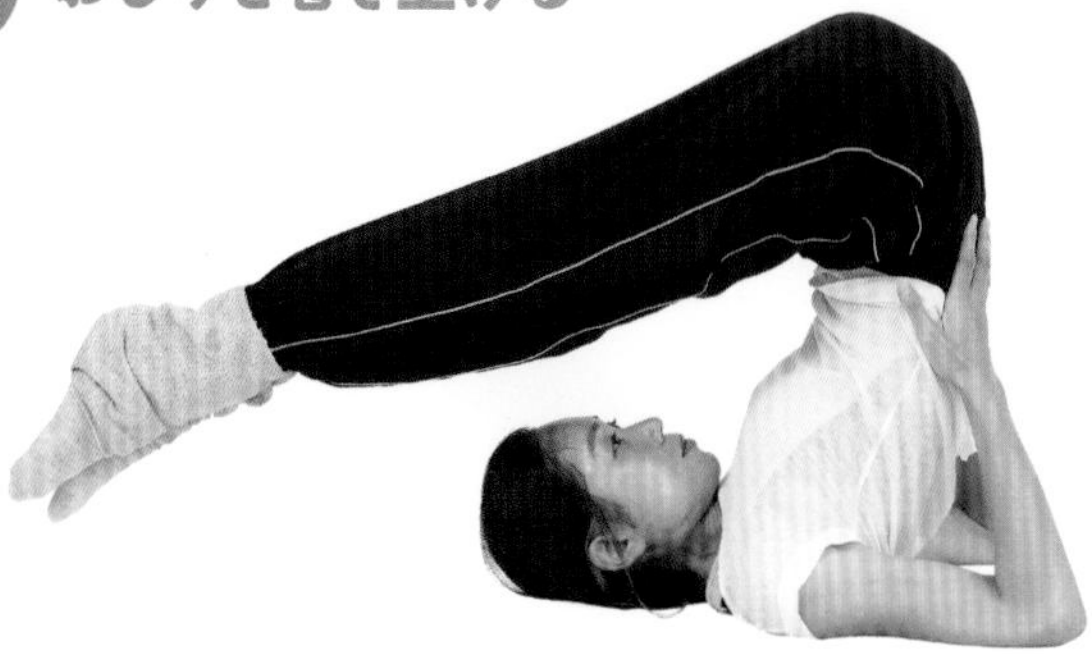

息を吐きながら、おしりを巻き上げます。ここで息を吸います。少しでも危ないと思ったら、その時点で中止しましょう。この後、息を吐きながら背骨をゆっくりと床に下ろし、スタートポジションに戻ります。

＼イメージ／

あごと胸の間には
生卵が1つ入るように

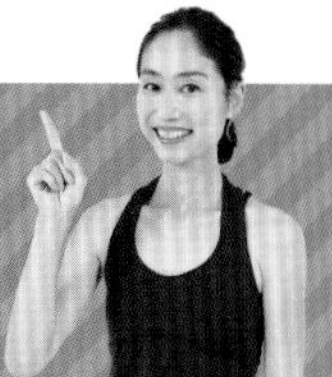

注意：おしりを上げすぎて首に体重がのりすぎないように

あごと胸の間には生卵が1つ入るように、スペースをあけてください。
この運動は背骨に大きな負荷がかかりますので、無理をしてはいけません。取り組む際は主治医にご相談ください。

ゆるさ ★★★

目的・効果 姿勢改善、ウエストを引き締める

お風呂掃除でエクササイズ

背骨をまっすぐに保ちます。背骨をねじりながらお風呂を洗ってみましょう。これだけのシンプルな動きですが、背骨とウエストに効くエクササイズです。

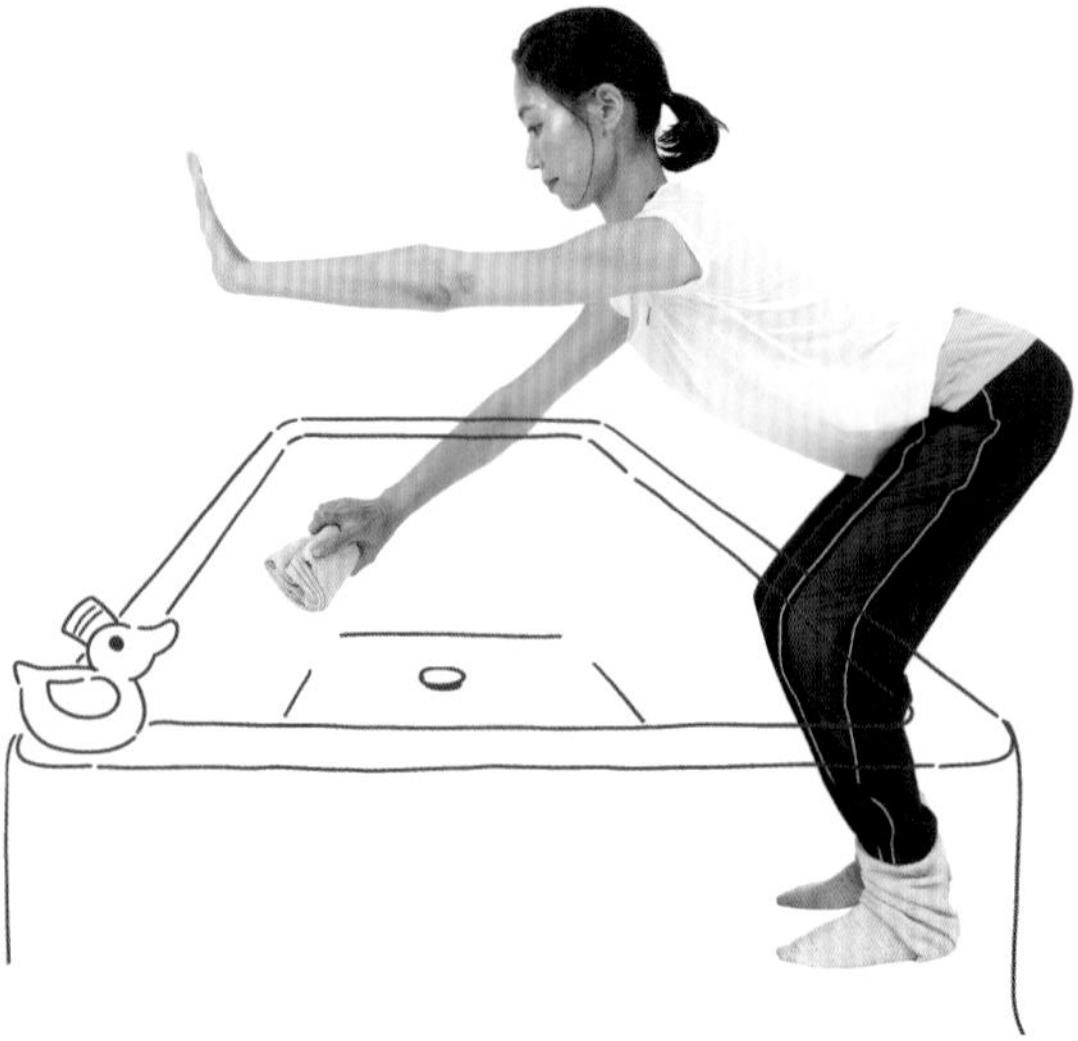

1 両ひざを風呂のふちに寄りかからせる

おしりを“プリッ”と突き出します。一方の手を、お風呂の遠いほうの壁につけ、もう一方の手にスポンジを持ちます。背骨をねじりながらお風呂を洗ってみましょう。背骨はできるだけまっすぐに保つイメージです。自然な呼吸で行います。

＼イメージ／

背骨をねじって
お風呂を洗いましょう

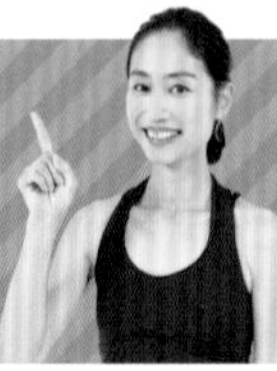

動画は
ここから

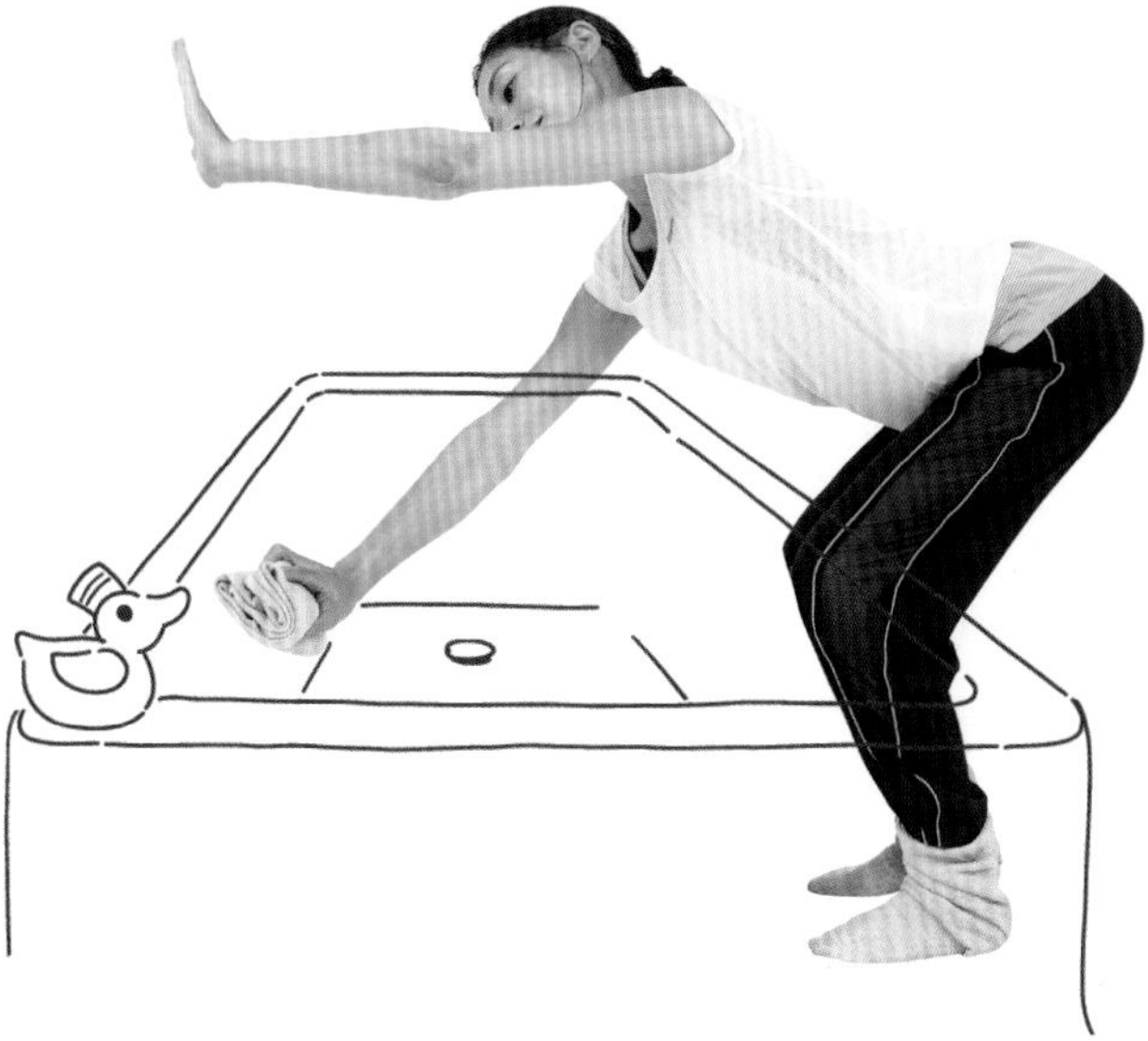

2 もっとウエストに効かせたいときは…

背骨を軸にして、スポンジ側の肩や、さらには肩甲骨を、壁についた軸の手のほうへ伸ばしてお風呂を洗ってみましょう。クロールの息継ぎをするように、斜め上へ顔を向けます。

日常生活の動作にゆるピラの動きを取り入れる

床にマットを敷き、ウエアに着がえたときだけがエクササイズタイムではありません。この本と動画に掲載したゆるピラの動作を一通り行ってみた後は、日常生活の動きの中に、ゆるピラの動きをほんの少しでも加えてみましょう。工夫次第で体をもっと気持ちよく動かすことができます。あなたもチャレンジしてみませんか？

Column

ピラティスの効果

リハビリを受けたような体調改善効果が期待できる

ピラティスの直後や翌日は、何となく体調がいいと感じることがあるでしょう。宮脇先生のコラムにもあるように、ピラティスは負傷兵のリハビリに起源を持つエクササイズです。そのため、体を解剖学的に正しい状態に戻すという効果があります。

筋肉や関節を動かすと血流が良くなり全身に血液が循環している感覚を覚えると思います。ピラティスに限らず、他のスポーツやエクササイズでも同じ効果があるでしょうが、ピラティスではより解剖学的構造に意識を向けるので、自分の体調や可動域に無理のない範囲で行うことができ、その結果リハビリを受けたような体調改善効果が期待できます。

長く続けられるゆるピラで、体をメンテナンスしましょう

インナーマッスルも鍛えられるため姿勢改善にもつながりますし、一つの動作や呼吸に集中するため余計なことを考えず精神的に落ち着く効果もあるでしょう。当たり前ですが、体は首、腰、ひざなどが独立しているわけではなく連続しています。腰痛を改善させるために腰に関するエクササイズだけを熱心に行うより、太ももの筋肉をほぐしたり股関節や胸椎にフォーカスしたピラティスを取り入れるなど、他部位に目を向けると改善することもあります。

本書ではたくさんの動きが紹介されているので、長く続けられるゆるピラでご自身の体を全体的にメンテナンスしましょう。

（戸田貴子・内科医）

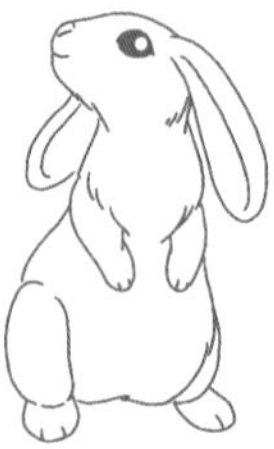

6章

産前の

マタニティ
ゆるピラ

産前・産後の心と体は大きく変化します。
そして出産や、その後の育児には、体力が必要です。
それらに備え、心と体が許す限り、自分の体に意識を向け、
おなかの赤ちゃんと対話しながら、ゆるやかに動いてみましょう。
もちろん、安全を第一優先にし、主治医と相談しながら、
体調に合わせて休みながら無理のない範囲で行いましょう。

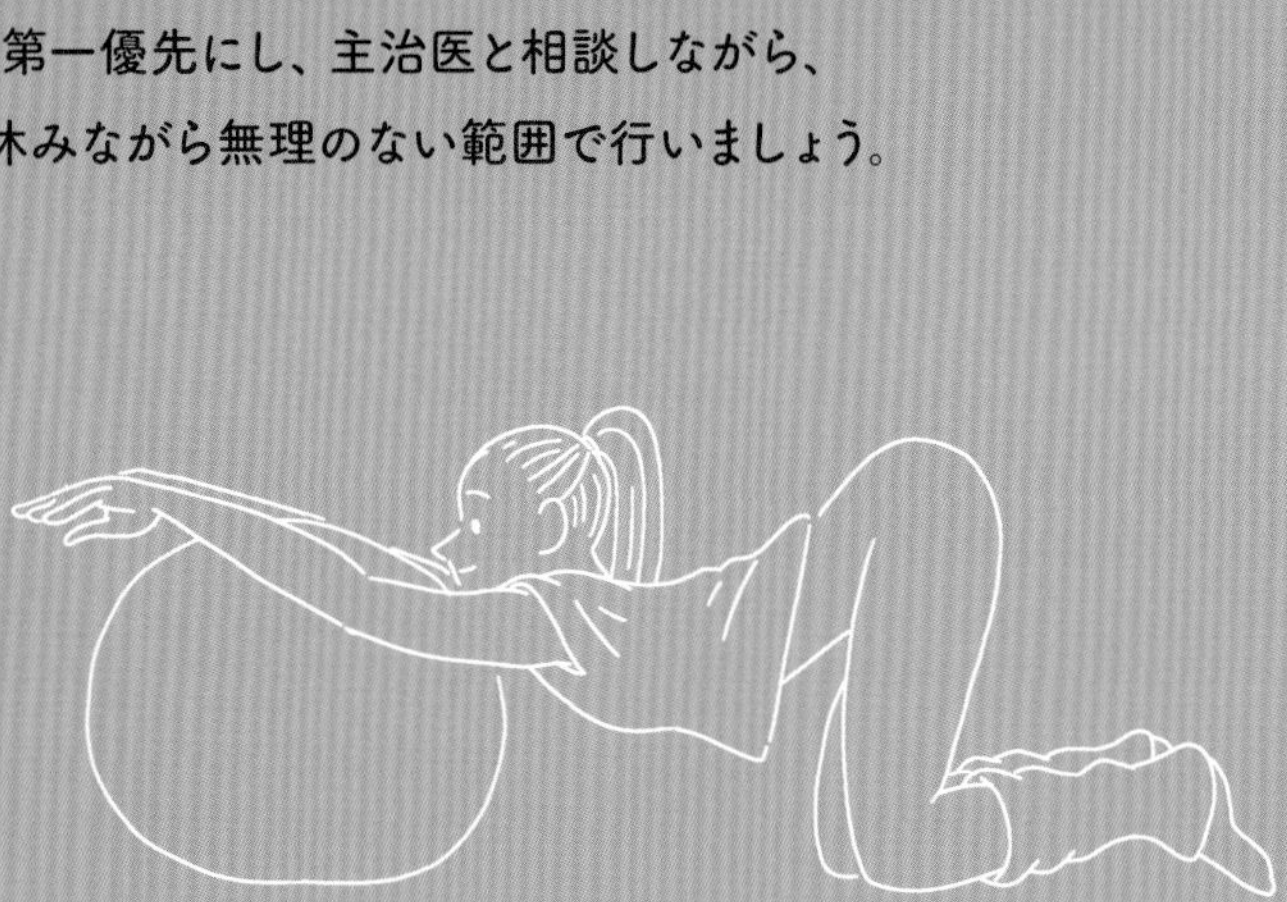

ゆるさ ★★★

目的・効果 股関節・肩関節のストレッチ、背骨の柔軟性を保つ

マタニティゆるピラ

股関節・肩関節と背骨の運動

ボールを使って、股関節を折りたたんだり、わきを伸ばしたり、背骨を反らしたり丸めたり、気持ちよく動きましょう。

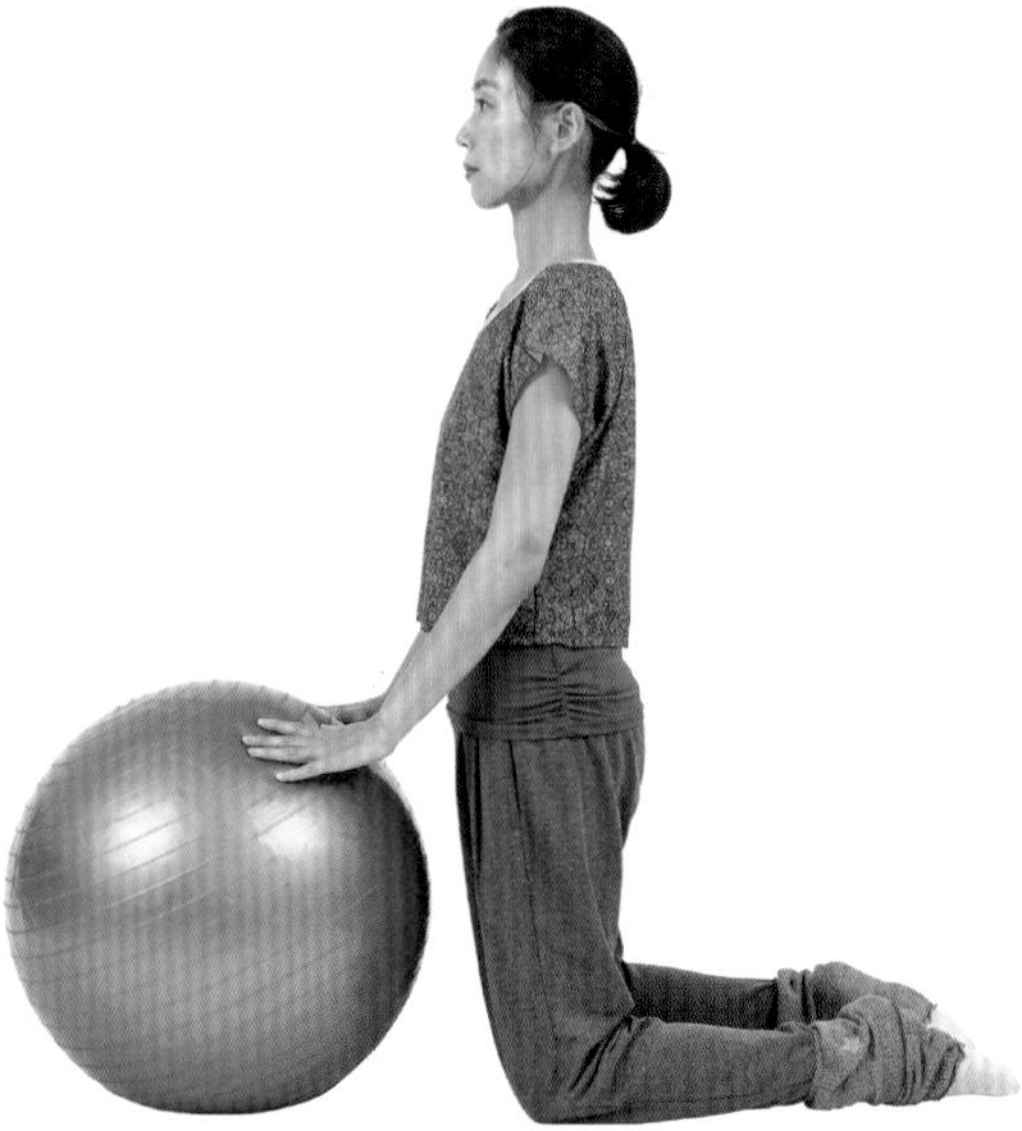

1 ボールを前に置き ひざ立ちになる

エクササイズ用ボール（以下、ボールと略）の手前に手をついてボールを前方に転がしていきます。自然な呼吸で行いましょう。

赤ちゃんが ハンモックに寝ているイメージで おなかをだらんとさせる

両手を前に出したとき、赤ちゃんがハンモックに寝ているイメージで、おなかをダランとさせます。一連の運動をくり返し、背骨を反らせたり丸めたり、股関節を折りたたんだり、わきを伸ばしたり、気持ちよく動きましょう。

動画は ここから

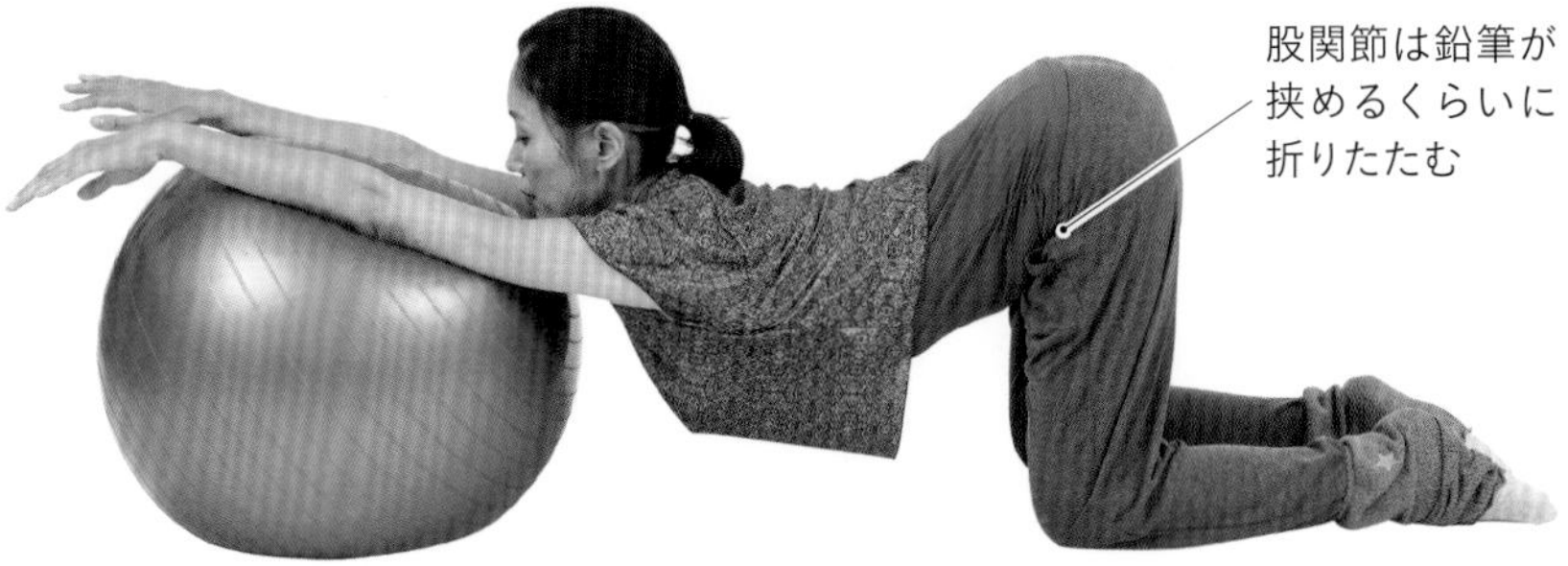

② おしりと手首の位置を遠ざけ合う

ボールを前方に転がし、おしりは後ろに突き出します。手はバンザイの状態で肩関節をストレッチします。おしりの位置と手首の位置を遠ざけ合って、気持ちよいと思えるところまで伸ばしましょう。

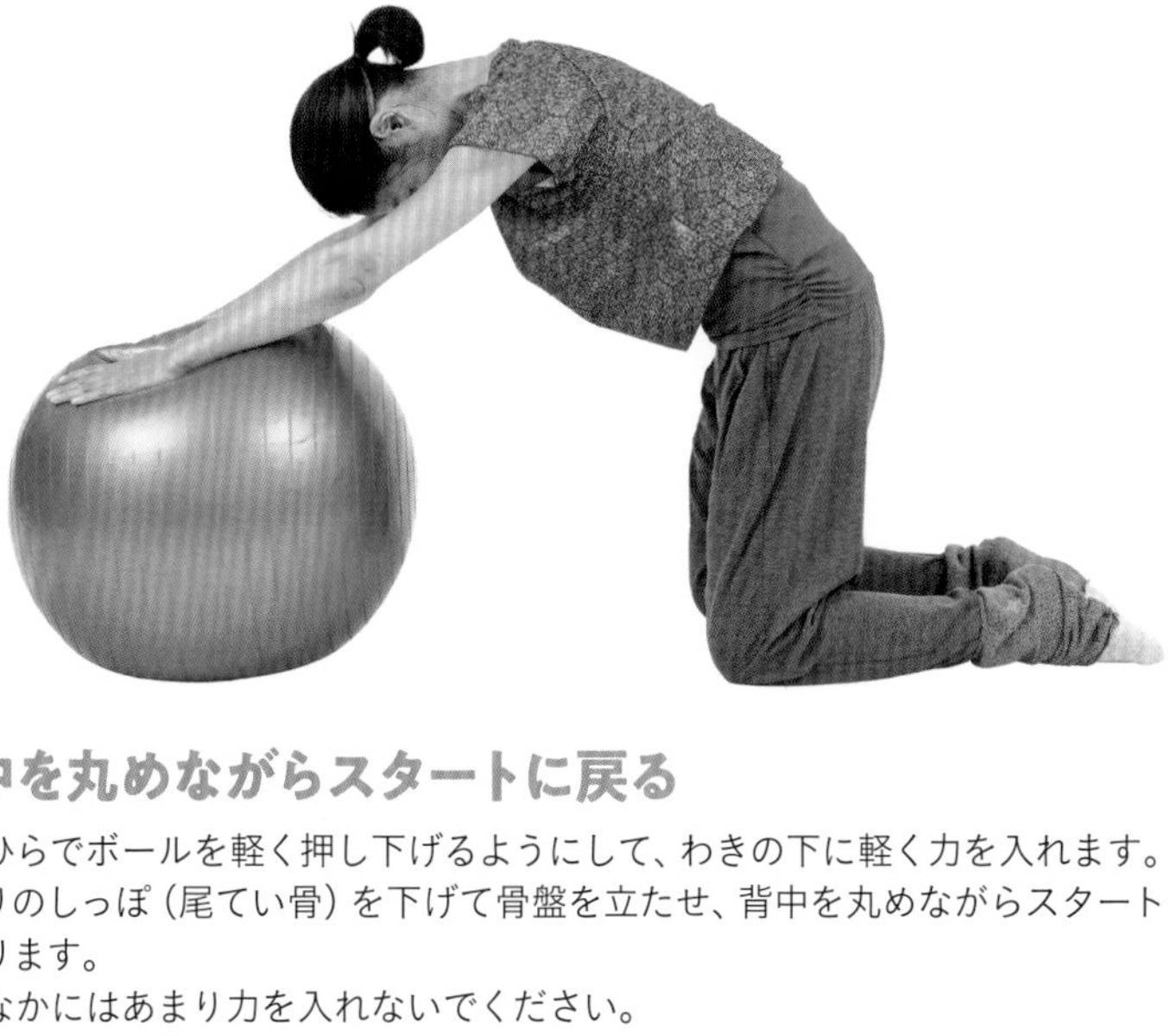

③ 背中を丸めながらスタートに戻る

手のひらでボールを軽く押し下げるようにして、わきの下に軽く力を入れます。おしりのしっぽ（尾てい骨）を下げて骨盤を立たせ、背中を丸めながらスタートに戻ります。

※おなかにはあまり力を入れないでください。

＼イメージ／

股関節は鉛筆が挟めるくらいに折りたたみます

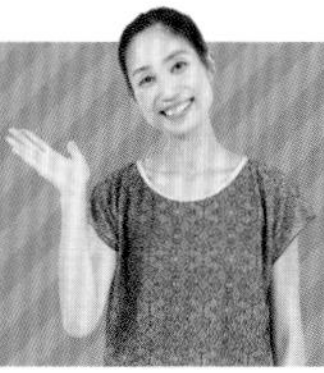

ゆるさ ★★★

目的・効果 股関節とわきを伸ばす

マタニティゆるピラ

股関節とわきを伸ばす

股関節とわきを気持ちよく伸ばしましょう。ボールと反対側の手をふわりと上げてボールの側に倒れます。後ろ脚のひざから上げた手までの間を長く伸ばしましょう。

1 ボール側の脚を一歩前に出す

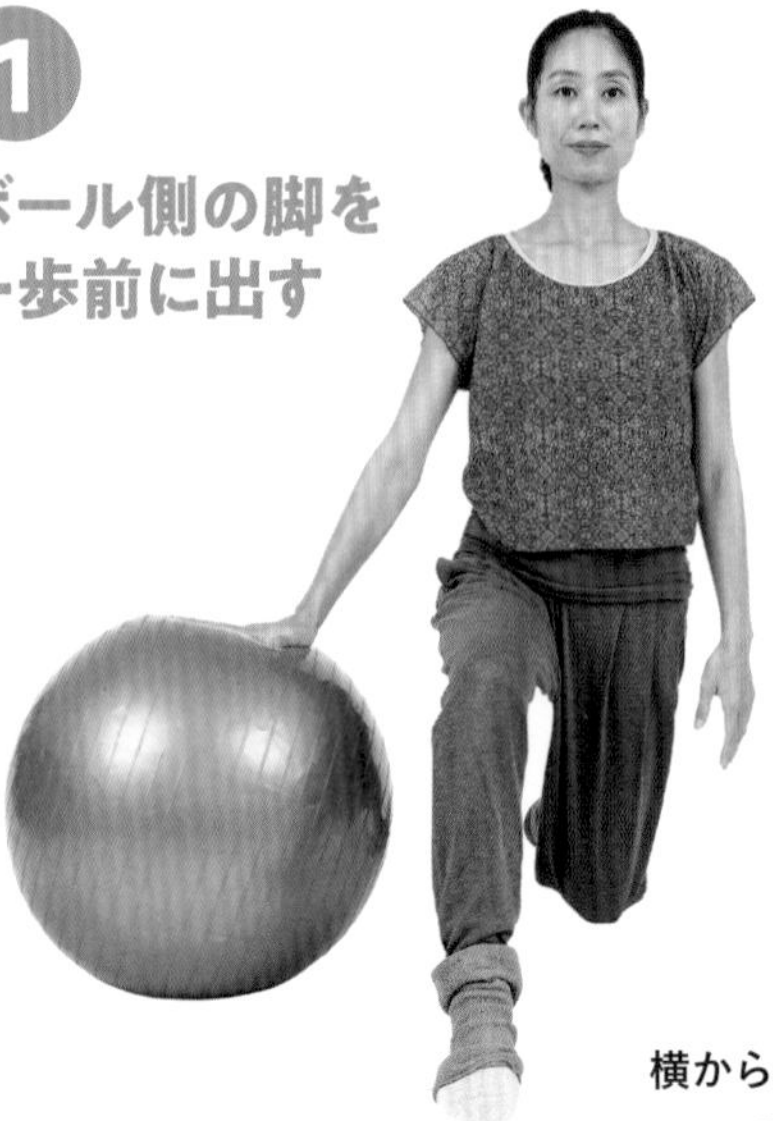

横から見ると

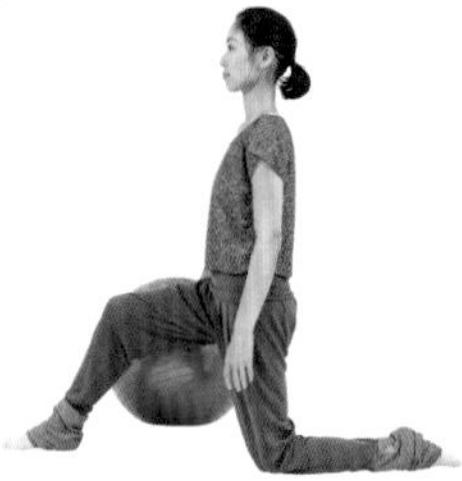

前に出した脚は、ひざよりもかかとが前に出るようにします。このときのひざの角度は120度程度です。一連の運動は自然な呼吸で行います。

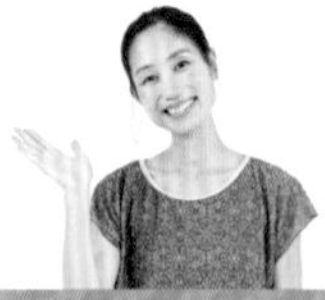

イメージ

ひじとひざとの間で引っ張り合うイメージで

動画はここから

2

手をふわりと上げる

ボールと反対側の手をふわりと上げます。

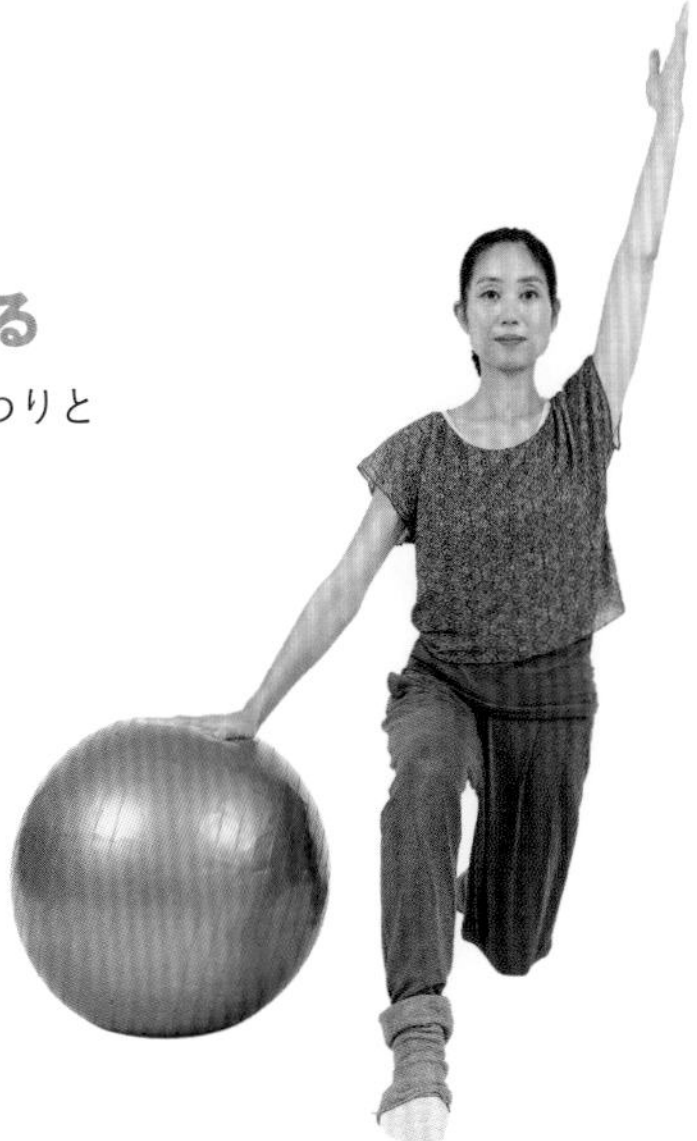

横から見ると

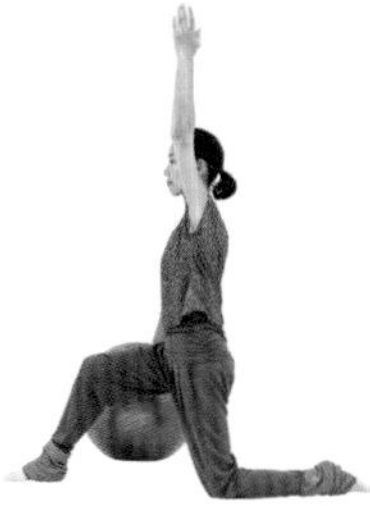

3

体重を前に出した脚に移し無理のない範囲でゆっくりと体側を伸ばす

体重を前に出した脚に移し、ひざを90度程度に曲げます。その後、ゆっくりと体側を伸ばしましょう。ゆっくり腕と体を元に戻し、スタートからくり返します。ボールの位置を入れ替え、反対側も伸ばしましょう。

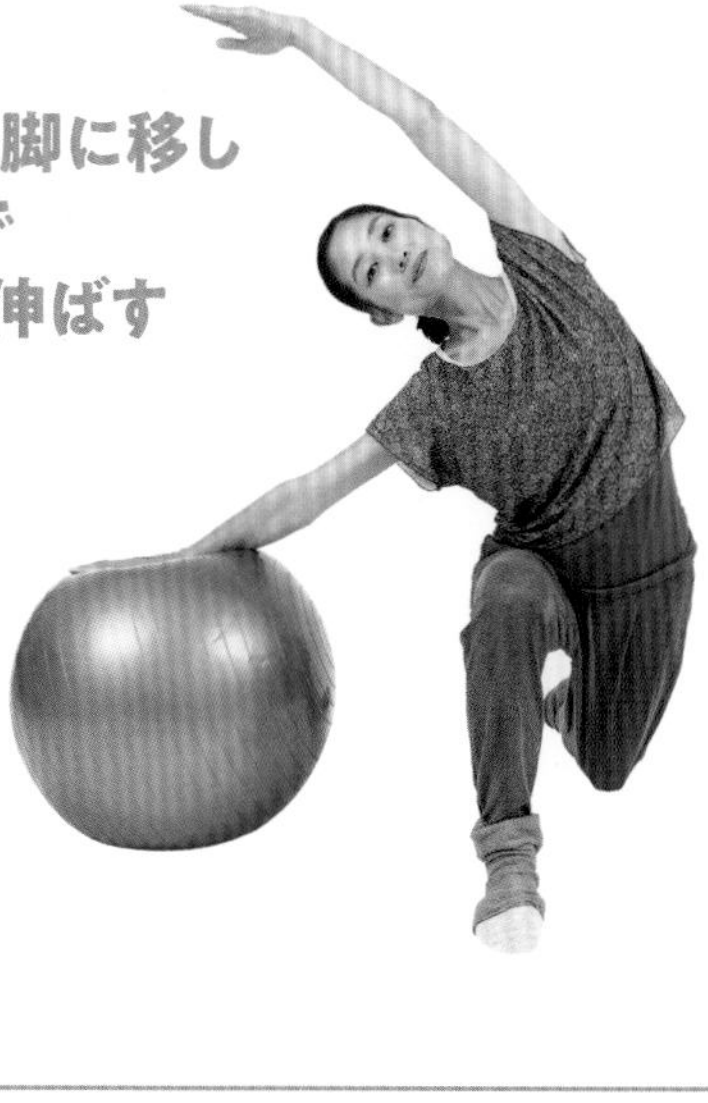

横から見ると

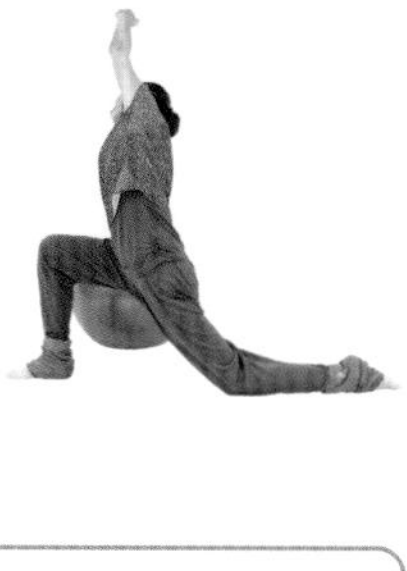

赤ちゃんのお部屋を広げよう

後ろ脚のひざから上げた手までの間を長く伸ばして、赤ちゃんのお部屋を広げましょう。ひざとひじとの間で引っ張り合うイメージで行い、後ろの脚の股関節前がストレッチされるのを感じましょう。

ゆるさ ★★★

目的・効果 骨盤・背骨を動かす

マタニティゆるピラ

骨盤と背骨を動かす

ボールに座って骨盤と背骨をたくさん動かします。自然な呼吸で行います。赤ちゃんのお部屋を大きく広げましょう。

1 骨盤の後傾、前傾

最初はまっすぐに座って準備。そこから、骨盤の後傾、前傾をくり返します。自然な呼吸で行いましょう。

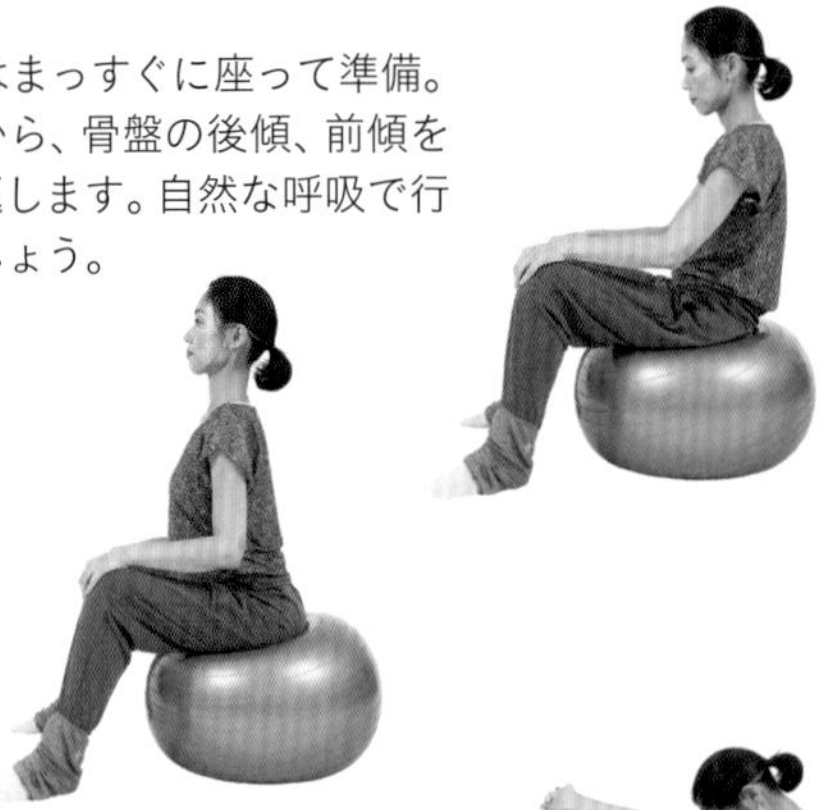

2 両手と骨盤の動きを連動させる

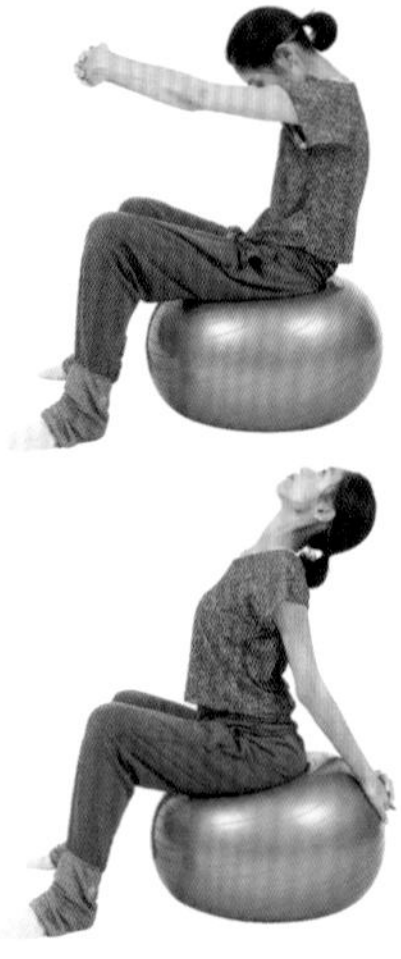

両手を胸の前で組んで骨盤を後傾させながら背中をストレッチ。次に背中の後ろで組み、骨盤を前傾させながら胸の前をストレッチします。

3 両手を胸の前で組んで8の字に旋回

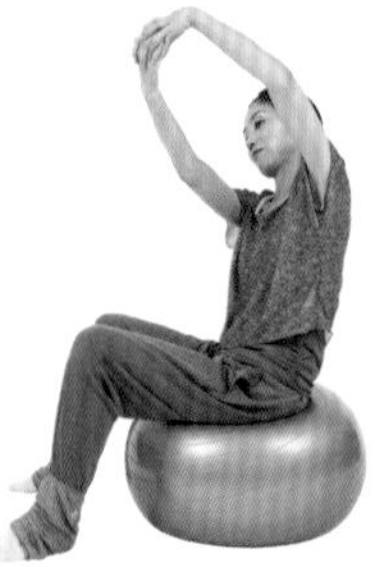

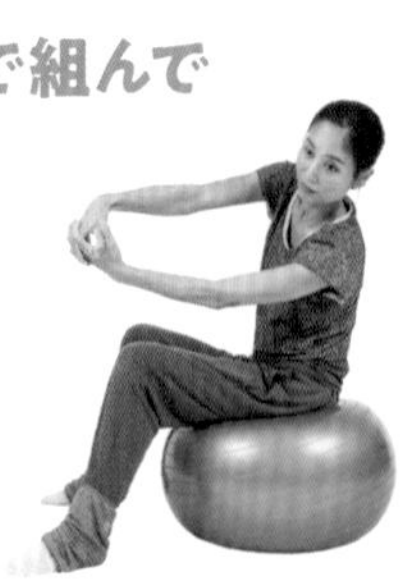

背中を丸めながら、組んだ手で大きな8の字を描きます。

動画は
ここから

4
腰を左右に動かす
手をひざにのせ、腰を左右に動かします。

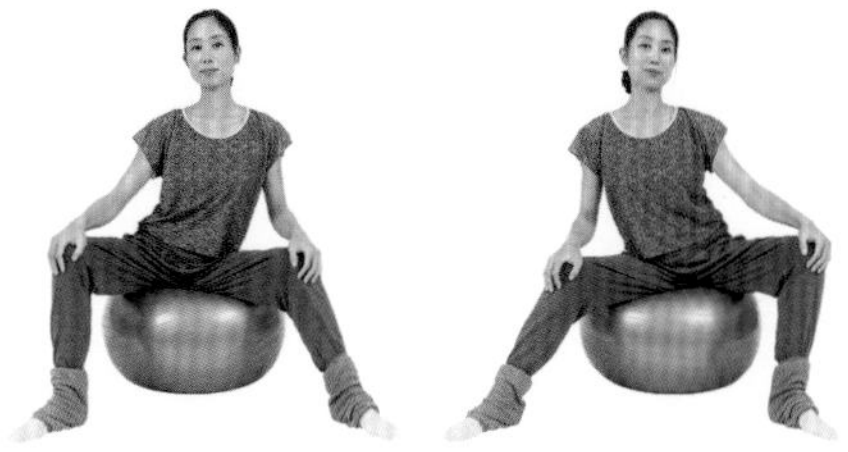

5
腰を回転させる
手をひざにのせ、腰を回転させます。逆回転も行いましょう。

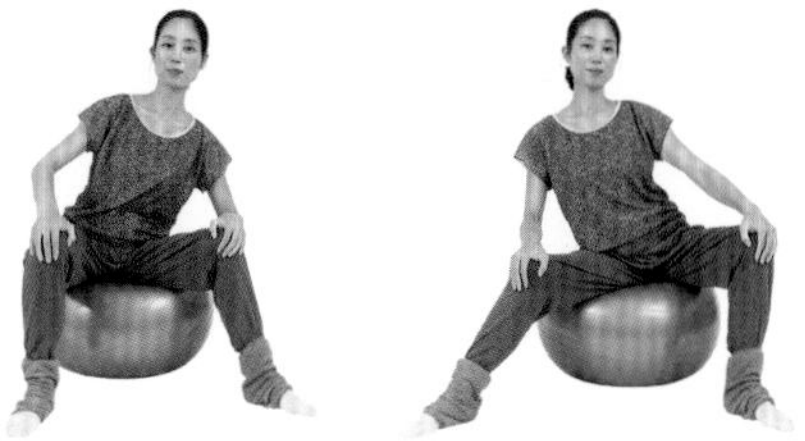

6
片手を頭の後方に回して上体を左右に倒す
頭に回す手を変えて、上体を左右に倒します。わきをしっかりと伸ばして、赤ちゃんのお部屋を大きく広げてあげましょう。

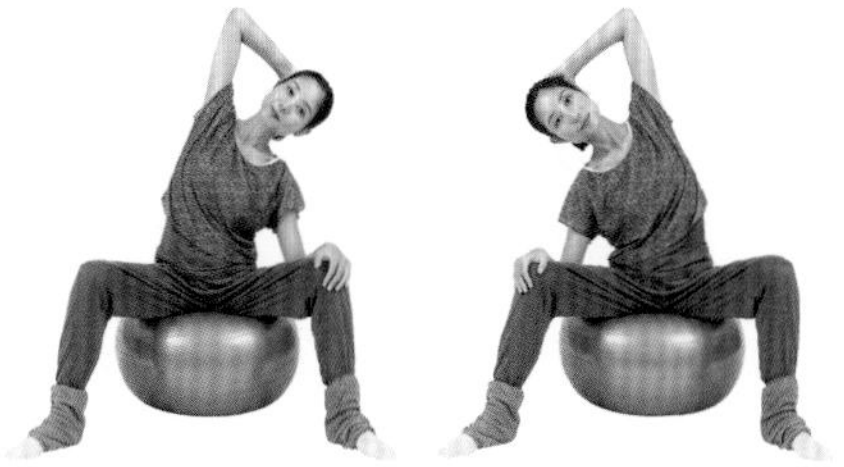

7
両手をわき腹にあて上体を左右に倒す
頭を横に倒しながら、体の横を伸ばしていきます。

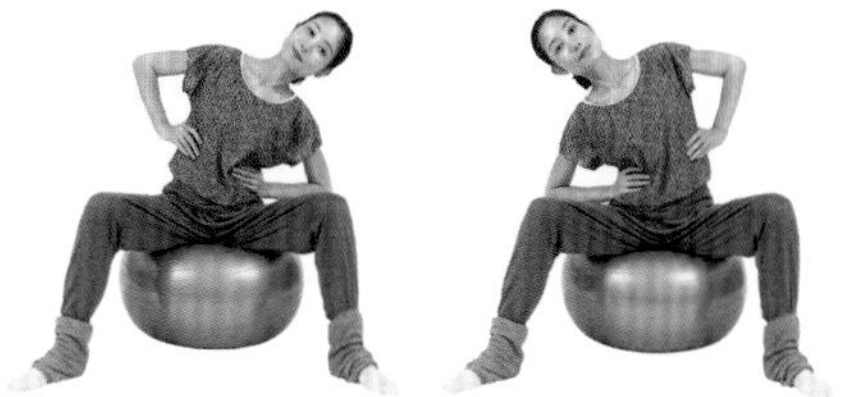

＼イメージ／
赤ちゃんのお部屋を大きく広げましょう

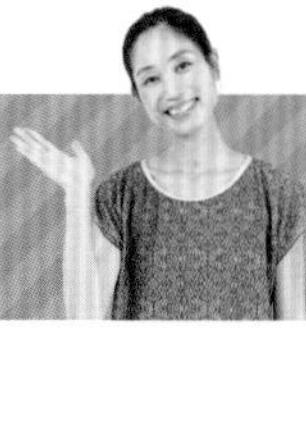

ゆるさ ★★★

目的・効果 下半身（ひざ下）のむくみ解消

マタニティゆるピラ
下半身（ひざ下）のむくみ解消

おなかが大きくなると下半身がむくみやすくなります。少しでも解消できるようにふくらはぎを軽くマッサージしましょう。

1 股関節を大きく動かす

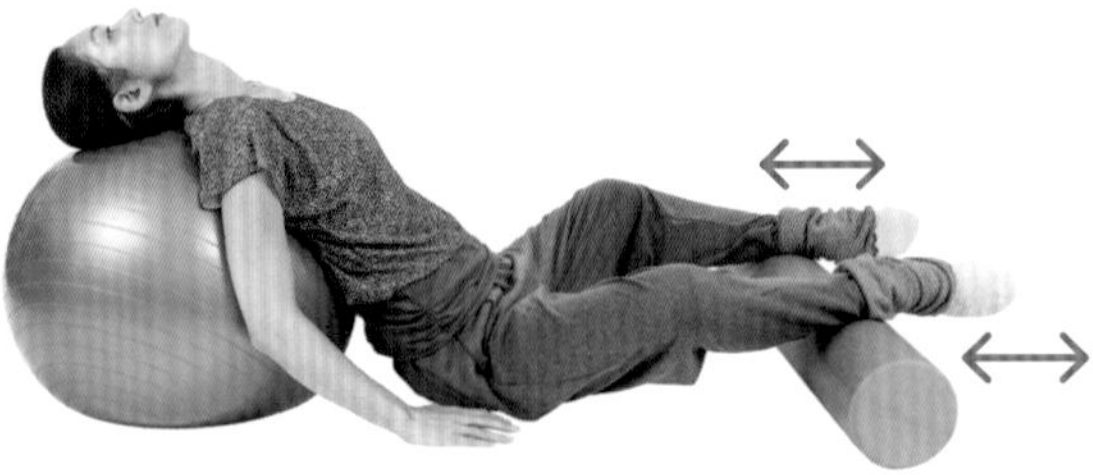

ボールによりかかり、ポールの上に脚をのせて前後に動かします。股関節を大きく動かすことを意識しましょう。自然な呼吸で、外股で脚を前後に動かします。

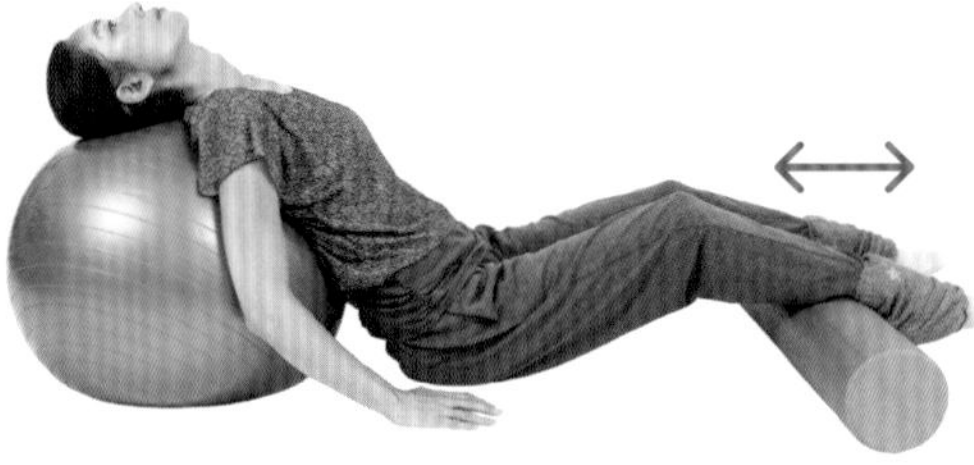

内股で脚を前後に動かします。

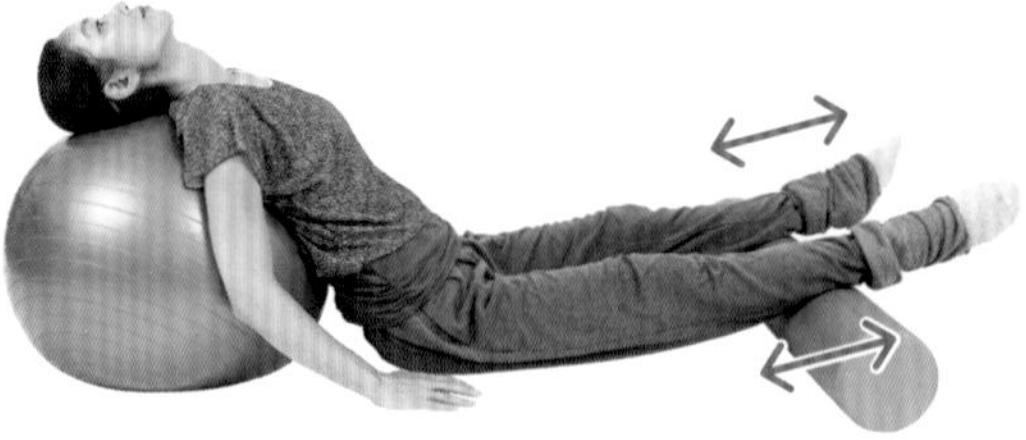

足首からひざ近くまで、意識して前後に大きく脚を動かしましょう。

動画は
ここから

2 ボールに寄りかかり脚でバイバイ

ポールの上にふくらはぎを乗せ、かかとを軸にしてバイバイするように脚を動かします。

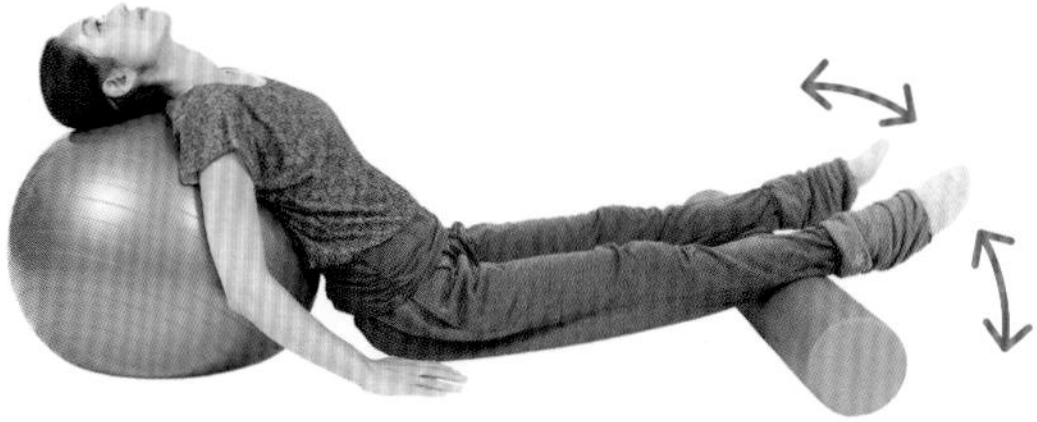

脚を置く位置を、足首のほうから、ひざ裏近くまで、細かく変えていきます。

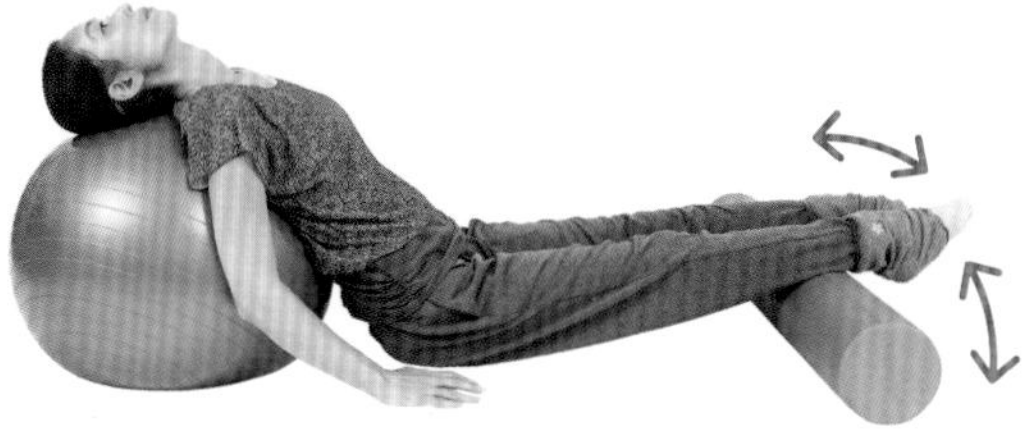

A バリエーション

股関節を動かしながら、ひざの曲げ伸ばしをしていきます。外股で曲げて、内股で伸ばします。

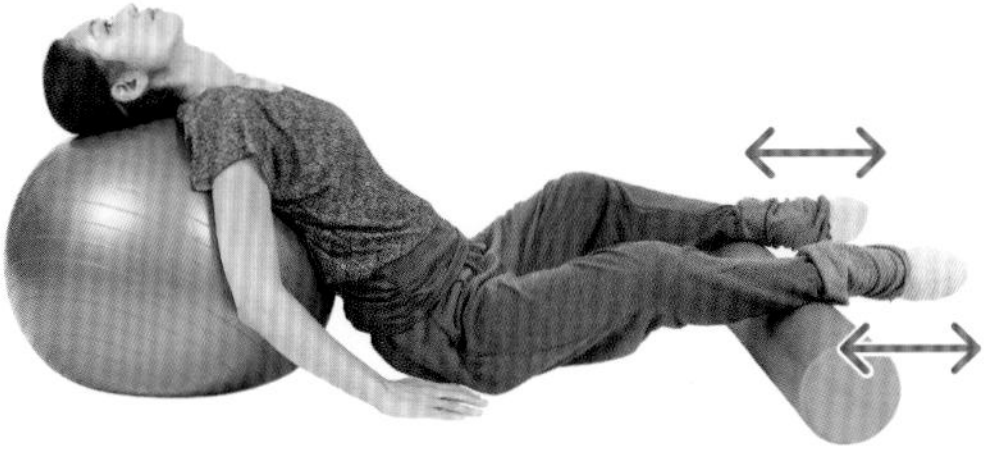

内股で曲げて、外股で伸ばします。

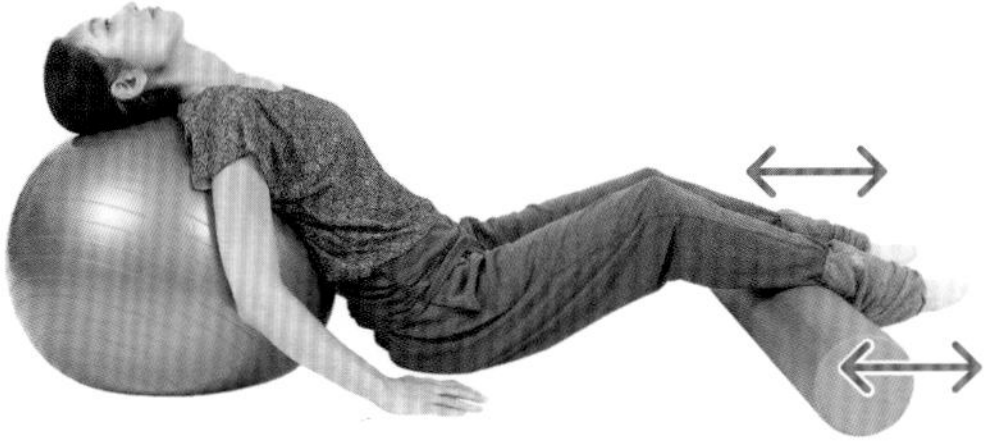

＼イメージ／

股関節と足首からひざ近くまでを意識して大きく動かしましょう

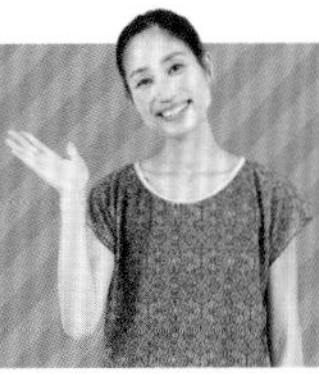

ゆるさ ★★

目的・効果 呼吸が楽になる

マタニティゆるピラ
胸を開くエクササイズ

ボールの上で仰向けになって、胸の前を気持ちよく伸ばします。手のひらを天井に向けて腕をTの字に広げて、ゆっくりと呼吸していきましょう。

1 ボールの上に座り前へならえ

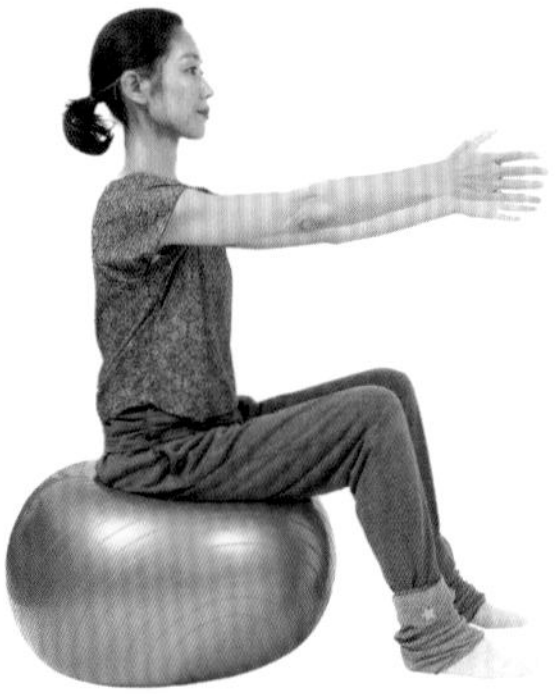

前へならえをして、少しずつ前方に歩いていきます。自然な呼吸で行います。

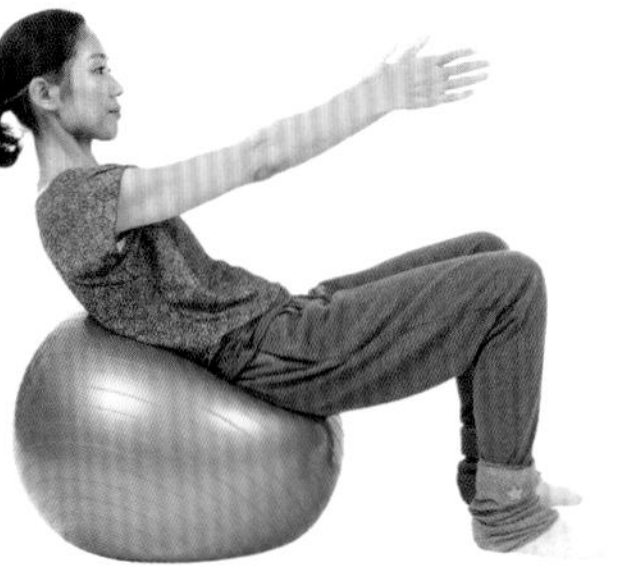

おしりから背中の上方へと、ボールの位置がずれていきます。

注意

安全を確保して無理のない範囲で行いましょう

ボールに寄りかかるように体を後ろに倒していくとき、滑りやすいのでご注意ください。
心配な方は床に滑り止めを敷くか、どなたかにサポートしてもらい、安全を確保し、無理のない範囲で行いましょう。

動画は
ここから

2 ボールに寄りかかるように上半身を後ろに倒す

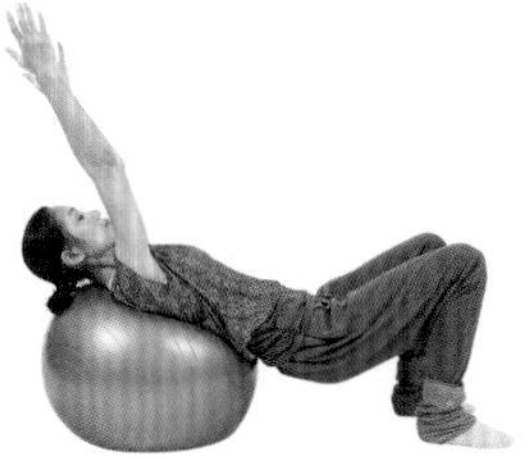

→

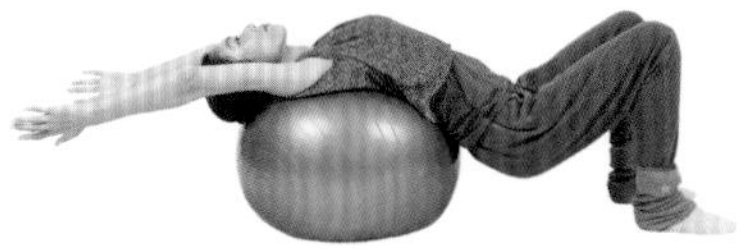

ここが滑りやすいポイントなので注意しましょう。心配な方は、どなたかにサポートしてもらいましょう。

肩甲骨のあたりにボールがきたら、手をバンザイにして頭をボールに預けます。このとき、おしりは浮いた状態です。

3 胸の前を気持ちよく伸ばす

余裕があれば、足の裏の位置を変えずにその場で、ひざを伸ばしていきます。この姿勢が苦しくなければ、ゆっくり呼吸をしましょう。手のひらを天井に向けて、腕をTの字に広げて呼吸をすると、また伸びる場所が変わります。腰に痛みが出ないよう、無理のない範囲で行いましょう。

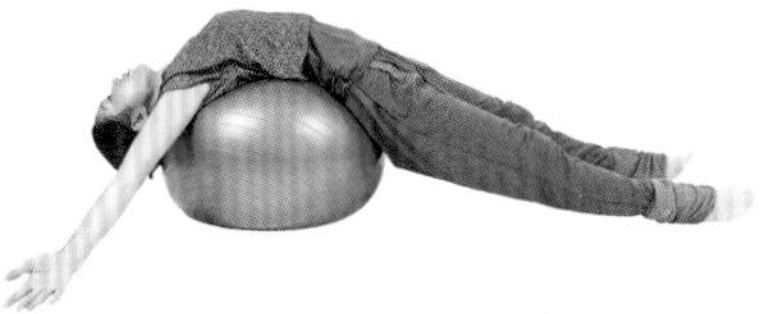

4 床におしりをつけてから下りる

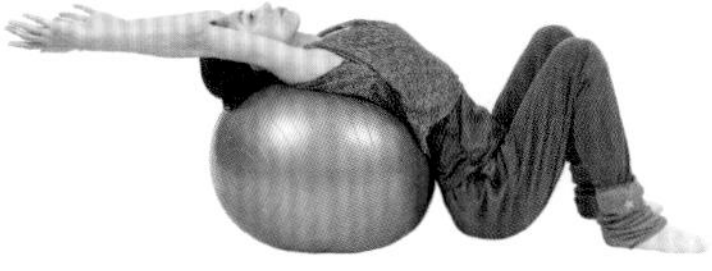

→

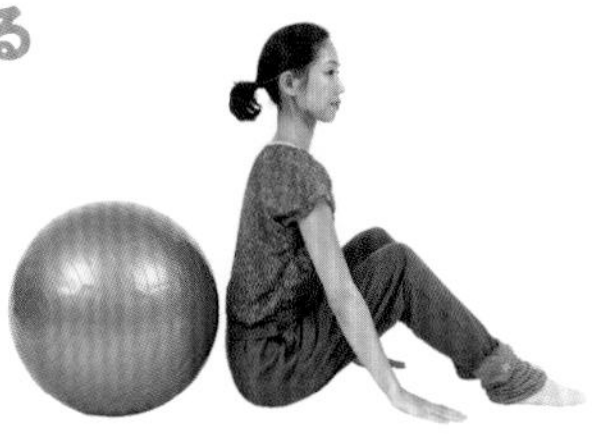

ゆっくりと床におしりをつけます。

バランスボールから安全に下りましょう。

＼イメージ／

ボールの上で仰向けになり
胸の前を気持ちよく伸ばしましょう

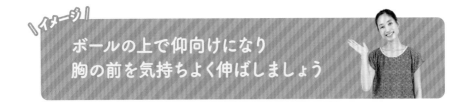

「ゆるピラ」に関する主な骨格図

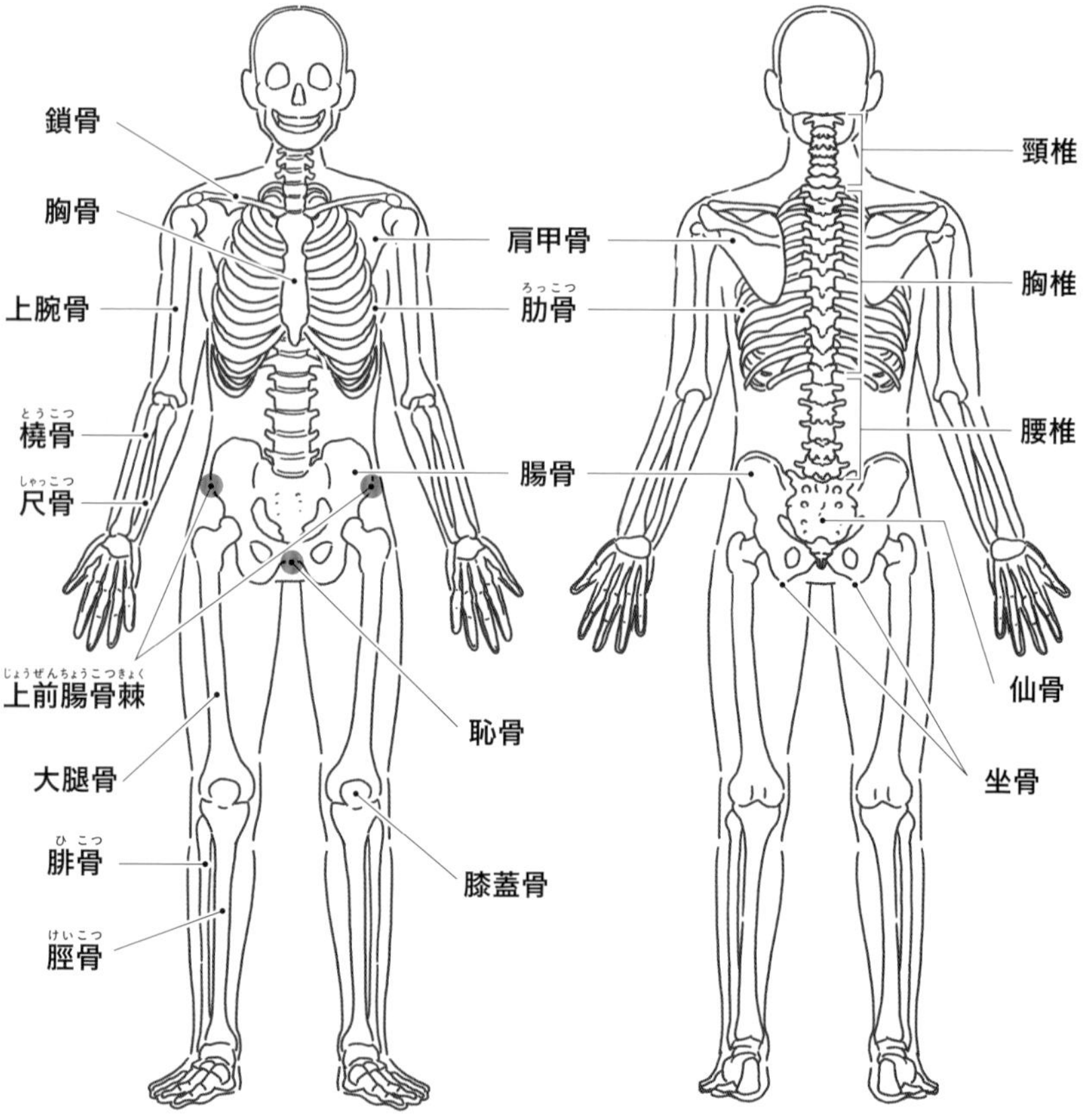

ニュートラルとインプリント

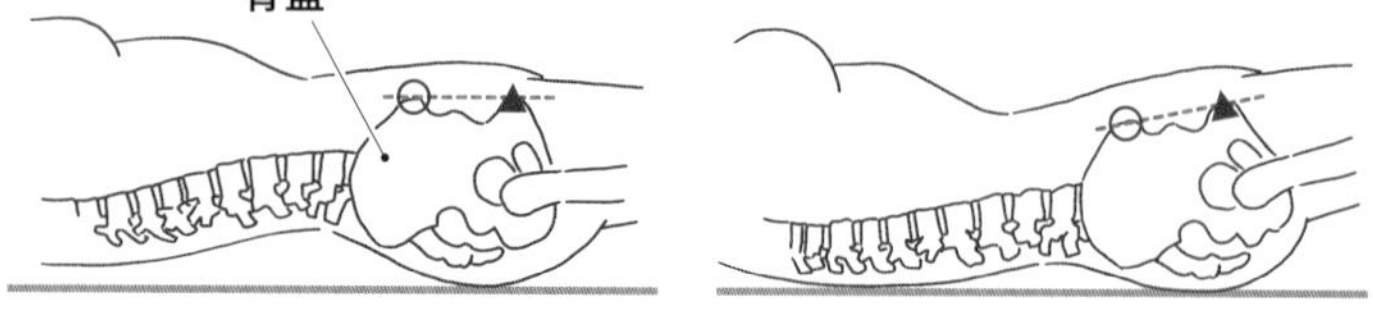

ニュートラル　　インプリント（後傾）

「ゆるピラ」に関する主な筋肉図

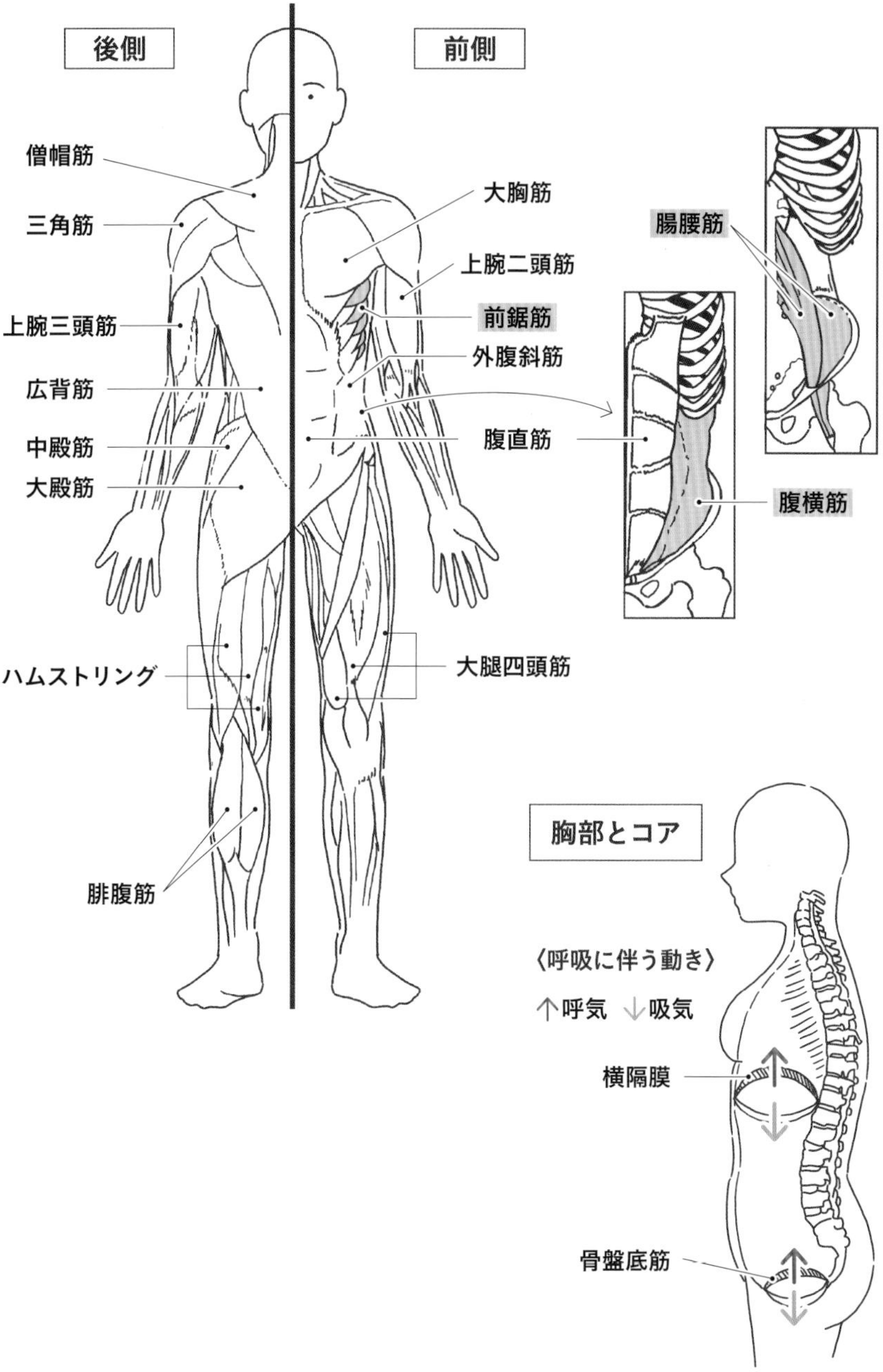

おわりに

最後までお読みいただき、ありがとうございます。

私は長年踊りの世界で「言葉を使わずに、自分の体を使って自己を表現する」ことに力を注いでおり、書いたり話したりするのは今でも正直ものすごく苦手です。そんな私がこのような機会をいただけたのは、奇跡のようないくつものご縁があったからに他なりません。たくさんの宝石のような経験をさせていただき感謝しかありません。

今回の作成にあたり、宮脇素子先生、戸田貴子先生、斉藤滋人さん、岡本名央さん、菊池ステファニーさん、竹迫実華さん、ゆずりはさとしさん、ハリーさん、松澤ともみさん、本書に携わってくださったすべての関係者の方々、たくさん協力してくれた家族、この本を作ることを心から喜んで応援してくださったすべての方々、この本を手に取ってくださった読者のみなさんに、心の底から感謝申し上げます。ありがとうございました。

みなさんの代わりは
他にいません。
自分と対話しながら
カラダを大切に使って
ご機嫌な毎日を

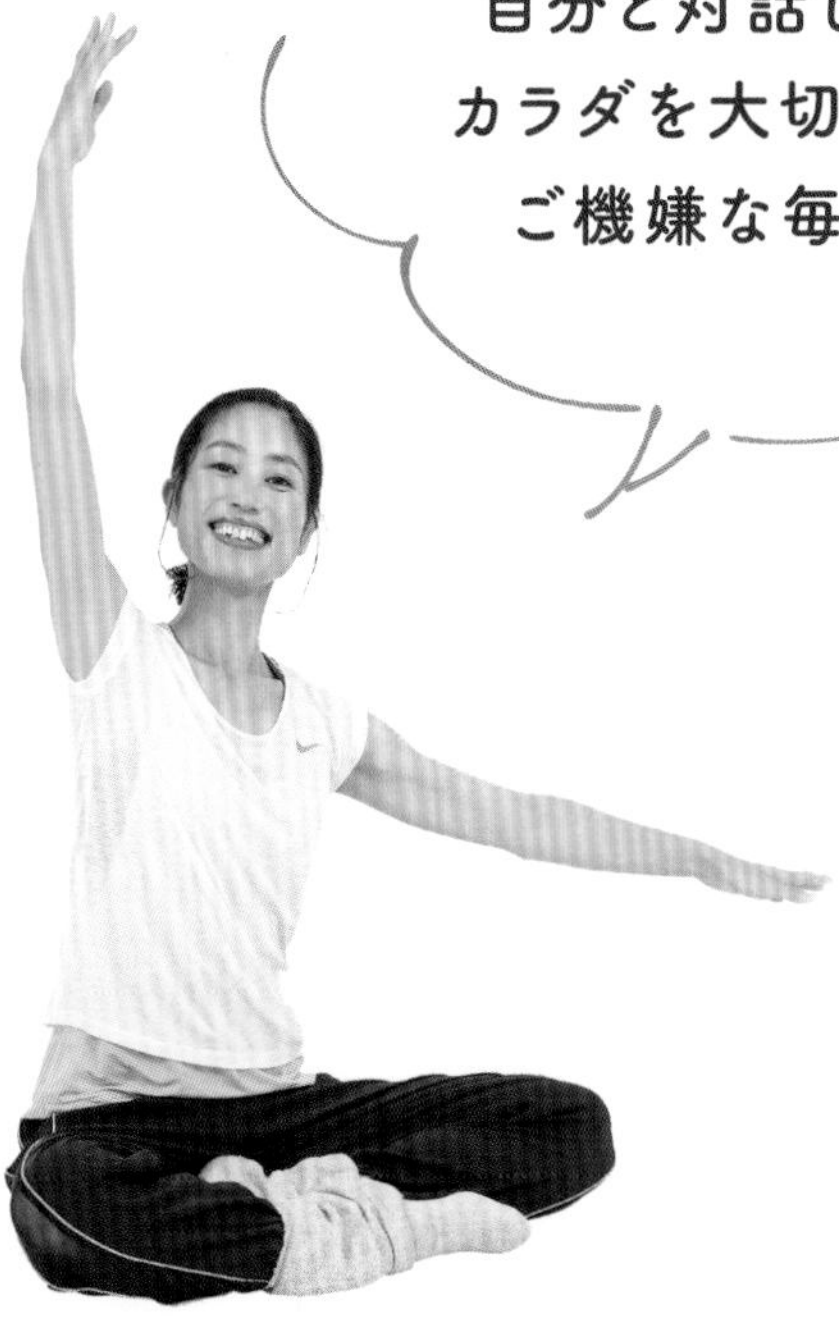

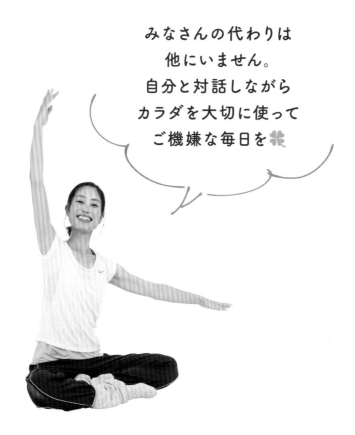

■著者

安藤 美樹（あんどう・みき）

ピラティスインストラクター

・STOTT PILATES®認定インストラクター
・ZEN·GA®認定インストラクター
・ポールスターピラティスコンプリヘンシブ認定インストラクター[2013-2015]
・健康運動実践指導者

幼少期よりクラッシックバレエを始め、バレエ科のある専門学校を卒業。2013年インストラクターの資格取得後、ピラティスマシンを導入した整形外科で、高齢者のイスに座っての取り組みやすい集団体操などを担当。その後独立し、現在では幅広い年齢層の方にプライベートセッション・グループクラスを提供。表参道 Sky Pilates Tokyo (https://skypilatestokyo.com/)所属。数年前に双子を出産し育児中。

■STAFF

ヘアメイク：菊池ステファニー
ヘアメイクアーチスト：竹迫実華
ヘアメイク協力：佐々木岳史（Hair Salon Sasaki）
イラスト（本誌・動画）：ゆずりはさとし
スチール・動画：岡本名央
動画編集：ハリー
デザイン／DTP：ローヤル企画 松澤ともみ
企画・編集・執筆：斉藤滋人

■監修

宮脇 素子（みやわき・もとこ）

整形外科医・医学博士
ピラティスインストラクター

・整形外科専門医
・日本スポーツ協会公認スポーツドクター
・日本リウマチ学会リウマチ専門医
・日本医師会認定産業医
・Nationally Certified Pilates Teacher（NCPT）

戸田 貴子（とだ・たかこ）

内科医・医学博士
ピラティスインストラクター

・内科認定医
・アレルギー専門医
・日本医師会認定産業医
・日本医師会認定健康スポーツ医
・BESJ（Body Element System Japan）マットピラティスインストラクター

ゆるピラ

ゆるくて楽しいピラティス

令和5年2月23日　第1刷発行

著　者　安藤 美樹
発行者　東島 俊一
発行所　株式会社 法研
〒104-8104　東京都中央区銀座1－10－1
電話 03（3562）3611（代表）
https://www.sociohealth.co.jp
編集・制作　株式会社 研友企画出版
〒104-0061　東京都中央区銀座1－9－19 法研銀座ビル
電話03（5159）3724（出版企画部）
印刷・製本　研友社印刷株式会社　0101

SOCIO HEALTH

小社は（株）法研を核に「SOCIO HEALTH GROUP」を構成し、相互のネットワークにより、“社会保障及び健康に関する情報の社会的価値創造”を事業領域としています。その一環としての小社の出版事業にご注目ください。


ISBN 978-4-86756-011-2　C0077　定価はカバーに表示してあります。

乱丁本・落丁本は小社出版事業課あてにお送りください。

送料小社負担にてお取り替えいたします。